鱼骨图分析：溃疡性结肠炎中医疗法

韩　捷　殷景远　常　苗　管留丹　马科文　刘京京　主编

北方联合出版传媒（集团）股份有限公司

辽宁科学技术出版社

图书在版编目（CIP）数据

鱼骨图分析：溃疡性结肠炎中医疗法／韩捷等主编．—沈阳：
辽宁科学技术出版社，2024.9.
ISBN 978-7-5591-3759-3

I.R574.620.5

中国国家版本馆 CIP 数据核字第 2024DW8904 号

出 版 发 行：辽宁科学技术出版社
　　　　　　（地址：沈阳市和平区十一纬路 25 号 邮编：110003）
印 刷 者：河南花之城印务有限公司
经 销 者：各地新华书店
幅 面 尺 寸：170mm × 240mm
印 张：16
字 数：230 千字
出 版 时 间：2024 年 9 月第 1 版
印 刷 时 间：2024 年 9 月第 1 次印刷
责 任 编 辑：闻 通
封 面 设 计：弘 图
责 任 校 对：闻 洋

书 号：ISBN 978-7-5591-3759-3
定 价：98.00 元

联 系 编 辑：024-23284740
邮 购 热 线：024-23284502
投 稿 信 箱：605807453@qq.com
http://ww.linkjcom.cn

⊙编委会

主编

韩　捷（河南中医药大学第一附属医院）

殷景远（黄河水利委员会黄河中心医院）

常　苗（河南中医药大学）

管留丹（南阳市第二人民医院）

马科文（河南中医药大学）

刘京京（信阳一五四医院）

副主编

袁　媛（河南中医药大学第一附属医院）

赵　强（河南中医药大学第一附属医院）

代春燕（河南中医药大学第一附属医院）

孔　欣（河南省直第三人民医院）

李小金（河南中医药大学）

段丽敏（河南中医药大学）

闫玉瑶（河南中医药大学）

代　倩（河南中医药大学）

段佩瑶（河南中医药大学）

王洪坤（河南中医药大学）

常鸿洋（河南中医药大学）

前 言

　　溃疡性结肠炎是临床常见的疑难病症，近年来国内发病率呈上升趋势。本书的第一作者为河南中医药大学第一附属医院教授、博士、主任医师、硕士研究生导师，从事中医药治疗溃疡性结肠炎凡二十年，积累了丰富的中医治疗经验。先后出版了《溃疡性结肠炎全知道》《结肠炎、直肠炎中医疗法》《溃疡性结肠炎中医康复治疗》等著作，在国内享有一定声誉。本书的第一作者在给研究生授课时常采用鱼骨图分析法，这是一种教学方法的创新。他深入研读了《伤寒论》等中医经典，掌握了中医最新的研究方法及方药，这些方法、方药与溃疡性结肠炎的中医治疗都是密切相关的。本书旨在将最新的中医研究方法、理念与方药应用于溃疡性结肠炎的中医治疗中，扩大溃疡性结肠炎中医方证的适用范围，为更好地运用中医药治疗溃疡性结肠炎开拓一条新的路径。

　　本书分为上下两篇。上篇为理论篇，包括医学流派、病因及症状、脉象、体质等内容。下篇为治疗篇，包括治疗思路与治疗特色两章。其中治疗思路包括如三部六病、原因疗法、协调疗法、特异性方证等较为先进的中医理念；治疗特色包括经方图骥、常用方维度分析等比较新颖的内容，也包括本书作者的溃疡性结肠炎图鉴等内容。本书可作为初涉溃疡性结肠炎领域的年轻医师的进阶读物，也是理论性及实践性较强的中医专著，具有实践和理论指导意义。

韩捷

2024.1.30

目录

下篇：治疗篇

鱼骨图是一种用于发现问题"根本原因"的分析方法，也被称为因果分析法、鱼骨分析法或因果图。它由日本管理大师石川馨所发明，因此也被称为石川图。鱼骨图通过直观的方式展示问题的根本原因和各个原因之间的关系，帮助人们更好地理解和解决问题。鱼骨图的主要特点包括：①直观性：鱼骨图通过图形化的方式展示问题及其原因，使得分析过程更加直观和易于理解。②根本原因分析：鱼骨图帮助人们深入挖掘问题的根本原因，而不仅仅是表面现象。③简洁实用：鱼骨图的制作和使用过程相对简单，适用于各种场合和领域。

　　使用鱼骨图教学是本书的第一作者在研究生的教学中经常使用的一种教学方法，是一种教学方法的创新，在中医四大经典及胃肠病的教学中被广泛使用，具有直观、简练、明了的特点。在本书中，使用鱼骨图起到提纲挈领的作用，鱼骨图以本书主要内容为骨干，包括上篇理论篇的医学流派、病因及症状、脉象、体质及下篇治疗篇的治疗思路、治疗特色；以上下篇不同内容包括小节内容为骨刺，最终构成完整的鱼骨图。这样将本书以一个内容充实、层次清晰的形式呈现在读者面前，使读者首先在脑海中对本书有一个大概的轮廓，然后仔细阅读。下面就是上篇的内容。

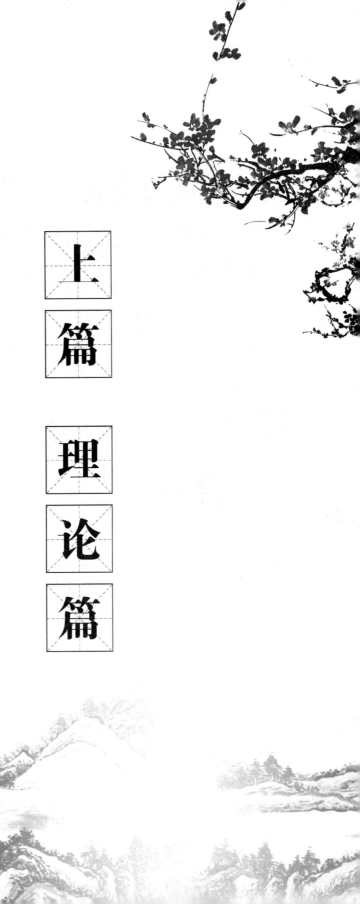

上篇 理论篇

鱼骨图分析：溃疡性结肠炎中医疗法

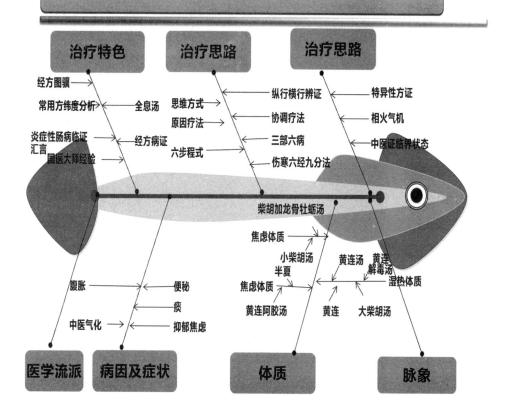

治疗特色　　治疗思路　　治疗思路

经方图骥
常用方纬度分析　全息汤　思维方式　纵行横行辨证　特异性方证
原因疗法　协调疗法　相火气机
炎症性肠病临证　经方病证　三部六病　中医证临界状态
汇言　六步程式　伤寒六经九分法
国医大师经验

柴胡加龙骨牡蛎汤

焦虑体质

小柴胡汤　黄连汤　黄连
腹胀　　便秘　半夏　　　　解毒汤
痰　焦虑体质　　　　　　湿热体质
中医气化　抑郁焦虑　黄连阿胶汤　黄连　大柴胡汤

医学流派　病因及症状　　体质　　　脉象

第一章 医学流派

按本书鱼骨图所示，医学流派为上篇理论篇第一章，在鱼骨图上位列鱼骨尾部位置，因此为全书的基础，在全书鱼骨图分析中占有重要的地位，只有了解各医学流派对溃疡性结肠炎治疗的认知和特色，才能更好地了解其他章节的内容。

溃疡性结肠炎属于西医炎症性肠病的范畴，发病机制尚不明确，该病的发生发展与肠道黏膜屏障损伤的发生密切相关，肠道屏障受损，黏液内生，血络受损，血不循经，临床的主要表现为腹痛、腹泻、黏液脓血便和里急后重感等，临床较难治愈，容易发作。相关数据显示，溃疡性结肠炎的患病率在逐年提高，现已成为全球性健康问题。中医著作《伤寒论》原文中多次描述该病的典型临床特征，如"下利便脓血者""热利下重者""下利，寸脉反浮数，尺中自涩，必圊脓血"。现代医者根据其不同的症状、特点、证候、病程等将其划分为不同的病种，根据其主要症状可将该病归属于"痢疾、泄泻、便血、腹痛"等范畴；根据其症状特点可将该病归属于"肠澼、滞下"范畴。我国所特有的中医药事业历史悠久，在其发展中形成了对疾病诊疗的独特理论体系，无数医学前辈先锋在传承自己经验的过程中进一步形成了中医诊疗的医派思想，提出了自己对疾病诊疗的理法方药思想，中医理论体系条理清晰、系统成熟，中医在不同的历史时期所产生的主要医学流派，其治疗思想都对溃疡性结肠炎的治疗预后起到不同程度的指导作用。在此，我们系统进行学习与总结。

第一节 孟河医派

一、学术特色

费绳甫学术上能兼取东垣、丹溪二家之长，东垣擅长补阳，丹溪主提补阴，滋阴补阳，这是治病两大法则，不可偏废。另外，在诊断上，他提出了"明辨见证""探究病源""省察气候"和"结合体质"等"四要"；在治则上，强调明辨补泻寒温；对用药之道，则主张"轻病用轻药而轻不离题，重病用重药而重不偾事"。

费氏倡"醇正""和法""缓治"的学术思想，体现具体处方用药上强调"虚者补之，以复其正；实者去之，以归于平"。临证主张病重时药亦重，病轻时药当轻，不要过度用药，反伤正气。例如，费氏学习李东垣的"温补脾胃"之法，但认为"升、柴"不可常用，而以薄荷代升麻；学习朱丹溪的"滋阴"之法，但认为"知、柏非可常用，而常以"滋阴""引火归元"等方法替代。在治疗虚损疾病，运用补药时，费氏认为要注意避免使用"阴寒腥浊"之品，以防加重脾胃运化负担，损伤中气。费氏以此创立新定拯阴理劳汤，此方治疗虚劳病症，药用甘寒、甘温之品，一者生脉，一者保元不燥不腻，于脾胃无损。

巢渭芳对舌诊颇有研究。他认为白苔最难明晰的是伤寒湿邪之苔，与虚弱之症的白苔不得同日而语。这是因为此类白苔在病进之时表现晕暗干白，在病退之时呈豆渣浮白，根蒂已松。若表现为白如布，或如伏邪久郁之粉白者，病情极险。尚有粗白、细白之苔，症见壮热汗多者，均白虎证也。又有白如全瘥，始终厚刺，不变黄黑，乃痰火内蒙所致。所以痰多之辈，苔最难化。而久病风湿之症，苔底光薄，上罩如白粉，散如星点。亦有白如雾露之浮地面者，为气阴并伤之症。

丁甘仁治疗郁证，不囿于疏肝理气的套法，他根据《黄帝内经》（后简称《内径》）"诸气愤郁，皆属于肺"的论述，指出肺主一身之气，对人体气机的通畅有巨大作用，通过宣肺法，可调理周身气机，亦可起到疏通肝气的作用，故对疏肝解郁治疗无效的郁证，丁氏常常以"宣肺气以疏肝"的思路取效。

秦伯未治疗疾病，善于应用对药。药物配伍，药简效彰，相须相使，倍效减毒，常用的药物配伍有当归和白芍、厚朴和苍术、半夏和陈皮等。这些药的应用，既是秦氏对中医经典的继承，又是其在临床实践中的应用发挥。如当归、白芍的应用，多用于治疗血虚类疾病，补血以治虚，厚朴、苍术的应用可以增强行气化湿的功效，多用于气滞湿阻之证，半夏、陈皮同用，取二陈之意，增强燥湿化痰之功。

裘沛然临床注重心理治疗，倡导治病先养心。古往今来，中医学者强调心态对疾病治疗的重要性，治病先养心，往往疗效显著。裘氏通过临证观察和实践，创造了名为"一花四叶"的养心良方。一花是指健康长寿之花，四叶分别为豁达、潇洒、宽容和厚道的心态。裘氏认为现今过度医疗及社会舆论带来的心理压力，是破坏人体稳态的重要因素，与心理因素有关的众多疾病如高血压、糖尿病、冠心病等发病率随之增加。因此，裘氏对症下药，予以"一花四叶"心理良方。正如《内经》强调"上守神，粗守形"的治病原则，治病先养心神，则精神内守，病安从来。

治疑难杂病要知常达变。裘沛然对于疑难杂病有着丰富的治疗经验。他认为疑难杂病迁延难愈的原因有：①正气不足，邪气乘虚而入。②病邪峻烈，正气不能抵抗。③病情寒热，虚实错综复杂。④病邪相互兼夹，久病入络。⑤患者情绪崩溃，失去治愈信心。裘氏综合古代医家经验及个人经验提出治疗疑难病证的八大治法：一是养正补益法，旨在扶正祛邪；二是反激逆从法，在寒、热、补、攻无大效的情况下，采用与外在病症表现相反药性的药物治疗；三是大方复治法，治疗错综复杂病症时，综合各种治法于一方的治法，针对主证，兼加以药物治疗兼证，方大但效达；四是内外通贯法，即采用内病外治，外病内治，遵循中医整体观；五是培补脾肾法，强调补益脾肾，重治先、后天之本；六是斩关夺隘法，指在邪实正盛的情况下，应果断投以峻猛、逐邪之药先祛邪气，后补正气；七是随机用巧法，指遣方用药宜活，切中病机以取捷效；八是医患相得法，医生与患者如能同心合力、相互配合，病人相信医生，医生全力救治患者，则是治愈疾病的最佳状态。先生在诊疗疾病中总结出治疗疾病既要精熟成法，又不能拘泥于常法，用古方应知常达变，灵活运用于临床。

二、对溃疡性结肠炎的启示

根据孟河医派的学术思想及特点，结合溃疡性结肠炎的发病病机有阳虚阴亏、寒热虚实之论，医者应审查病机，治疗溃疡性结肠炎时不可偏颇，滋阴补阳，调和寒热，不刻意强调用药之技巧，而重视用药的功效；温补脾胃，重视以和调中，平和缓治，生发有度，运脾不腻，治之即效；诊舌识病，视病机寒热，辨苔色之虚实，察病情之进退，苔色之深浅，苔质之厚薄、细粗，晓生痰化寒，识之皆有可依，论治趁早，病愈可效；疏肝理气，皆不可少，气顺郁消，百病可小；师从古方，继承经典，药对配伍，理气化湿，功效显著；调心安神，精神内守，病可从安；整体论治，顾护正气，调和寒热，内外通调，培土益肾，活方巧法，医患相得，知常达变，效之可佳。

医者在治疗溃疡性结肠炎时要考虑结合东垣、丹溪二家之长，这是为补阳滋阴之法，医者详细探查发病的病机、病人的体质、发病的原因，并结合外在内在的发病机制，综合考虑，准确辨证，轻症选用轻药，重症选用重药，用药轻重缓急适当，适宜病症轻重，调节寒热，实泻虚补，使机体达到内外和谐、阴阳平衡。用药是为了切合病因病机及患者的症状表现，要根据患者的表现进行准确用药，使药尽其用，效得其显，则病可尽除。若患者面白体虚，便溏乏力，临床中为脾虚表现，治疗时可与健脾益气治疗；若患者腹痛剧烈，便下血块，舌暗红瘀斑明显，临床为明显气滞血瘀表现，治疗时要活血化瘀。

费氏提倡"醇正""和法""缓治"，对溃疡性结肠炎进行治疗时强调处方用药配伍要相得益彰，使用药物相须相使的配伍关系，提高方药的作用关系，提高疗效，这也体现了方药配伍的重要性，只有好的配伍才能更好地治疗，在选方用药、配伍时有不足者补其不足，以恢复机体的正气，才有更多抗邪的能力，使机体恢复到健康的水平，尤其是药物剂量使用，不可过重过轻，轻病用轻药，重病用重药，药轻病重，则药不达效，药重病轻反受药害，损伤正气。费氏提出的"温补脾胃"之法，也适合溃疡性结肠炎的主要病机，主用温补之法，即温脾胃，不一味追求升发效能，以恢复脾胃后天之本的生理功能。后天精气足以助温阳先天肾精，肾乃全身之本，并结合"滋阴"之法，选用"知母、黄柏"之药，共起壮水养阴之效。同时，在治疗溃疡性结肠炎的后期，患者多表现为虚性病症，此时要避免使用"阴寒"之品，以防妨碍脾胃运化，损伤脾胃中气，但可稍稍配伍甘温、甘寒之品，既可生脉又可生津，起保元不燥不腻的效果，对脾胃没有损伤。

结合巢渭芳对舌诊的研究理论，在辨证论治溃疡性结肠炎时可以借鉴。应详查患者舌苔的表现、苔色苔质的状态，其中最应关注的是白苔，白苔在舌苔的表现中最是常见，所以更应该分辨出不同的白苔所表现的意义。伤寒湿邪的舌苔与虚弱症候的白苔的表现是有明显区别的，要根据舌苔的干、湿状态鉴别是湿盛的状态还是阴虚的状态，根据舌苔与舌体附着的是否稳固来鉴别病情的轻重，根据舌苔的细腻、粗糙程度可以鉴别病情的进展或向愈，从舌苔的整体性辨别是否有化寒化热，生痰蕴热之象，从小识大，整体论治。结合祖国医学中的整体观念，人体是一个有机整体，舌象可以在一定程度上反应机体的整体情况，医者应以小知大，以外知内，整体调节，而不是简单见病治病，见证治证。

丁甘仁的治疗郁证的方法给了我们治疗溃疡性结肠炎肝郁脾虚之证的重要启示，治疗郁证不应单单局限于肝之气机不畅以疏肝，还要借鉴《内经》中的表述"诸气愤郁，皆属于肺"，人体一身气机的运转流行，既有肝的疏泄作用，调节人体情志气机，也有肺主气司呼吸的作用参与其中，并且宗气的生成、宗气的运行对人体气机的通畅有巨大的作用，肺的气机宣畅可使全身的气机通调和畅，所以对一些选用疏肝之法效果不好的患者，可以使用宣肺疏肝的方法来进一步调节全身的气机，另外，主要的观点是，肺与大肠相表里，肺的功能的正常可以促使大肠的功能也会恢复正常，使有形实邪、无形邪气从肠道中排出体外，使机体恢复正常。

裘沛然在临床治疗疾病时注重心理治疗，这也契合了溃疡性结肠炎的治疗思路，古来强调治病先养心，也是说明心理因素在疾病发展和痊愈中的重要性。良好的心理状态对疾病的恢复有促进作用，然而，若是情绪一直焦虑、急躁则病情恢复会减慢，这也肯定了我们要保持良好的情绪的观点。在当今社会，生活的压力与烦恼无时无刻不困扰着大多数的人，并且随着一种疾病的发生，随之而来的是更多的不可预料或者偏离期望的压力，如何保持豁达的心理状态是一个难题。裘沛然提出自己的方法，对症下药，提出"一花四叶"的心理良方，可供临床使用，又如《内经》上说，只要养好心神，情绪稳定，精神健康，身体的疾病也会慢慢趋向痊愈。

裘沛然提出对于疑难杂症要知常达变，疾病疑难复杂的原因是病机复杂，真正的病因病机深藏其中，不好辨别，或病情迁延，病机演变。尤其在诊病过程中，医者要详细辨别病因病机，对症治疗，当病情发生变化时，要及时的调整治疗方案，对裘沛然提出的几点原因要具体问题具体分析，对正气不足者，要补益正气，使机体正气充胜，则邪气不能内袭；对病邪峻烈的要投用猛药，去除邪气；对于病症寒热虚实错杂的，要标本兼治，先标后本，寒热同调，补虚泻实，以恢复机体的平衡状态。在恢复平衡之后，还要重视之后的预防与保持健康的状态，患者恢复身体健康后，医者要同时兼顾调节情志因素，使其自身情志平和，使其身体和精神情志都保持一个稳定的状态，在使用药物治疗时，选方用药灵活巧妙，不拘古法，药简效达。

第二节 新安医派

一、学术特色

1. 注重顾护"脾胃元气"

徐春甫调理调补脾胃，投药所至，疗效无不如意。他在自身的理论观点中，第一次提出了"脾胃元气"这一组合性名词。字简意彰，全面精确地表述了《脾胃论》的核心观点，可谓深得"有胃气则生"之经旨和李东垣学说之秘籍。《翼医通考》又进一步提出"治病不察脾胃之虚实，不足以为太医"，反复申明"在治疗中注重调和脾胃，是治疗的大法；注重饮食调摄，是恢复脾胃功能的重要方法"。

2. 提出"七情之郁"，强调"久病兼解郁"

徐春甫在五郁、六郁基础上，提出"郁为七情之病""脏腑之郁"的观点，强调"久病当兼解郁"。而"脏腑之郁"，以五脏郁和胆郁为主，是从病变的脏腑部位而言，而不是从病因角度出发。他还强调，凡久病多有气血郁结，必须参以解郁之法，久治不愈者当兼解郁。其《郁证门》指出久治不愈的病证，必须适当兼之以解郁之药，"郁滞不在，则气血通畅，而由不通导致的诸病各自以其方所能愈也"。现代医者认为郁有广义、狭义之分，情志导致的郁滞为狭义概念，而广义之郁泛指因外感六淫邪气、内伤七情所引起的脏腑功能失调，气、血、痰、火、食、湿等瘀塞、郁滞而引起的疾病总称，所以在临床治疗中又必须各求其属，求其所因，对因治疗。

3. 提炼阐发养生命题

徐春甫养生之论散在《老老余编》《养生余录》等卷中，他于"养生万计"之中，精选出"养神、惜气、堤疾"的保养三术，总结出十大养生要点，并总结为"体欲常劳，食欲常少。劳无过极，少无过虚。去肥浓，节咸酸，减思虑，损怒气，除驰逐，慎房室"的养生法。在解说嵇康"养生五难"基础上提出"将收情欲，先敛五关（色、声、味、烟、车）"的观点，并阐发葛洪"养生以不过度伤身耗气为本"，注重先天精气的内敛无外泄，还包括"主避邪""惜精""悦志""慎起居""少言""服饵""少存想""形景"等养生要术。

4. 不寐之症可由多种病因病机病症所致

程门雪以其审因精细、辨证分明每获良效。如其治不寐而胸闷、心悸不安并伴时噫、纳食不香而久治不效者，可予半夏秫米汤、温胆汤、三仁汤，合方和胃化痰湿而获效。程氏分析道："胃不和则卧不安"，其胃不和者包含的病因病机有胃有湿热、痰浊、积滞以及肝胃不和等，治疗时必须分别主次，注意兼顾。程氏认为，对心阴不足、心火有余者仍当以滋阴为主，着眼于治本而兼顾其标，当用黄连阿胶汤加减，黄连用量宜小，当防其苦从燥化，与阿胶同用以得其滋润，与枣仁同用以得其酸制。他主张补心宜用酸，强心宜用辛，故归脾汤、补心丹等方均以枣仁、远志相配，远志交通心肾，解郁开结，辛而不猛。归脾汤对眠少梦多、心营不足若无心烦不安者常效佳。

5. "营卫一气"论

"营卫一气"论的关键是对营气的阐述，更明确地说就是"营气论"。汪机在自己的理论中紧紧扣住营气的"气"字大做文章，巧妙地把"补阴"定为"补营"，再把"补营"转成"补气"，阳生阴长，补气即成了补阴的基本原则，将朱丹溪"阳有余阴不足"的内涵外延，冰释了滋阴学说与实践的自相矛盾，阐发了"补营"具有补阴和补气的双重价值，营气可化生为气血，营气充足亦气血生化源足，修正和改造了朱丹溪养阴理论和临床应用，使补养阴气变得更为重要而广泛。

6. "调补气血、固本培元"的特色疗法

汪机以营气为切入点和共同环节，通过一番推陈出新的科学改造，将李东垣胃气不足生内热、元气不足则阴火亢盛的理论，将朱丹溪阴气不足而相火有余的观点两者联系起来，指出"丹溪以补阴为主，固为补营；东垣以补气为主，亦补营也，以营兼血气而然也"。汪机提出使用由甘温补气的药物代替苦寒滋阴之品，沟通了朱丹溪补阴与李东垣补气之说，在朱丹溪补阴的名义下倡言李东垣补气思想，不仅使朱丹溪养阴说与李东垣补气说熔为一炉，也为其倡立"参芪双补说"奠定了理论基础，最终形成"调补气血、固本培元"的特色疗法，开创子新安医学"固本培元派"。

7. 注重补养命门元气

孙一奎临证注重补养命门元气，推崇温补肾阳，既擅用补中益气汤治疗元气不足，又长于使用人参、黄芪合用附子、肉桂等，益气温阳之品以调治内伤杂病，更创制有壮原汤、壮元丸等温补命门元气的代表方，以纠正当时滥用寒凉而损伤元阳的时弊。在临证中，他注意到了生命"活力"的重要性，生命的活力对于促进机体的运动与保持身体的健康有巨大调节作用。其创说"命门动气"，又据十二经配脏腑的原理，相辅发明"三焦相火为元气之别使"的观点，否认肝肾相火论，指出"命门不得为相火，三焦不与命门配"，三焦为相火，由命门源源不断地提供火力（能源），推动生命的正常运行，并继承汪机"营卫一气"论，倡言"原气（命门动气）、宗气、营卫之气"相互为用，认为先天元气推动宗气的运行，宗气生成后滋养命门元气，宗气运行又推动营卫而不离营卫，后天化生之营卫之气也同样反哺滋养命门元气，形成了一个维系生命动力与能量的链条。

8. 元气为病，多属不足，病涉五脏，证候纷繁

《元气论·元气与气血所伤不同论》指出："元气损伤或元气亏损之为病，不可以寒凉药治，不可以辛热药治，不可以汗吐下治，不可以针灸治，不可以毒药治，唯宜温存以养，而药用甘温、甘寒之剂治之。"罗氏将元气总分先天元阴、后天元阴、先天元阳、后天元阳4类，并罗列出各类不同的病症表现，根据四大要类创立了4首基本方。主张使用甘温甘寒类药物以不伤正气存养元气，理法方药以"气"贯通，突出了元阴、元阳论治百病的主体地位。尤其指出先天无形元阴不足，则虚火内燔，燥其真阴，魂魄不安，宜用补水益元汤，并称其中熟地黄、生地黄、当归、白芍"上四味大补真阴元精之圣药也"。

二、对溃疡性结肠炎的启示

根据新安医派的学术思想及特点，结合溃疡性结肠的发病病机为"土壅木郁"，首先提出要顾护"脾胃元气"。脾为后天之本，饮食失节，脾失健运为溃疡性结肠炎的主要发病原因，脾之失运，影响营卫之气的生发及功能的发挥。营气营养周身，卫气护卫肌表，抵御邪气的功能下降，机体正气不足，所致机体弱则不安，脾虚则肝易乘脾，肝气过盛，脾则更弱，病患肝气强盛则以烦躁郁怒，气机郁滞，则血行不畅，瘀血内生，表现为腹痛、便血、嗳气等症状。治宜疏肝理气，活血化瘀，气血通畅，则病可愈，久病缠绵，损及肾阳，元气为病，多属虚侯，涉及五脏，宜用温药，固本培元，滋阴温阳，阴阳平衡，症候即消。"胃不和则卧不安"，脾胃功能失运，肝主疏泄失司，则影响睡眠，心悸难安，精神欠佳，阴火内生，灼伤阴津，口干口渴，治宜滋阴生津，消食和胃。病来如山倒，病去如抽丝，在治疗时要标本兼治，勿过劳过饱，减虑少怒，悦志少言，病去人安。

新安医派徐春甫提出"顾护脾胃"的主张，可运用于溃疡性结肠炎的治疗。溃疡性结肠炎的主要病机为脾虚湿蕴，在治疗时注重调理脾胃功能，使脾胃功能恢复正常、水液运行有序，没有过多的水湿痰浊之邪内留机体，则无湿邪致病，并且徐春甫提出的"脾胃元气"，全面准确地提出了《脾胃论》的核心要点，并进一步指出了脾胃对于维持机体正常功能的重要性。脾胃位于机体中央，是维持机体正常生理功能的核心枢纽。"有胃气则生"这句话表述了脾胃功能的重要性。《翼医通考》中也强调在审查疾病时要细察脾胃的功能状态，在治疗中要注重调和脾胃功能。脾胃对营养物质的吸收功能正常，营卫之气则生发充盛，机体可以正常抗邪，脾胃调节全身水液代谢，即使全身需要津液的地方得以被滋养，又无多余水邪致病，做到维持机体的正常平衡，这样才是一个良医的正确做法。

徐春甫还提出了养生之法，提出祛除疾病后还要保持机体的长期健康、平和状态。他提出了自己的养生主张，养生既是无病邪内扰，亦是人身体精神的一种和谐、平和状态，并提出我们在养生中应做到"养神、惜气、堤疾"的养生之术，并且明确提出在生活中各个方面的养生要点。我们就是要做到，锻炼机体，适度运动，不使关节五脏处于停滞状态。运动可使全身气血津液流通运行起来，我们控制欲念，包括美食、美色、妄念，少食肥浓，少思虑，少怒气，注重养长生气，内敛精气，不使精气神外泄，在生活中不做损伤五脏六腑机体的行为，做到安神定志，精神内收，则内无邪扰。在现实生活中，我们一要做到早睡早起，并可进行简单的身体锻炼，如打八段锦、五禽戏等；二是要多饮水，适度多饮水可以促进代谢，排出有毒物质，保持身体健康；三是多吃新鲜蔬菜和水果，补充膳食纤维和微量元素，保持大便通畅；四是减少盐分的摄入，吃多盐的饮食会引起体内盐分增多盐分会导致体内水分停留过多，从而升高血压，不利于血管的健康；五是控制烟酒，烟酒对脏器的损伤是明显且不可逆的，因此我们应该尽量控制烟酒，甚至最好是完全戒除烟酒，避免其对我们及身边人的危害。

"七情之郁"的提出让我们在治疗溃疡性结肠炎时进一步开拓了思路。现代认为郁有广义和狭义之分，狭义的郁单指情志致郁，广义的郁泛指外感六淫、内伤七情所致的脏腑功能失调所导致的气、血、痰、湿、火等郁滞而引起的疾病的总称。溃疡性结肠炎的郁滞，既有患者情志失常，或忧思或烦恼或急躁等情绪引起的肝气不舒、气机郁滞的情况，亦有患者痰湿、瘀血阻滞机体而引起的五脏功能失调、经脉阻滞不畅的情况。在治疗中强调"久病则解郁"，要辨清脏腑之郁从辨别病变脏腑出发，同时兼顾行气活血，郁滞解除，则气血通畅，诸病各方面也都能痊愈。在临床中理气的药物多有疏肝调节情绪的作用，气机通畅则气血运行得宜，无内在病邪生成。

程门雪提出结合不寐的病症应该如何治疗。溃疡性结肠炎的患者常有失眠难寐的表现，该如何理解，怎样治疗呢？《内经》言："胃不和则卧不安"，这是内有湿浊、邪热，痰饮、积滞等邪影响到肝脾的生理功能。内有湿浊则可生内热，内热与湿邪相胶结，湿热内扰，心中烦闷，郁郁不得畅快，或痰邪内生，无形病邪，遍行周身，致病广泛，难以治之。在临床治疗中，医者不能只调节睡眠，应该清利湿热，温化痰湿，兼顾调理肝脾。

肝脾功能运行得宜，机体无恙可安然入眠，对不寐的常见兼症也不可忽视，若有日久不寐兼见口苦等心阴不足的表现，可于滋阴之法，少用苦燥，配用酸辛之品，酸以敛心，辛以宣发，解郁开结，可疗眠少梦多。

孙一奎临症多重温补肾阳，尤擅长使用补中益气汤治疗中气不足之症。结合溃疡性结肠炎的病机及病程演变，病患在病程后期，常易形成脾肾阳气亏虚，中气下陷的病症。阳气不足在溃疡性结肠炎中表现为手足不温，腰膝冷痛，大便稀溏，五更泄泻。"肾气""肾阳"在中医理论中是一身的阳气之根，是生命活力的源泉。活力充足才能推动生命的正常运行，并先天推动后天，推动宗气，使营卫气生成充足，遍巡周身滋养五脏六腑。在治疗中，医者要温补肾阳，肾阳充足，温煦周身，使气血充盛、循行有度温煦周身。孙一奎创制的状原汤、状原丸等是温补肾阳元气以治内伤杂病的代表方，临床可多借鉴为用。

在溃疡性结肠炎后期，病患多表现为元气亏虚之证。根据罗氏的总结，元气可分为先后天阴与先后天阳。《元气论》中指出，要积极补充元气，且不可予大寒大热、汗吐下伤津耗气之法，不可施行针灸损益之法，宜用甘温甘寒之品，性不峻烈，亦可生津。选方用药应注重补益"气"，气充则精血津液动力充足，五脏充养有源，生理功能发挥有常，并且在治疗中突出补益元阴元阳在治疗百病中的重要地位。临床治疗疾病要注重调节阴阳平衡，元阴不足，阴虚火扰，则以滋阴清热祛其内燥，补其津液，则可补其元阴，滋养真阴，真阴充盛，元阳有常，无邪气内扰，机体可安。

第三节 吴门医派

一、学术特色

1.痰病之因

王珪认为痰病的形成有先天和后天之因，医家不可"固执一端而不通"，仅认为痰是由于气滞而成。"婴儿初腹，啼声初出，已有痰诞"，此为先天之因；"因风、寒、气、热、味"而致"喘咯咳唾""喜怒忧思智五者之气，郁结成痰也"等等，均为后天之因；"髓脑滋唾洟，精津气血液，同出一源"，则为因他病而又生痰病。

2. 痰病的证候

痰病证候复杂多变，流走涉及多个脏腑，症状表现多样各异，所以有"怪病多痰"的说法。王珪云："元气氤氲，荣卫之间，不容发间，上焦停痰，周流不利，气阻其中，奔溃四逸，随其所寓，缓急而为病也。"王氏在其著作中列出了痰病证候达 50 余种，概括起来可以分为两类：一种是在于肺中的"一切气急喘嗽，咯痰吐诞"的有形痰证；一种是不在肺中，周流全身，"一切无痰不嗽不哕"的无形痰证。

3. 痰病的治法

痰证有"因病致痰"和"因痰致病"之分。王珪治痰提出应根据标本缓急先后的原则来进行治疗。"因痰而致病者，应先治其痰，后调余病；因病而致痰者，应先调其病，后逐其痰。"治痰可治其病，亦可治其源，其治疗原则虽有标本先后之分，但终必须治痰。盖因病致痰，痰虽为标，但痰既形成，即可致病，故治其病后尚须逐其痰，其病方能痊愈。

4. 痰证的方药

王珪创滚痰丸一方，临床至今应用不衰，由礞石、大黄、黄芩、沉香组方，礞石用量倍于沉香。其中使用大黄、黄芩起利痰顺气、清肺之效；礞石善攻陈积伏匿之老痰；沉香以降逆下气，亦为治痰必先顺气之理，是谓气顺则痰消。

5. 豁痰汤

王珪在其书中另载有豁痰汤一方，用治一切痰疾，与滚痰丸相辅为用。此方以小柴胡汤为主方，再合以前胡半夏汤。素抱痰疾及肺气壅塞者，以柴胡为主，余者去柴胡，用前胡为主。原书中载有一则医案，为服用滚痰丸之后再用此方调理治之，较滚痰丸更性平而清疏温利，治痰祛痰之效佳更无伤气之弊端。

6. 薛己杂病二说

滋养化源，当补脾土薛己受《黄帝内经》的影响，将"滋其化源"的思想创造性地运用于脏腑病证的治疗，使中医对脏腑学说在论治方面得到了新的发展。薛己认为治病必求于本，而求本之治，必滋化源。通过滋化源论治发微，认为滋化源即是实脾胃。薛己在《明医杂著·医论》中明确指出："人以脾胃为本，纳五谷，化精液，其精者人营，浊者入胃（卫），阴阳得此，是谓橐龠，故阳则发于四肢，阴则行于五脏。"在《薛氏医案》所记载的众多病案中，薛己十分重视滋化源的治法。其在《内科摘要》中指出：论治脾肺亏损、咳嗽、痰喘"当补脾土，滋化源，使金水自能相生"；论治脾胃亏损、停食、痢疾等症"脾胃亏损，不能生克制化，当滋化源"；论治饮食、劳倦、七情失宜所致诸证，亦可用此法以求其本。

7. 缪希雍发展脾胃论治

缪氏认为："谷气者，譬国家之饷道也。饷道一绝，则万众立散。胃气一败，百药难施。"因此，"治阴阳诸虚病，晋当以保护胃气为急。"缪氏论治脾胃突出之处在于发展了前人之说，而能够区别阴阳。其一，他对脾肾关系较为重视，指出："夫脾胃受纳水谷，必藉肾间真阳之气熏蒸鼓动，然后能腐熟而消化之，肾脏一虚，阳火不应，此乃先天之真气，丹溪所谓人非此火不能有生者也。治宜益火之源，当以四神丸加人参、沉香，甚者加熟附、茴香、川椒。"他曾自制脾肾双补丸健脾益肾，和四神丸相比，则更加全面妥帖，常为后人所运用和效法。其二，也是最重要的一点，缪氏关于脾阴问题提出了新的观点。他认为，如饮食不进、食不能消、腹胀、肢痿等证，不能仅责之脾气虚，而其往往是"脾阴不足之候"。缪氏说："世人只知香燥温补可治脾虚，而不知甘寒滋润益阴亦有益于脾也。"因此，其提出了使用甘凉滋润、酸甘化阴，为治脾阴虚的大法。

8. 李中梓提出脾肾同治

李氏认为脾阳要靠肾阳的温养，才能发挥运化作用，临床上肾阳不足则使脾阳虚弱，运化失职，可以出现腹痛绵绵，畏寒肢冷，大便稀溏，完谷不化，久痢久泻，浮肿等等，治宜"补火生土"，脾肾并治，"火强则转运不息"，补肾即是补脾，"肾安则脾愈安"；肾精必须靠脾阳化生水谷精微不断充养，脾阳不足，久而久之亦可导致肾阳虚亏，症见面色㿠白、腰膝酸软、全身浮肿，下肢尤甚，治宜"补土生火"，脾肾并治，"土强则出纳自入"，补脾即是补肾，"脾安则肾愈安"。

9. 李中梓论先后天、生理上重于两者之间的互济，病理上重于两者之间的同治

"二脏安和，则百脉变调，二脏虚伤，则干疴竞起。"既重视两脏之阴的滋养，更重视两脏之阳的温化。宗赵献可、张景岳而重视先天，然补肾不专乎地黄，承李东垣而重视后天，但治脾并不胶于升柴；于肝肾龙雷之火，又极为慎用知黄之品。李氏这种兼收并蓄前人经验，又能扬长避短的学术见解，可谓淹贯众家之长，为中医学的温补学说做出了贡献。

10. 痢疾的治疗，张路主张温理气机为主，反对泥于苦塞疏利

张路认为除脉滑大数实，或夹热后重、烦渴者宜予黄芩、黄连、芍药、泽泻、白头翁、秦皮之类苦寒疏利外，皆不宜恣行攻伐，而应注重气机的调理。

例如，五色噤口及瘀晦清血诸痢，每用甘草、干姜专理脾胃，肉桂、获苓专伐肾邪，其效如鼓应桴；痢疾初起腹痛后重者，则兼木香、槟榔、厚朴以泄之；痢疾见饮食艰进者，则兼枳实、焦术以运之；痢疾见阴气上逆、干呕不食者，则兼丁香、吴茱萸以温之；痢疾见呕吐涎水者，则兼橘皮、半夏、生姜以豁之；痢疾见脓血稠黏者，则兼茜根、乌梅以理之；痢疾见水道不通者，则兼升麻、柴胡以举之等对症加减治疗。

二、对溃疡性结肠炎的启示

根据吴门医派的学术思想及特点，结合溃疡性结肠主要症状为排黏液脓血便，该症状病机为痰瘀互结，脾虚湿蕴，痰湿内生，湿邪蕴结于肠道，损伤肠道脂膜，血与痰湿之邪混入粪便，发为脓血便，肠道脂膜破裂，既有气血不荣的症状，又有气血不通的病症，患者表现为腹痛的症状，治疗时既要解决生痰之源，也要消除已有之痰，治以治生痰之源兼祛已生痰邪，

治宜温化，温则痰易消，且宜配伍理气之品，气顺则精血津液留行，痰可消。溃疡性结肠炎的发病与先后天之本密切相关，且主要病机为脾虚失运，后天之本脾的功能受损，不能温养先天之本，且胃主腐熟，脾胃主吸收运化营养及精微物质，脾胃功能受损，机体失去营养供应，则身体消瘦。在治疗中，医者要格外重视脾胃滋养化源的作用，且肾为先天之本，肾阳温阳作用对全身脏腑的生理功能有良好的促进作用，促进全身的水液运行代谢。后天脾功能的正常能更好地促进先天肾功能的发挥，资后天以养先天，先后天功能关系密切，简要概括为"肾安则脾愈安，脾安则肾愈安"。治疗时温阳兼理气机，同温脾肾阳气，另外胃与大肠之气降则顺，选用理气顺气药物，更有利于恢复五脏六腑正常升降的生理功能。针对溃疡性结肠炎，中医治疗则适用温阳理气之法，勿用苦寒壅塞之方，温阳扶正，以通为顺，祛除病因邪气，则病可愈，机体可安。

王珪对痰病的认识增加了我们对溃疡性结肠炎发病中痰邪的理解，痰邪为病，不只伤肺，临床症状表现也不只有咳嗽咳痰。王珪认为痰病的形成有先天之因也有后天之因。先天之因与体质因素密不可分，后天之因与外感六淫，内伤七情等因素息息相关。而痰与机体内的精、津、气、血液同出一源且随感而生，气血津液运行失常皆会导致痰邪的生成，且痰多生他病，痰一旦形成，在机体内流行，则易变生他病，且表现多样，有形实痰可有咳痰吐涎之症，无形之痰可无痰形但有痰症。治痰之法，要逐本求源，标本兼治但先治其本，治痰已温化，兼加行气之品。王珪创制滚痰丸、豁痰丸两方皆用此法，化痰之效显著，临床可借鉴使用。

中医中的痰邪致病，致病广泛，病症多变，其中痰易与六淫邪气相兼致病，并可根据相兼的病邪分为风热之痰、风寒之痰、痰湿之邪。根据不同的病邪所导致的不同的临床表现，要准确临床辨证，正确用药治疗，兼有风热病性要清热化痰，兼有风寒之邪要温肺散寒祛痰，可选用清肺化痰丸、蛇胆川贝液等药物进行治疗。痰湿之邪致病更广泛，临床常见胸闷、憋喘等症状，可能是痰湿之邪积聚于肺部。当痰湿之邪积聚于肠道时，可表现为粪便与黏液混杂而下，湿邪过盛，损伤肠道脂膜，可出现脓血便。

治疗要温化痰浊，选用鲜竹沥、二陈丸等药物起到健脾祛湿化痰的作用。另外，还可使用中医特色外治法进行诊治，祛湿化痰，提高机体免疫力，补益正气，抗邪健体。

杂病之说，说来繁杂，病因复杂，病机不清，如何治疗，也是难题。薛己根据《黄帝内经》一书，提出自己对杂病治疗的见解，并提出"滋其化源"的思想，将使用补法滋养五脏六腑的治疗方法应用于脏腑病证的治疗当中。在溃疡性结肠炎的治疗中，脾胃为发病之本，在治疗时注重滋养脾胃，使患者得以精血充足，营养周身，精血津液阴阳充盛，四肢可用，五脏安宁。在薛氏众多临床应用中，其用该思想理论治疗脾肺亏虚所致的各种杂病，并指出在治疗时，不能仅生克制化，更要滋生化源，其病可愈，在临床应用中，滋养补虚之法治疗效果佳，临床治疗溃疡性结肠炎时可学习借鉴。

缪希雍发展了脾胃理论的思想观点。他提出，脾胃所生成的营卫之气，就像国家的粮食命脉，只有国家富足，粮食充足，人民得以安居乐业，国家才能昌盛不衰。若脾胃功能失衡，则失去了能量供应，机体气血虚衰。所以在治疗中要注重顾护脾胃的功能，为机体供应充足的能量，可以抗邪外出，在治疗溃疡性结肠炎时也要善调脾胃。另外，缪希雍还指出要注重调节脾肾的功能，肾阳温煦可使脾胃功能更好地发挥腐熟水谷布散精微的功能，并自制脾肾双补丸，健脾益肾。在治疗胃纳不佳方面，他还指出不只关注脾气不足，还要注重滋补胃阴，并提出了以甘凉、酸甘之法治疗脾阴虚的大法，影响后世。

李中梓提出脾肾同治的方法及其"肾安则脾愈安，脾安则肾愈安"的学术观点，这启示了我们对溃疡性结肠炎的治疗及预后。临床上在溃疡性结肠炎后期，肾阳不足以温煦脾阳，则使脾阳虚弱，脾胃功能不足，运化失职，患者常表现为腹痛绵绵，畏寒肢冷，大便稀溏，完谷不化等症状。治疗时要宜"补火生土"，脾肾同治，温肾阳则强脾阳，"火强才能转运不息"，补肾即等同于补脾，"肾安则脾愈安"；肾精依靠脾阳化生水谷精微不断充养，脾阳不足，久而久之亦可导致肾阳虚亏，症见面色㿠白，腰膝酸软，全身浮肿，下肢尤甚，治宜"补土生火"，脾肾并治，"土强则出纳自如"，补脾即是补肾，"脾安则肾愈安"，另外温补药物的选择不局限于知母、地黄之品。李中梓对中医学中温补药物的使用，进一步为我国中医药文化的发展做出了贡献。

张路主张温理气机以治疗痢疾，对于痢疾病症，多表现为泄泻之证，治疗不应止涩，而应疏利，使内在邪气有口可宣泄，排出体外，选方用药以温理气机为主，勿用苦寒之药，待病情又缓，症状较前再减轻时可再加补中益气之品，以助恢复机体的抗邪能力，可使病愈。针对不同的病进行加减药物对症调整，药敏效佳，临床可借鉴使用。针对其他种类的痢疾，根据不同的症状表现，加减不同的药物，对腹痛较重者，加木香、厚朴以理气止痛；对伴腹胀，纳差者，加枳实、焦三仙之品，理气消积；对伴有呕吐之证者，加橘皮、半夏理气降逆之品；对有发热身虚不除者，予以桂枝、姜枣之品合之；对有阴虚夜半发热而腹痛剧者，予熟地黄、黄芪，归芍之品滋阴以济之。

五色噤口及其他诸痢都是痢疾的一种。尤其是噤口痢见于《丹溪心法》，亦称禁口痢。该病常表现为饮食不进，食入即吐，更严重者表现为呕不能食，该病多为痢疾的危重症，多因湿浊热毒蕴结肠中，患者有明显的邪毒表现，邪毒亢盛，损伤胃阴，胃气受损，胃功能失宜，病久影响及脾，脾胃共同受损，营养物质不得充盈，中气衰败，机体元气减少，更不得抗邪，有明显的纳差，下痢兼体虚的表现，舌脉还有湿邪热毒夹杂其中，舌红绛，苔厚腻。针对这种危重病症治疗上要以清热解毒、降逆辟秽为治则，兼以益气养阴、扶正祛邪。该病按症状表现时可分为实证、虚证，当临床上若有其他兼证时则加以对症药物一同调之，且针灸治疗对该病的疗效较好，可迅速控制症状并祛除邪气，补益正气，促进机体恢复平衡。在临床中，对危重症状明显、病情凶险者，应采取综合方法治疗。

第四节 湖湘医派

一、学术特色

1. 气化生菌及气化杀菌

吴汉仙认为气化为细胞之母，六淫为细菌之母。细菌之繁生，实胚胎于六气之变化。他指出：细菌之生，实由六气之酝酿，酝酿久而细菌以成。盖物以腐而生虫，气以郁而化菌，此天下公理也。人体体中之菌，无论疠气传染，还是四时感冒，皆因六气而后成。菌之生，有根于一气以为之主者，有根于二气交感者。如古代战争期间，积尸遍野，热以蒸之，湿以蕴之，风以簸之，郁而为疫气，酿成鼠疫、霍乱等传染病。此种菌类，实为六气中之二三气而成。人身皮肤孔窍，脏腑空隙，莫不有菌，病时有之，不病时亦有之。气盛则能抗，菌不滋育；气弱则为害，菌遂繁殖。菌非可以尽杀，亦视气化何如耳。菌之生死，孰生之，孰杀之，气化生杀之也。

2. 不杀菌而菌亦灭

吴氏还认识到，中医治病，即不杀菌而菌亦灭。如火邪致病，何以三黄汤降火，承气汤泻火，火邪去而病亦解乎？就令火能化菌，而火淫于内，治以咸寒，即不杀菌而菌亦灭也。又如风寒致病，何以桂枝汤驱风，麻黄汤散寒，风寒去而病亦解乎？就令风寒化菌，而风淫于内，治以辛凉，寒淫于内治以甘热，即不杀菌而菌亦灭也。又如燥湿致病，病之由于燥化者，感燥咳嗽，多病肺炎，白喉病菌，每发于燥令时期，然燥之为病，有燥热、寒燥之分，病燥热者，治以甘寒，甘寒即所以灭菌也，病寒燥者，治以温润，温润即所以灭菌也；病之由于湿化者，感湿之为病，苦寒即所以灭菌也，病寒湿者，治以温燥，温燥亦所以灭菌也。又如暑邪致病，暑病即热病，火为热之极，热在气分，火在血分，故清气分之热者，治以辛凉与甘寒、辛凉甘寒，即所以杀菌也。

而泄血分之火者，治以苦寒与咸寒，苦寒咸寒，亦所以杀菌也。气化之力量，有一种偏盛之气化以为害，必赖一种适当之气化以为调剂，否则即用对方一种偏盛之气化以相制伏，吴氏称其为天地自然之理。

3. 首创"中和"医派

孙光荣的基本学术观点为"护正防邪益中和，存正抑邪护中和，扶正祛邪固中和"。其临床思辨特点是"调气血、平升降、衡出入、达中和"。孙氏倡行的"中和"思想认为"中和是机体阴阳平衡稳态的基本态势，中和是中医临床遣方用药诊疗所追求的最高境界"。阳气之于人，若红日之于天，一切生机正源于此。在正常情况下，正是因为阳气推动与调控"化气"作用，精、气、血、津、液等精微物质的"成形"及输布有序才有保障。 脏腑得其充养，才可发挥其正常的生理功能，继而维持新陈代谢活动。若阳气亏虚，各脏腑失于温养，其正常生理功能下降。另一方面气不化津，津液不归正化，痰浊内生；气不行血，血液运行瘀滞，瘀血内停，致病理产物的生成与蓄积异常。"阳化气不足"与"阴成形太过"互为因果，百病由生。自古便有"肥人多痰，瘦人多火"的说法，临床上也确以痰瘀互结证最为常见，然肥人何故多痰瘀？阳气亏虚，津血运行失常，进而痰浊、膏脂、瘀血内生。同时，此类病理产物亦可加重气虚程度，即"不知湿盛者多肥胖，肥胖者多气虚，气虚者多痰涎"。气虚、气滞、膏脂、痰浊、瘀血等多因素搏结，痰浊瘀血停于肝脏，发为本病。故本病以阳化气不足为本，阴成形太过为标。治病当调和阴阳，以平为期。基于"阳化气，阴成形"这一理论，针对"阳化气不足，阴成形太过"这一关键病机，当治以温阳消阴之法。医者通过对阴阳、气血、气机的升降出入的调和，最后达到气血稳态的"中和"。

4. 中医辨治六步程式

经过长期临床思考，孙氏将携证论治的内涵总结为六步，即四诊审证→审正求因→求因明机→明机立法→立法组方→组方用药。

第一步："四诊审证"。审证是从望、闻、问、切四诊搜集的信息中提取病因、病位、病机、病势等资料进行分析总结。审证需要感知病人的客观情况，是辨证的基础，能够为辨证提供依据。

第二步："审证求因"。医者通过视、听、嗅、触掌握患者的客观信息进而分析其症状体征来探求病因。审证求因要求医者具备中医临床思维模式、熟知中医理论并具备丰富的临床经验，才能够最终准确地寻求病因。

第三步："求因明机"。机体发病的根即正邪斗争，正邪理论作为中医学独特的发病学说，相关概念于《黄帝内经》中被首次提出。《素问·上古天真论》中载："真气从之，精神内守，病安从来。"书中也提到正气与邪气的力量盛衰对疾病的发病过程和预后有着重要的决定性作用。人体正气既包括机体免疫力、抗邪能力、恢复力等正向作用力，也包括人体气血津液等正常的生理功能状态。邪气的范畴则既包括如外感六淫、内伤七情、湿毒痰瘀等一切破坏人体平衡的内外不利因素，又包括机体气、血、津、液等异常功能状态。因此病机理论的关键就是正确审查正邪相争的状态、趋势。

第四步："明机立法"。在病机明确之后，治法自然就会确立。治法是指导组方的基本准则，更是病机与方药之间的连接纽带。

第五步："立法组方"。根据确立的治法，依据君臣佐使的相互配伍，一方面可以减弱抵消中药的毒副作用，一方面能够发挥方药的最大效能。

第六步："组方用药"。在立法组方之后，医者需要对所选定的方剂进行加减化裁。这一过程如同临阵点将、派兵、选择武器，要针对选定的方剂结合证候合理用药，讲究"方证对应"。

5. 以皮治皮法

以皮治皮法是取药材之皮部入药以治疗某些皮肤病的治疗方法。橘皮、青皮形似毛孔，可走皮毛，用于皮肤水肿性疾病；蝉蜕是蝉从幼虫变为成虫时蜕下的壳，对于发生于白天的皮肤瘙痒性疾病，可用其散风止痒；地龙生活在土壤中，昼伏夜出，故常用于治疗顽固性皮肤瘙痒及结节状皮疹，尤其是瘙痒常发生于傍晚及夜间。

6. "以毒攻毒移毒"法

"以毒攻毒移毒"法即将药物猛烈之毒药进行适当的炮制或配伍，用于治疗顽固性皮肤病的方法，成为"取类比象"在皮肤科成功应用的典范。若是疮疡兼腑结不通，一般泻药难下者，妙用巴豆仁和饭搓丸可解危难之急。

7."择时用药"法

《黄帝内经》认为用药"谨候其时，病可与期，失时反候，百病不治"。在"天人相应"整体观念的指导下，根据四时节气、日月变化和昼夜阴阳消长择时用药，是防治疾病的重要原则。择时用药还包括选择时辰用药，十二经气血流注节律随着昼夜阴阳变化有着盛衰开阖的不同，根据昼夜节律变化用药，也有利于调节人体阴阳消长平衡。

二、对溃疡性结肠炎的启示

溃疡性结肠炎的诊治也需要遵循湖湘医派的辨治六步程式，并且追求机体的阴阳平衡，防正护邪益中和。在 UC 的治疗上，医者也需要遵循择时用药，"五脏应五季"，应择时令用药，按照时令之气特点选择时方或药味。长夏为脾土当令，长夏之际，湿为热蒸，若在此时饮用生冷黏腻之物，更易伤脾，亦或是素体脾虚，失于运化，溃疡性结肠炎极易复发。故当以补益脾胃、清热利湿、解表清暑为原则，基于导师韩捷教授的临证经验多选用古方"三香排气饮"治疗，同时在长夏时节，治疗可酌情加入沙参、五味子、麦冬、党参、山药、薏苡仁等清肺益气的药物，预防秋季燥邪损伤。患者也可食用药膳，如山药扁豆糕，苓山葛薏粥等，达到药食同源的目的。结合现代研究及临证经验，溃疡性结肠炎以正气亏虚为基，与饮食失宜、情志内伤、感受外邪有关，乃本虚标实之病，本虚主要为脾胃亏虚、肾阳不足，标实多为湿浊、瘀热、气滞、郁毒等，且患者是独立的个体，体质不同，多种病理因素在其身上的体现不同，因此 UC 发展具有典型的阶段性特征，根据 UC 疾病特点把其病程发展分为 3 个阶段。早期以邪实为主，主要是湿热蕴结大肠，以清利肠间湿热浊邪，佐以活血化瘀为主要治法。此期主要为大肠主津功能出现异常，卯时（5:00～7:00）为大肠经当令，此时用药如葛根芩连汤清利大肠，刺激大肠功能活动，促进肠道湿热排出；中期虚实夹杂，既有肝郁脾虚，又兼湿热，多攻补兼施，治以疏肝健脾胜湿，举陷降浊，在（9:00～11:00）脾旺之时服用参苓白术散，以补脾肺之气，因脾土生金，脾土旺则金得生，金盛克木，又可抑制肝木之亢盛，肝木衰，则不乘土；后期正虚邪恋，伤及先天之本，以补益脾肾为主，兼以驱邪。基于此，选择巳时和酉时，脾肾两经当令之时给予用药，激发脾肾经气，从而调整人体的虚实平衡，同理亦可配合针灸治疗。有研究表明在脾旺之时（9:00～11:00）巳时针刺大都穴（母穴），辅以阴陵泉、大肠俞、天枢等穴，在肾旺之时（17:00～19:00）酉时针复溜穴（母穴），辅以天枢、关元、肾俞等穴，即可取得健脾祛湿补肾的治疗效果。

第五节 川派中医

一、学术特色

川派中医尤以郑钦安提出的"真阳学说"与"潜阳归肾"的治法最为独特，而且对"潜阳归肾"法的具体运用也颇具特色，可谓是心法圆通、匠心独具，大致有如下数条特点和思路。

1. 温阳消阴，真阳自返

郑氏认为，阳虚之人，群阴必然即起，阴气太盛则逼出元气真阳。他《医法圆通·益火之源以消阴翳辩解》中说："真气一衰，群阴四起，故曰阴翳；真气一旺，阴邪即灭，故曰益火……仲景之白通、四逆，实益火之源以消阴翳者也。"郑钦安自云所用诸方，皆从仲景四逆一方搜出。姜桂附诸药温阳而消阴，特别是附子能补坎中真阳，阴气消尽，太空为之廓廓，则直阳自返。故郑氏善用姜桂附，由此可见。

2. 纳气归肾，收潜真阳

郑饮安常用潜阳丹封髓丹诸方，均是纳气归肾之法，其中尤其盛赞砂仁一味，两方皆用之，他认为砂辛温能纳五脏之气而归肾。郑氏对潜阳、封髓的运用颇具匠心。正是对"真阳学说及"潜阳归肾"法的高度发挥。

3. 通阳化气，龙藏雨止

针对肾气不藏，真阳不能镇纳诸阴而肾水泛溢者，郑氏主用通阳化气之法，方如桂苓术甘汤。郑氏认为桂枝能化膀胱之气，通坎中之阳。阳气通而水邪散，水与真阳俱自下行，为龙行治水之象，阳通则肾化气行水，直阳易于潜纳。

4. 补土覆火，封固其阳

这是郑软安"真阳以土封固"理论的具体运用。他主张以干姜、甘草、砂半理中汤之类温补中阳，培中宫之气，即大补其土以伏火，火得覆而气潜藏，气潜藏而水亦归其宅。郑氏这种以土封固中阳而潜阳归肾的理论，可谓真知灼见，斯得水土合德之妙也！

二、对溃疡性结肠炎的启示

溃疡性结肠炎与肾关系密切。肾为先天之本，脾之运化有赖于肾阳的温煦，小肠的分清别浊、大肠对水液的吸收及传导受肾气化的主宰。肾气充盛，气化功能正常则二便正常；肾阳虚衰，关门不利，可至久泄滑脱。老年患者，肾阳虚衰，命门之火不足，脾阳亦虚，脾肾阳气不能温煦机体，机体阳气的推动与温煦功能减弱，湿浊瘀血难以去除，留滞肠腑，大肠传导失司，气血相互搏结，肠络脂膜受伤，发为本病。故健脾益气，温肾固涩为治疗老年溃疡性结肠炎的关键，能够恢复机体的阴阳气血平衡，促进溃疡性结肠炎的愈合。《医宗必读·泄泻》关于肾虚泄泻的记载："一曰温肾，肾主二便，封藏之本，况肾属水，真阳寓焉。"肾阳具有维持全身阳气，温煦五脏六腑，蒸腾气化水谷，固摄二便的作用，肾阳助脾胃腐熟水谷，促进机体的消化吸收与新陈代谢，肾阳亏虚、阴寒内盛则脘腹冷痛、下利清谷，甚则滑脱不禁；脾阳不振、脾虚气陷则头晕乏力、食少便溏；脾不统血则大便下血或痢下赤白黏冻。故温肾健脾能够恢复机体的阴阳气血平衡，促进溃疡性结肠炎愈合。我们以中医理论为基础，认为人至老年之后，随着年龄的增长，机体的阳气逐渐减弱，肾脏的温煦功能也随之减退，脏腑失其温养，肠道的形态结构及生理功能会发生改变，继而消化系统吸收营养及排泄废物的功能受到影响。因此，健脾益气、温肾固涩在老年溃疡性结肠炎的治疗中显得尤为重要。老年患者由于脾肾阳虚，临床多表现为"五更泻"，可予四神丸以缓解肾阳不足、脾阳不振导致的泄泻。但老年溃疡性结肠炎患者又多肠中有瘀滞且兼有湿热，使用四神丸又恐太过滋腻，不利于黏液脓血便的消除，故医者可使用类四神丸（煨肉豆蔻、丁香、木香、木瓜）治疗，既能温补肾脏，又不会加重体内的湿热及瘀滞，起到滋阴不滋腻、补肾不留瘀的作用，同时合用参苓白术散、葛根芩连汤以增强健脾益气、渗湿止泻之功。三方联合使用，再加以白及、仙鹤草共同组成毫釐汤，符合老年溃疡性结肠炎发病的根本病机，为治疗老年溃疡性结肠炎的有效方法。老年溃疡性结肠炎的发病主要是以脾肾阳虚为本，湿热内蕴为标，瘀血为局部病理变化。治疗时遵循治病求本、标本兼治的原则，运用以温补脾肾为主，清热利湿、活血化瘀为辅的治疗方法。温补脾肾以类四神丸为主，清热利湿选用葛根芩连汤，活血化瘀选用仙鹤草、白及等药物。在疾病的活动期，老年患者虽以虚为主，但大多患者兼有湿热，湿热既是病因，也是病理产物，加入清热利湿的药物，能够清利肠间湿热以止泻痢，减轻湿热对机体正气的耗伤，缓解临床症状。我们认为瘀血是老年溃疡性结肠炎发病、长期不愈及反复发作的重要病理因素，长期的血液瘀滞会妨碍新血的生成及溃疡的愈合，影响疾病的恢复。治疗老年溃疡性结肠炎，在扶助正气且去除湿热的同时，应不忘活血化瘀以瘀祛生新，活血化瘀能使血脉畅通，瘀血消散则新肉得生，溃疡才能愈合。这与川派中医郑钦安、祝味菊以"扶阳为主"的思想不谋而合。

第二章 病因及症状

按本书鱼骨图所示，病因及症状为上篇理论篇第二章，在鱼骨图上位列鱼骨中间位置，是上篇的重要内容，其鱼刺分别列有抑郁焦虑、痰、便秘、中医气化、腹胀 5 个小节内容，是本书第一作者在临床筛选出的溃疡性结肠炎的特色病因及症状，对临床具有重要的实践意义。

第一节 抑郁焦虑

一、溃疡性结肠炎（Ulcerative colitis，UC）与抑郁焦虑的关系

近年来，精神心理因素在炎症性肠病发病中的作用日益受到关注：有研究表明炎症性肠病患者普遍存在焦虑、抑郁状态，且焦虑、抑郁严重程度常与 UC 疾病活动度呈正相关；长期处于焦虑、抑郁等不良心理状态可加重 UC 患者肠道炎性反应并导致疾病复发或进展、生活质量受损。精神心理因素与 UC 的发病密切相关，具体机制有炎症驱动抑郁，脑肠轴显示肠道紊乱引起抑郁焦虑发生，免疫系统通过激素、神经肽等进行双向沟通、内脏过敏可引起情志过激，肠道菌群与抑郁焦虑密切相关，动物模型支持大脑与肠道双向关系等。

有研究发现，疾病活动及高压力是 UC 患者合并焦虑状态的危险因素。在临床诊疗中，医者应及时对处于疾病活动期、高压力的 UC 患者筛查有无合并焦虑、抑郁状态，必要时在传统治疗的基础上辅以心理治疗。

二、《伤寒论》与郁症

1.《伤寒论》神志情志分类及临床表现

（1）神志异常类：妄语如狂、癫痫、捻衣摸床、如见鬼状、不识人、狂（惊狂、癫狂）谵语，郁冒。

（2）情志心理类情感障碍：烦惊、忧惨、怵惕、悲伤欲哭、善太息、默默、畏、多嚏、心中懊侬、心愦愦、心如啖蒜状、身体（肢节、四肢、关节、骨节）疼烦、口燥烦、恍惚心乱、其人如狂（如狂状）、郁冒、烦躁（烦、烦乱、烦满）、心气虚。

（3）行为障碍：躁烦（躁）、欲行不能行。

（4）言语障碍：语言难出（不得语）、郑声、独语、谵语。

（5）睡眠障碍：欲寐（欲卧但欲眠睡入嗜卧、多眠睡）、不得眠（不得卧、不得睡）、卧寐不安（卧起不安）。

（6）记忆障碍：喜忘。

（7）感知觉障碍：其人欲蹈其胸上、腹重如带五千钱、奔豚气、咽中如有炙脔、身如虫行皮。

（8）躯体症状：或如有物在皮中状、两耳无所闻、腹不满而其人言我满，或然症。

2.《伤寒论》郁证病脉症治

（1）郁证脏躁："妇人脏躁，喜悲伤欲哭，象如神灵所作，数欠伸，甘麦大枣汤主之。"该方养心安神，补脾和中；用于脏躁，症见喜悲伤欲哭，数欠伸，心中烦乱，健忘，失眠，盗汗等。

（2）郁证百合病："百合病者，百脉一宗，悉致其病也。意欲食，复不能食，常默默，欲卧不能卧，欲行不能行，饮食或有美时，或有不用闻食臭时，如寒无寒，如热无热，口苦，小便赤，诸药不能治，得药则剧吐利，如有神灵者，身形如和，其脉微数。"治疗方剂有百合地黄汤、百合知母汤、百合鸡子汤、滑石代赭汤、百合滑石散、百合洗方及瓜蒌牡蛎散。这类方剂滋阴清热安神，用于百合病阴虚内热，症见沉默寡言，心烦不寐，口苦尿赤等。

（3）郁证梅核气：半夏厚朴汤行气化痰解郁；用于痰气互结之梅核气，症见梅核气，胸胁胀闷，嗳气太息，恶心呕吐等。

（4）郁证奔豚气：治方除奔豚汤外，还有茯苓桂枝甘草大枣汤、桂枝加桂汤、桂苓五味甘草汤、桂苓五味甘草去桂加干姜细辛半夏汤等。以上方剂平冲降逆，温阳化饮，用于奔豚气，症见奔豚气或伴随腹痛、往来寒热、脐下悸、多唾口燥、手足厥逆、手足痹、面翕热如醉状、小便难、时复冒、咳满、渴、呕等。

奔豚气病皆从惊恐得之，具有情志因素致病特点，临床表现符合郁证的特征，易感人群具有郁证的气质禀赋，历来从郁论治者过半，其发生机制与精神神经功能障碍有关，故据此可将奔豚气病视作郁证范畴。

（5）郁证虚烦不寐：酸枣仁汤与黄连阿胶汤二方皆具滋阴清热，除烦安神之功，用于不寐，症见不寐伴心烦，心悸，盗汗，头晕目眩，咽干口燥等。不寐之与郁证，如影随形。部分因精神障碍所致失眠者，概属郁证性不寐。至于虚劳，多有因七情五志所致者，为郁证之变形。因此，虚劳不寐基本可视作为郁证的表现。

（6）郁证虚烦懊侬：如同酸枣仁汤、黄连阿胶汤主治"虚烦不得眠"属于郁证方证，栀子豉汤类方主治"虚烦不得眠"，同样也是属于郁证的方证，只不过病机上存在一定差异而已。栀子豉汤所治的心烦懊侬、坐立不安等情志类表现正是郁证的典型表现，其证虽可起于伤寒、下利、酒疸等，但在诊疗（包括误治）过程中出现了因病致郁或病郁同存。栀子豉汤类方治少气、呕吐、咽燥口苦、腹满而喘、发热或身热不去、汗出或但头汗出、身重、饥不能食等症状，这些均可属于隐性郁证或广义郁证的躯体表现。现代以栀子豉汤类方或联合其他方药治疗郁证性病证的临床报道不在数。

（7）郁证烦惊谵语：柴胡加龙骨牡蛎汤证属于典型的郁证。从临床表现看，谵语尚且能够自觉胸满、烦惊、身重，可见并无神识不清，属于郁证的表现（部分焦虑症、癔症等神经症也可出现谵语），烦惊以及类似小柴胡汤证之胸胁苦满，亦属郁证表现。此证具有少阳枢机不利导致心神被扰的郁证性病机；后世直至当代用该方治疗郁证性病证有效。

3.《伤寒论》郁证相关类其他方证

（1）和解少阳枢机类（柴胡汤类方）：和解少阳，主治少阳枢机不利，例如，大柴胡汤主治心下急，郁郁微烦，热结在里，往来寒热，心中痞硬，心下满痛；柴胡桂枝干姜汤主治胸胁满微结，但头汗出，往来寒热，心烦；柴胡桂枝汤主治肢节烦疼，微呕，心下支结等。

（2）调和营卫阴阳类（桂枝汤类方）：调和营卫阴阳，主治营卫阴阳失调，例如，桂枝汤主治气上冲，心下闷，烦或烦热，身痛不休；葛根汤主治气上冲胸，口噤不得语；桂枝加龙骨牡蛎汤主治男子失精，少腹弦急，阴头寒，目眩，发落，为清谷亡血，女子梦交；桂枝加黄芪汤主治身重身润，胸中痛，腰以上汗，如有物在皮中状，剧者不能食，身疼重，烦躁；小建中汤主治心中悸而烦，虚劳里急，衄，腹中痛，梦失精，四肢酸疼，手足烦热，咽干口燥；炙甘草汤主治七情太过之脉结代、心动悸等。

（3）活血化瘀类（抵当汤类方）：活血化瘀，主治瘀血，例如，抵当汤（丸）主治小便自利，其人如狂，喜忘，发热，消谷善饥，如热状，烦满，口燥但欲漱水不欲咽，胸满，腹不满而其人言我满；桃核承气汤主治其人如狂，血自下，少腹急结；枳实芍药散主治产后腹痛，烦满不得卧；旋覆花汤主治肝着，常欲蹈其胸上，但欲饮热。

（4）化痰蠲饮类（五苓散类方）：行气化痰蠲饮，主治痰饮痰浊，例如，五苓散主治大汗出，胃中干，烦躁不得眠，小便不利，微热，消渴，烦，瘦人脐下有悸，吐涎沫而癫眩，水逆，头痛，身疼痛，热多欲饮水；苓桂术甘汤主治心下逆满，气上冲胸，起则头眩，身为振振摇，胸胁支满，短气；大陷胸汤主治膈内拒痛，短气躁烦，心中懊侬，心下硬痛，头微汗出，不大便，舌上燥而渴，日晡所小有潮热，从心下至少腹硬满而痛不可近；猪苓汤主治咳，呕，渴，心烦，不得眠等。

（5）镇惊安神类（桂甘龙牡汤类方）：镇惊安神，主治心神不敛，例如，桂枝甘草龙骨牡蛎汤主治烦躁；桂枝去芍药加蜀漆牡蛎龙骨救逆汤主治惊狂，卧起不安等。

（6）消痞开郁类（泻心汤类方）：辛开苦降，主治气机郁滞证，例如，甘草泻心汤主治心烦不得安，默默欲眠，目不得闭，卧起不安，不欲饮食，恶闻食臭，其面目乍赤乍黑乍白；泻心汤主治心气不足，心下痞：大黄黄连泻心汤、半夏泻心汤、生姜泻心汤、附子泻心汤、黄连汤主治气机郁滞所致心下痞诸症等。

（7）温阳化气类：温阳化气，主治阳虚证，例如，甘姜苓术汤主治身体重，腰中冷，如坐水中，形如水状，腰以下冷痛，腹重如带五千钱；肾气丸主治妇人烦热不得卧，倚息，消渴，小便多，短气，虚劳腰痛，少腹拘急，小便不利；吴茱萸汤主治烦躁欲死；茯苓四逆汤主有烦躁等。

4. 张仲景对郁证诊治的学术贡献

（1）提出八种主要的郁证病脉症治。

尽管《黄帝内经》对郁症及其治疗有详细的阐述，但张仲景为真正提出郁证病脉症治的第一人。他不仅提出百合病、脏躁、梅核气等典型郁证，凡虚烦不寐、奔豚气、烦惊谵语以及小柴胡汤类郁证等相关症状，都是郁证的范畴；对"因病致郁，因郁治病"也多有涉及。所提出的治疗原则与方药，至今仍广泛应用。

（2）确立九种治疗郁证原则。

一是镇惊安神，适宜魂不内守，代表方如桂枝甘草龙骨牡蛎汤、柴胡加龙骨牡蛎汤、桂枝去芍药加蜀漆牡蛎龙骨救逆汤；二是养心安神，适宜心神失养，代表方如甘麦大枣汤等；三是和解少阳枢机，适应于肝气郁结，代表方如大小柴胡汤、四逆散；四是清热除烦养阴，适宜心肾不交或阴虚火旺，代表方如酸枣仁汤、百合汤类、黄连阿胶汤、栀子豉汤类；五是调和营卫阴阳，适宜阴阳气血不和，代表方如桂枝汤类；六是蠲饮化痰，适应于痰饮泛滥，代表方如半夏厚朴汤、五苓散、茯苓桂枝白术甘草汤类；七是活血化瘀，适宜瘀血症候，代表方如抵当汤丸、桃核承气汤等；八是开郁消痞，适宜气机郁滞之心下痞诸证，代表方是诸泻心汤；九是温阳化气，适宜阳虚证，代表方如甘姜苓术汤、肾气丸。以上方剂被后世临床证实具有治疗郁证的作用，其中不少被现代药理证实具有一定的抗焦虑、抑郁的作用。

5. 伤寒论经方治疗郁证的现代研究

李静等人研究发现，加味柴胡汤（柴胡 20g，黄芩 15g，太子参 10g，半夏 10g，白芍 10g，郁金 10g，甘草 5g，当归 10g）联合帕罗西汀能够明显改善抑郁患者症状，降低血清神经元特异性烯醇化酶（NSE）水平，效果优于单用帕罗西汀。聂榕春等人研究显示，柴胡加龙骨牡蛎汤（柴胡 12g、生姜 12g、黄芩 12g、大黄 6g、党参 15g、法半夏 6g、珍珠母 15g、磁石 15g、生龙骨 20g、生牡蛎 20g、茯苓 20g、大枣 5～6 枚，炙甘草 6g）能够疏肝解郁，调气和血，醒神通络，联合盐酸舍曲林片能够有效改善抑郁患者情绪，促进脑部血液循环，提高生活质量，值得广泛推广。张利平研究显示，加味半夏厚朴汤（半夏 12g，厚朴 12g，茯苓 12g，香附 12g，佛手 15g，川芎 15g，天麻 15g，菖蒲 15g，远志 15g，白芍 15g，当归 12g，柴胡 10g，夜交藤 30g，生龙骨、生龙牡各 30g）联合舍曲林治疗卒中后抑郁，效果不仅优于单用舍曲林，还能显著减轻心慌、口干、纳差、头晕、恶心等西药的不良反应。

三、UC 伴抑郁焦虑的治疗

1. 中药汤剂治疗抑郁

（1）柴桂温胆定志汤治疗抑郁。

抑郁症治疗以温补心胆、舒郁涤痰为要。郝万山教授根据以上分析提出温补心胆阳气，益肝兼助疏泄，养脑涤痰醒神，当属对本症的根本治法。方选柴胡桂枝汤、温胆汤、定志小丸、四逆散等合方化裁，名以柴桂温胆定志汤，并据病情予以加减。

此外，《伤寒论》小柴胡汤可治邪郁少阳，枢机不利，胃气失和所致嘿嘿不欲饮食、心烦、胸胁苦满等症，和本症表现的肝胆郁结，疏泄失司，胃纳呆滞所致的情感抑郁、食欲不振、胸胁烦闷等颇同。

（2）四逆散治疗抑郁。

四逆散，原治少阴阳郁致厥，对本症肝气郁结，阳郁不达而见手足发凉、情感抑郁，自有效应。诸方相合，寒温并用，攻补同施，共奏温补心阳、疏解肝郁、豁痰开窍、养脑醒神之效。对轻症抑郁症患者，单用本方则有效，对重症则应中西药物联合应用，见效早，控制症状快，副作用少。

（3）柴胡加龙骨牡蛎汤治疗抑郁。

在中医辨证治疗的基础之上，以达疏泄、健脾胃、清火热、和气血为基本治疗原则。临床上，医者以柴胡加龙骨牡蛎汤进行化裁治疗抑郁症，取得了显著的疗效。柴胡加龙骨牡蛎汤源自《伤寒论》："伤寒七八日，下之，胸满烦惊，小便不利，谵语，一身尽重，不可转侧者，柴胡加龙骨牡蛎汤主之。"该方具有调和气血、化痰解郁、通阳泄热、重镇安神之功效。原方药物组成：柴胡、黄芩、生龙骨、生牡蛎、清半夏、茯苓、桂枝、人参、大黄、大枣、生姜。方中大黄清热泻火，通结导滞；生龙骨、生牡蛎镇心安神，摄纳心之浮阳；清半夏、茯苓化痰湿，宁心神；桂枝疏肝平肝；柴胡与黄芩相须为用以和解少阳，疏理肝气，清透外邪；党参、大枣、生姜健脾化气，一防肝病传脾，一补肝血来源以调节肝气疏泄。全方寒温并用，补泻共施，寒以清心宁神，温以化痰开郁，补以健脾，泻以祛滞。该方容升降、补泻、散敛、温清于一体，是治疗胸满烦惊、一身尽重之良方，对体质较强、精神症状明显者效果尤甚。

临证时，医者根据患者的具体病情进行加减化裁，主要分为虚实两种，对实证患者，气机郁滞明显者，加苍术 30g、川芎 15g、香附 20g，以增强疏泄之功；肝郁化火而热象明显者，加大黄芩用量，亦可酌情加栀子、夏枯草、川楝子等以清郁散热；对痰湿之象明显者，加陈皮、砂仁以健脾化痰，且常常将石菖蒲与远志相须为用，使开窍化痰安神之力更强；对虚证患者，原方去大黄，酌加黄芪、党参、当归、熟地黄等补气养血之品，或以桂枝龙骨牡蛎汤、酸枣仁汤和越鞠丸化裁，其主虚烦不得眠。

2. 中医技术

（1）针灸。

研究发现针刺双侧少商、隐白穴，联合美沙拉嗪能够有效缓解伴有焦虑抑郁 UC 患者的临床症状。少商穴是手太阴肺经的终止穴，为阴气与阳气交接之处，故有时用少商穴来治疗该经起始部位气机升降失常相关的疾病。现代研究显示少商穴具有解郁开窍的作用，可以改善焦虑抑郁状态，同时可以辅助治疗患者的原发症。隐白穴为足太阴脾经井穴，具扶脾温脾的作用。现代研究认为针刺隐白穴可以改善患者的焦虑抑郁状态，提高生活质量，缓解 UC 患者的肠道症状。许冰等人研究发现在常规治疗基础上联合五音疗法和揿针（关元、下脘、建里，双侧足三里、双侧天枢、双侧大肠俞）治疗后，可以显著降低、改良 Mayo 评分、SAS 和 SDS 评分，从而有效改善 UC 临床症状。五音疗法联合揿针治疗改善轻中度 UC 患者的焦虑抑郁情绪优于传统心理治疗，显著提高美沙拉嗪诱导 UC 缓解的临床疗效及患者的满意度。电针神道八阵穴联合徵调干预能够有效地改善溃疡性结肠炎患者焦虑抑郁状态及结肠症状积分、结肠黏膜积分，临床疗效显著。

（2）艾灸。

灵龟八法定穴择时雷火灸对于脾虚湿蕴型溃疡性结肠炎病状患者出现的腹痛及腹泻等诸多症状有非常明显的缓解效果，改善患者焦虑抑郁状态，有利于提高脾虚湿蕴型溃疡性结肠炎患者的生活质量。灵龟八法定穴择时雷火灸治疗，缩短起效时间，提高治疗效果，减少复发率，改善患者心理状况，有利于提高脾虚湿蕴型溃疡性结肠炎患者的生活质量。

（3）五音疗法。

五音疗法是以五行学说为理论核心，将宫、商、角、徵、羽五音分别与五行、五脏、五志相对应，以调节身心的音乐疗法。《灵枢经·经别》云："内有五脏，以应五音，外有六腑，以应六律，六律建阴阳诸经，此五脏六腑之所以应天道者也。"《素问·阴阳应象大论篇》云："角谓木音，可入肝；徵谓火音，可入心；宫谓土音，可入脾；商谓金音，可入肺；羽谓水音，可入肾。"五音疗法在具体应用时，应在全面分析病情的基础上，针对病症发生的脏腑，结合五行之间的相生相克关系，选择相应的音乐进行治疗。

（4）传统功法。

日益复杂的慢性病合并抑郁、焦虑事件不断增加，部分人群对于慢性病药物、抗精神障碍药物或心理治疗反应不佳；而身心疗法以自然、整体的方式去调整身心，可以满足改变生活方式和行为模式进而改善疾病的需要——这为"古老的"八段锦等身心疗法在现代医疗体系中散发出新的活力提供了极大可能。八段锦这项源于中国的传统功法，在东方文化背景的医疗体系下，干预抑郁、焦虑应具有更广阔的应用前景，并能更好地为"健康中国"战略助力。

第二节 痰

一、痰作祟与 UC 密切相关

"痰为百病之祟"，临床众多疑难杂症、怪病均与痰有关。痰之所生责之于脾，"脾无留湿不生痰""脾为生痰之源"，痰之病证范围甚广，变化复杂。痰之留往，无处不至，脏腑、肌肉、骨骼、皮肤、经络，上下内外均可蓄而成疾，所以祛痰为治疗大法。《素问·评热病论》认为脾胃虚弱是 UC 发病之根本，外感六淫、内伤七情会导致脾胃虚弱，运化无力，湿浊邪气停滞肠道则肠道溃疡，因而便血、黏液便将至。《脾胃论》认为脾乃后天之本，气血生化之源，脏腑之根本，六淫、七情邪气导致脾胃运化失职，水湿凝聚成痰积滞于肠腑，日久化热，病则由此生。《景岳全书·泄泻》中提到"泄泻之本，无不由于脾胃……脾胃受伤，则水反为湿，谷反为滞……而泻痢作矣"。《素问·病机气宜保命集》同样提到"脾土损轻则飧泄身热脉洪，谷不能化，重则下痢脓血稠黏"。脾虚运化失常则水湿凝聚成痰，谷反为滞。上述都论证了 UC 的转归与脾之生痰关系密切。UC 患者饮食不慎，伤及中焦，使脾胃失于健运，湿聚中州，壅遏气机，气机升降失常，湿痰凝滞肠中，肠腑传导失司而滞。李中梓云："痰凝气滞，食积水停，皆令人泻。"湿痰蕴郁有化热之势，伤及肠络而便血。

二、治痰七法

1. 攻逐法

治痰往往先理脾，补脾。因脾健则为胃行津液，湿浊得以排出体外，则痰涎自化。然而痰有轻重之别，缓急之分，病急势猛，痰涎壅盛，停滞太甚，阻经塞络，外闭皮腠玄府，内闭肺脏或上犯神明，险候俱备者，则必"决而去之"，以展气化之机，非攻逐之法，不能开塞；虚者也可标本兼治，但应治标为主，治虚为辅，以救垂危之疾，临床可选用：神仙坠痰丸（黑牵牛、炙皂角、生白矾），控涎丹（甘遂、大戟、白芥子），十枣汤（芫花、甘遂、大戟），礞石滚痰丸（青礞石、沉香、酒大黄、元芩），透罗丹（巴豆、杏仁、大黄、黑丑、皂角、半夏），降痰奔马汤（雪梨汁、生姜汁、蜂蜜、薄荷面），雄黄解毒丸（明雄黄、川郁金、巴豆）。

2. 消导法

病痰者，邪痰未盛或盛者，没有转化为顽痰者，慎不可攻之。攻之则伤气而引邪深入难解，必以消导法治之。消者去其壅，损而尽之；导者去其滞也，即引而去之，乃得其平，临床可选用：和剂二陈汤（姜半夏、橘红、茯苓、炙甘草），济生导痰汤（半夏、炙南星、赤茯苓、枳实、橘红、炙甘草），半夏丸（姜半夏、皂角、生姜），节斋化痰九（天冬、黄芩、瓜蒌霜、蛤粉、橘红、桔梗、香附、连翘、青黛、风化硝、姜汁），鹤顶丹（白矾、章丹），青州白丸子（半夏、南星、白附子、川乌）。

3. 和解法

病始因虚而生痰，继而因痰转为实，此为"至虚有盛候"，补之则痰益固，攻之则正虚不有胜任，只有温凉并用，苦辛分消，补泻兼施，双方并治，分解其兼症、夹症，调其气血，则正复而痰不生，痰去而正无损，此为"和解法"。方剂如下：橘皮汤（半夏、茯苓、陈皮、细辛、青皮、桔梗、枳壳、炙甘草、人参、旋覆花），枳壳丸（枳壳、人参、五味子、柴胡、甘草、石斛、诃子），柴胡瓜蒌汤（柴胡、芍药、人参、半夏、甘草、瓜蒌、生姜、大枣），指迷茯苓汤（茯苓、麦冬、黄芩、秦艽、柴胡、杏仁），六君子汤（人参、白术、茯苓、甘草、陈皮、半夏、生姜）。

4. 补益法

《黄帝内经》（简称指出《黄帝内经》）："精气夺则虚。"虚痰之生，有成于下者，亦有生于中者。成于下是因肾虚，真气不能上升，上起下焦决渎功能障碍，气化功能不通，水津不能运行，蓄积于下，转化为败浊之物——痰。此谓"痰之本水也，标也，其本在肾"之理。生于中者，是由脾气不足，健运功能低下，不能为胃运行津液，引起中焦气化升降功能降低，造成津液停积，水湿贮留，促使营卫不清，转化成痰。此谓"痰之动，湿也，其本在脾"之义。其病来缓，去则迟，病程长，痰涎多，不易减少，"虚则补之"，医见痰多，若攻之，则元气复损，病必转成危证，必用补益之法治之，补则痰涎渐消。其方剂如下：济生肾气丸（山萸肉、白茯苓、丹皮、熟地黄、五味子、泽泻、鹿角、山药、沉香、官桂），四君子汤（人参、白术、茯苓、炙甘草），苓桂术甘汤（茯苓、白术、桂枝、炙甘草），参术健脾丸（人参、白术、茯苓、陈皮、炙甘草、白芍、当归），金匮肾气丸（山萸肉、丹皮、茯苓、山药、熟地黄、泽泻、肉桂、附子）。

5. 温化法

张仲景指出的"病痰饮者，当以温药和之"，是指痰涎生成因机体内在阳气虚衰三焦不利，造成痰凝于膈上，或涎停于中，胶结不去，或虽去而又复生，法当温阳化湿，盖痰动于脾，温则能健，痰生于湿，温则能行，化则能除，则水津能运，正气能复，痰涎自化矣。方剂如下：二生汤（附子、半夏、生姜、木香），范汪旋覆花汤（炙乌头、旋覆花、细辛、前胡、炙甘草、茯苓、半夏、生姜、桂心），胡椒理中丸（古月、炙甘草、荜茇、良姜、细辛、陈皮、干姜、白术、款冬花），千金半夏汤（白术、半夏、生姜、茯苓、人参、桂心、炙甘草、附子），吴茱萸汤（吴茱萸、人参、姜半夏、桂心、茯苓、炙甘草），沉香茯苓丸（沉香、白茯苓、半夏、人参、丁香、甘草、橘红、肉蔻、椰片），神术丸（苍术、生芝麻、大枣）。

6. 清热法

痰证因热与火而生，热为火之渐，火为热之极。痰者，水津之标也，火热者言其本也。火与热二者互相转化，其轻者为热，甚者为火，火热所能使水津成痰，是因机体内在阳气郁结不散，热渐增加，蒸腾水津，造成水津凝聚，转化为痰。亦有因痰阻塞阳气不通，造成阳郁太盛，阳盛则生热，导致痰热互相借助，相互为虐，此为"痰因火盛逆上者"以欲去其痰，必先清其热，热清则痰散。其方剂如下：小黄丸（南星、半夏、黄芩），二陈汤（黄芩、连翘、栀子、桔梗、薄荷）清心牛黄丸（东牛黄、胆星、姜黄连、水飞朱砂、当归、炙甘草），青蛤丸（水飞青黛、蛤粉），桑丹泻白汤（霜桑叶、生姜皮、竹茹、炙甘草、醋丹皮、骨皮、川贝母、粳米）。

7. 清润法

燥为干涸涩滞之痰，燥导源于火之极，火盛则伤阴，阴虚则生热，热又化火，耗阴化燥，津液不足，又火热煎津，凝聚为痰。但亦有因寒而生燥者，寒性则收引，能使津液凝结不散，转化为痰。治宜清之，润之。清之则气自化，润之则自消。其方剂如下：杏仁煎（杏仁、生姜汁、白蜂蜜、饴糖、桑皮、川贝母、炒木通、紫菀、五味子、生地黄、知母），沙参杏仁汤（南沙参、杏仁、川贝母、鲜杷叶、梨汁、蔗汁），雇氏八汁饮（甘蔗汁、藕汁、梨汁、芦根汁、西瓜汁、鲜生地汁、鲜茅根汁、薄荷汁），滋阴清化丸（天冬、麦冬、生地黄、熟地黄、知母、川贝母、茯苓、生山药、天花粉、五味子、甘草），当归阿胶汤（当归、白芍、熟地黄、茯苓、阿胶、麦冬、瓜蒌仁、甘草、大枣）。

上述治痰七法，只要证、脉、法相符即可选用。至于治痰必行气，言有偏也，因理气是对气滞气郁而言。对气虚生痰者，也必补而去之，医者不可不知；对阴虚火炎，煎津凝结为痰者，禁用辛温燥热补气之药，寒湿生痰者，禁用黏腻苦寒湿润之品；对痰由风寒所者，禁用温补酸收之剂，此谓"病因不齐，药亦宜异"之理。治痰之药，有引经达所者，临床亦必选而用之。医者对痰在胁下者，而白芥子能除，非此不治；对痰聚皮里膜外者，必用生姜汁、竹沥导而去之；对痰在四肢者，非用片姜黄、竹沥不能开；对痰结喉中者，必用化痰、咸软之品，如瓜蒌仁、杏仁、海浮石、桔梗、青连翘、风化硝之类。但海浮石、蛤粉使热痰能降，湿痰能燥，结痰能软，顽痰能消；枳实行气又有泻痰之力；天花粉、风化硝能降膈上热痰；薤汁、韭汁能治虚滞不行，中焦有涩停痰积之证；白矾、杏仁有澄清化痰，引痰下膈之能；益智仁有摄涩固脱之效。药证相符则病必愈。今医治痰习用二陈汤，若阴虚枯燥之病，必重伤其阴，造成坏证，临证必须慎之。

第三节 便秘

溃疡性结肠炎是一类以持续或反复发作的腹泻、黏液脓血便伴腹痛、里急后重和不同程度的全身症状为临床表现的非特异性肠道炎症疾病，大便次数增多伴有黏液、脓血为主要临床表现，但也存在排便次数减少、大便黏稠、排便困难、腹胀、痉挛和排便不完全等便秘情况，年龄是便秘的一个危险因素，便秘在 UC 患者中很常见，尤其发生在左侧和远端结肠部位，大约三分之一至二分之一的 UC 患者出现便秘症状并且与疾病活动呈正相关。便秘型 UC 的发病机制较为复杂，现今仍不是十分清楚，因此，研究认为便秘型 UC 主要影响大肠黏膜和黏膜下层，有可能与肠神经系统改变、卡哈尔间质细胞减少、5-羟色胺增加、肛门直肠功能障碍、肠黏液屏障损伤等相关这些因素都可能影响结肠的正常收缩、舒张和水分吸收功能，共同作用导致便秘的出现，肠道菌群及其代谢物的平衡对肠道健康至关重要，当这种平衡被打破时，可能会引发肠道炎症，进一步影响肠道的正常功能，因此，维持肠道菌群的健康平衡对于预防和治疗肠道炎症性疾病是至关重要的。精神心理压力也可能与肠道健康有关，长期的精神压力可能导致肠道免疫系统的异常反应，进一步加重肠道炎症，对于患有肠道炎症性疾病的患者，保持良好的精神状态和减轻心理压力是很有必要的。

一、便秘型 UC 中医病因病机

中医认为 UC 的发病部位在大肠，涉及脾、肝、肾、肺，大肠主传化糟粕，大肠传导失司，排便次数增多或减少，大便带血或黏液，量少或多，胃失通降，肺失肃降，燥热内结，肠液枯涸，阳虚不运，气虚无力等，这些可能导致便秘，因为它们影响到了肠道的正常蠕动和排泄功能。饮食问题也是重要成因，如果食物摄入量过少，或者食物中缺乏纤维素和水分，会导致便秘；食滞不化，即食物在胃中停留时间过长，不能及时消化，也可能导致便秘。寒湿或湿热下注、积滞和大肠之气血相搏等因素也可能引发便秘。

众多医家认为 UC 属本虚标实，脾虚为基本病机。李俊莹等人认为肝气的郁结确实可以影响脾胃的运化功能，进而导致大肠传导功能失常，引起便秘。具体来说，肝气郁结会影响气机的正常运转，使得气滞不行，进而影响大肠的传导功能。同时，气机的郁结也会导致脾胃功能失调，脾胃失和，进一步加重便秘的情况。张亚利等人认为此型与湿热蕴结大肠，易耗气伤津，胃肠津亏，大肠失润，腑气不通，而致便秘。李凯等人认为本病确实与外感邪气、饮食作息不规律及先天不足引起的脾虚运化失调有关。中医理论认为，肠道问题多与气机不畅、气血失调有关。首先，外感邪气和饮食作息不规律都可能影响脾胃的功能，导致运化失调。脾虚则水谷不能化生精微，反而形成湿浊，下趋于肠，进一步影响肠道的传导功能。其次，当湿热内蕴时，气血容易凝滞，瘀阻肠道。如果血败肉腐，就可能形成痈疡。这说明了湿热之邪对肠道的损害，以及气血凝滞对肠道传导功能的影响。最后，如果湿热瘀毒长期留伏不去，会耗伤气阴，导致津枯肠燥。这进一步解释了为什么湿热之邪会导致肠道干燥，影响其传导功能，从而引发便秘。综上所述，便秘的形成是一个复杂的过程，涉及多个因素。治疗时需要综合考虑这些因素，采用合适的方法进行调理和治疗。韩捷教授认为，这种便秘与实邪阻滞的阳明热证不同，它主要是由于湿热阻滞、肠腑不通导致的。虽然外在症状看似相似，但内在机理主要是湿热蕴结大肠。

二、便秘型溃疡性结肠炎的中医辨证治疗

1. 柴胡加龙骨牡蛎汤和栀子厚朴汤

采用夜卧前口服栀子厚朴汤加连翘：栀子 20g，厚朴 20g，枳壳 20g，连翘 60g。晨起服用柴胡加龙骨牡蛎汤：柴胡 15g，黄芩 5g，姜半夏 15g，党参 10g，桂枝 12g，茯苓 15g，制大黄 10g，龙骨 15g，牡蛎 15g，干姜 10g，红枣 20g。以上两方每付药均分两天服用。

柴胡加龙骨牡蛎汤和栀子厚朴汤均来源于《伤寒论》，二者均是治疗

便秘的有效方子，但必须有神情抑郁或燥烦、失眠、表情淡漠等情志异常症状才可使用。柴胡加龙骨牡蛎汤中大黄、柴胡，能推陈致新（《本经》），都有行气通便之用，柴胡配黄芩有疏肝解郁、调气导滞之效，辅以龙骨、牡蛎相须为用，平潜肝阳，重镇安神，收敛固涩，桂枝、党参、茯苓、干姜、红枣健脾益气，调理脾胃阴阳，共奏通腑泻下的作用。现代药理研究表明，柴胡促进肠蠕动作用强，黄芩相对较弱，当柴胡、黄芩的配比为2:1或1:1时，两者配伍可发挥增强小肠蠕动的作用，当配比为1:2时，小肠蠕动增强不明显。大黄可通过3种方式通泻大便，一是蒽醌类、二蒽酮类以及它们的甙类的代谢物，通过抑制水分的吸收，促进肠道水泄；二是番泻甙的转化物刺激骨盆神经丛，进而增强大肠蠕动，导致排便；三是大黄中的某些成分，可能会随着血液流动被运送到大肠，刺激肠黏膜下和更深部的肌肉神经丛，使肠道运动增强，从而引发排便。龙骨、牡蛎调节肠道免疫，促进黏膜愈合。

栀子厚朴汤治疗心烦腹满、坐卧不安的患者。心烦乃伤寒误下，邪热入里，热扰胸膈所致，可表现为焦虑、抑郁、睡眠障碍；腹满为热壅于腹部，可表现为腹胀、矢气多、不欲食或食之无味、便秘或排便困难；卧起不安为心烦、腹满引起的坐卧不安，提示心烦、腹满的严重程度。栀子厚朴汤能抗焦虑，除胀满，能助眠。

2. 大柴胡汤

方药组成：柴胡20g，黄芩10g，制半夏15g，枳壳15g，白芍15g，制大黄10g，干姜5g，红枣15g。水煎服，每日2次。

大柴胡汤来源于《伤寒论》，主要由柴胡、黄芩、白芍、半夏、大枣等组成，善于通腑泄热、减肥消脂。患者多表现为脸部红满油亮、腰部呈水桶状，脂肪堆积，用手按压腹部，往往充实硬满。大柴胡汤消肚腩，通过理气、消积滞来加快机体内的新陈代谢。大柴胡汤是中医经典方剂，主要功效为和解少阳，通下里实。柴胡作为君药，其主要作用是疏解少阳之邪，在中医理论中，少阳与胆腑相关，因此柴胡有助于疏泄胆热，调和气机；黄芩具有清泻少阳阳明之热的作用，与柴胡合用，可以和解清热，共同消除少阳阳明的邪气；大黄具有行气泻热的作用，能够促进气机的通畅和热邪的排泄，大黄还有助于清除体内的实热，使体内的热邪得以排出；枳壳除了具有行气泄热的作用外，还可以消心下痞满。也就是说，它可以消除心下部位的满闷感，改善胃脘部胀满等症状；白芍具有柔肝缓急的作用，可以缓解肝脏的痉挛和疼痛；半夏、干姜具有降逆和胃止呕的作用，可以调理胃气，防止呕吐。最后，配合大枣可以调和诸药，使药效更好地发挥出来，全方旨在疏解少阳之邪、清泄阳明之热、行气泄热、柔肝缓急、降逆和胃等，以缓解便秘症状。

3. 小柴胡汤合桂甘龙牡汤

方药组成：柴胡 20g，黄芩 10g，姜半夏 15g，党参 15g，生甘草 5g，桂枝 15g，龙骨 15g，牡蛎 15g，干姜 5g，红枣 20g，隔日服 1 剂。出院后家人来续方喜告：服药后大便每 2 日一解，已不需服用泻药、开塞露通便。

小柴胡汤合桂甘龙牡汤是一种常用的中药方剂，主要功效为和解少阳、调和营卫。这个方子由柴胡、黄芩、姜半夏、党参、生甘草、桂枝、龙骨、牡蛎、干姜和红枣等中药组成。其中，柴胡是君药，具有透解少阳之邪、疏泄气机之郁滞的功效；黄芩清泄少阳阳明之热；姜半夏降逆止呕；党参补中益气；生甘草调和药性；桂枝、龙骨、牡蛎、干姜等药具有调和营卫、镇惊安神的作用；红枣则可以调和脾胃。这个方子可以治疗便秘等多种疾病，小柴胡汤具有调理气机、调和阴阳的作用，能够针对不同的便秘类型进行调理，从而改善肠道功能，缓解便秘症状。同时，小柴胡汤还能够调理情志问题，缓解抑郁、焦虑等情绪障碍，这也有助于改善便秘症状。此外，《金匮要略》中也用小柴胡汤治疗产妇郁冒，这种病症可能是抑郁或焦虑导致的躯体症状。对于产后郁冒，中医认为其属于产后亡血伤津、寒邪乘虚侵袭所致，治疗上以小柴胡汤益气养血多能取得显著疗效。总的来说，小柴胡汤合桂甘龙牡汤是一个具有广泛适应证的中药方剂，对于多种疾病都有一定的治疗效果。小柴胡汤君药为柴胡，柴胡具有苦平的特性，能够入肝胆经，透解少阳之邪，并疏泄气机之郁滞，它最擅长调畅肝胆之气，推动气机出入，从而促进脏腑功能的正常运行。除了柴胡之外，小柴胡汤中还包括半夏、干姜等中药。这些药物具有疏通郁滞、调理脾胃升降的功效。黄芩则用来清火，从而降胃气，同时，用人参、甘草、大枣等益气药物，既能推动大肠传导之力，又能防止柴胡、黄芩等药物对身体的损伤，起到调和诸药的作用。因此，小柴胡汤能够疏泄肝气、通利三焦、顺气通便，达到腑气得通的目的。

4. 当归芍药散

方药组成：当归 15g，川芎 20g，生白芍 60g，生白术 60g，茯苓 20g，泽泻 15g。水煎服，每日 1 剂，共 7 剂服用。

当归芍药散是中医经典方剂，来源于《伤寒杂病论》，主要由当归、白芍、云苓、白术、泽泻、川芎组成。其中，白芍养血柔肝、缓急镇痛，是方中的君药；当归、川芎补血活血行气，共同调节气血；白术、云苓、泽泻则具有健脾化湿的功能。这些药物的配合可以达到气血水同调的效果，使肝有所养，气机调畅。使用当归芍药散可以养血柔肝、健脾除湿、行气活血，达到通便的目的，它对于治疗便秘、腹痛等症状有一定的疗效。有不少案例用当归芍药散治疗脾虚型的大便排出不畅，此症状常见于女性或年老的患者。这种便秘的特点是大便干结如粟，初头硬后溏，患者多伴有面黄肤干、腹部按之柔软、下腹部或有包块、压痛、腹痛等症状。对于这种类型的便秘，使用大黄、芒硝等攻下药会进一步损伤脾胃，而生地、苁蓉等滋腻药则会妨碍脾胃的运化功能，因此效果不佳。针对这种脾虚型的便秘，可使用当归芍药散进行治疗，其中白芍和白术是君药，白芍可以养血柔肝、缓急镇痛，而白术则具有健脾化湿的功能。为了更好地发挥药效，需要重用白芍和白术。除了使用当归芍药散进行治疗外，医者还可以根据具体情况进行加减用药。例如，对于伴有气虚症状的患者，可以加用人参、黄芪等益气药；对于伴有血虚症状的患者，可以加用熟地黄、枸杞等养血药；对于伴有阳虚症状的患者，可以加用附子、肉桂等温阳药。总之，治疗脾虚型便秘需要以健脾通便为主，同时根据患者的具体情况进行加减用药。

第四节 中医气化

一、气的特性

1. 弥散性

气的弥散性是指气的运动、分布呈现出弥散的状态。气弥散地分布于周围的空间，这种分布往往是由随意的流动造成的，如《庄子》指出："游乎天地之一气"，常常表现出聚散无常的运动，也即张载在《正蒙》中所说："气之聚散于太虚，犹冰凝释于水。"中药通过气流弥散给药法作用于远端结肠，比采用传统灌肠法治疗广泛结肠型 UC 效果更佳。

2. 无限性

气机运动、分布的弥散性，指出了气本身在量上当然是无限的，弥漫充斥于无限的宇宙空间，这就决定了它的另一属性，即无限性。气的无限表现还在于任意小的地方，都有气的存在。《管子》曰："其细无内，其大无外。"这指出了气的无限大的特征是"无外"，"无外"则能包容一切，而气无限小的特征是"无内"，"无内"则能充斥体内。

3. 透达性

气的透达性是气机运动的另一特性。这主要表现为两方面：一是所谓的同气相求，同气相应，即具有相同性能的气，可以相互感应其相互作用能通达无遗；气的透达性表现的另一方面，是其具有可入性，也就是说气可以直接由一处透达至另一处，贯通于一切有形有质之物的内外。

4. 能动性

最后，气机运动还有至为重要的特性，即能动性。这一特性说明了气弥漫于所有的空间，处于永无休止的聚散离合、屈伸往来的运动变化的状态之中，这种运动变化的发生发展的动力源于气的自身。张载在《正蒙》中说："若阴阳之气，则循环迭至，聚散相荡，升降相求，氤氲相揉。盖相兼相制，欲一之而不能，此其所以屈伸无方，运行不息。"

二、气化

"气化"一词在中医学的文献中，始见于《黄帝内经》，用以解释由于气的运动而产生的各种生命的活动现象。所谓的"气化"，包括"气"与"化"两个方面。所谓的"气"是指在特定条件下的宇宙本原物质；所谓的"化"是指自然界中的各种物性、物化现象，在《素问·天元纪大论》中释为"物之生谓之化""在地为化,化生五味等"。在《素问》七篇大论中，"气化"主要指自然界中"风、热、火、湿、寒"这六种气候的物化现象。这些气候变化可以让人感知，而它们的物化现象也反映了自然界的正常变化。因此，"气化"的含义可以理解为自然界中各种气候的物化现象。自然界的气候正常变化，其物化现象也正常。正如《素问气交变大论》所说："善言气者，必彰于物"，即善于谈论气候变化的人，必定能够清楚地阐述其物化现象。此外，《素问六微旨大论》也提到："夫物之生从于化，物之极由乎变。"这意味着万物的生长和变化都遵循自然界的气候变化规律，这种规律对于万物的发展和变化有着重要的影响。

总之，气化在人体生命活动中起着至关重要的作用，它涉及到物质代谢和物质之间的转化，以及物质与功能之间的转化。如果气化作用出现异常，就会影响到整个物质代谢过程，导致"气、血、水、火"失常，进而引发机体功能紊乱，最终可能导致各种病变的发生。具体来说，气化作用是以五脏为中心，通过六腑的辅助，将摄入体内的食物、水分等物质转化为气、血、水、火等物质。其中，"气"指的是体内各种气体和能量，"血"指的是血液和血液中的营养成分，"水"指的是体内所需的水分和液体，"火"则是指体内的热量和温度。气化作用正常时，这些物质会在人体内进行正常的代谢和转化，从而维持人体的正常生理功能。然而，如果气化作用出现异常，这些物质的代谢和转化就会受到影响，导致"气、血、水、火"失常。例如，"气"的失常可以导致气虚、气滞等症状，"血"的失常可以导致血虚、血瘀等症状，"水"的失常可以导致水肿、脱水等症状，"火"的失常可以导致体温异常、发热等症状。这些症状的出现会影响人体的生理功能，造成各种病变的发生。因此，维持气化作用的正常是保证人体健康的关键。这可以通过调整饮食习惯、加强锻炼、保持良好心态等方式来促进气化作用的正常进行，预防病变的发生。从气化理论的角度来看，气是产生生命机体的基本物质。气化过程是血、精津液的新陈代谢和相互转化的过程，它是维持机体生命现象的基本保证。人无不因气化而生，也无不因气化而亡。因此，气化的过程决定了机体生长壮老已的生命全过程。

三、五脏气化

气化是机体生命活动最基本的特征之一，可推动人体精血津液的运行输布，调控脏腑功能，脏腑经络是其发生的场所，而气化功能的实现又离不开各脏腑的功能，"夫百病皆生于气……一有不调，则无所不病"。五脏气化正常，则推动和调控全身气机，清升浊降，气血通调。气化失常，则气血运行失畅，五脏功能失调，水谷精微内停，气机升、降、出、入、聚、散失常，可出现气滞、气闭、气逆、气虚等气化失常的表现。气化失常，五脏气机失调可进一步导致血瘀、浊毒内蕴等病理因素产生。韩捷教授认为溃疡性结肠炎本质是脾气虚，脾脏的主要功能是主运化，其气机运行的特征是升发。李杲认为，脾气的升发在这一运动中具有重要意义。脾居中焦，乃气机升降浮沉之中枢，人体的气机运动，皆赖脾气升则浮，脾气降则沉，脾作为升降浮沉的中枢，可激发并调节其他脏腑气机运动的状态。脾胃为气机升降之枢，脾失运化，中焦气机失常，影响心、肺、肝、肾的气化，进而导致精血津液输布异常，如出血、痰湿水饮等。

1. 心气

心脏阳化具体表现在心神（气）和心火两方面，阳化正常，心脏推动有力，维持了正常的搏动，从而把血液，输注于全身各个部分，发挥着营养和滋润的作用。机体的五脏、六腑、四肢、百骸得到血液的涵养，功能得以正常地发挥，生命活动有序而协调地开展。同时心脏阳化正常，还能振奋心神，使心神能通达于外，精神饱满，思维敏捷；心脏阴化主要体现在心血和津液代谢方面，阴化正常，津液得以正常代谢，脉内之血与脉外之津互渗互化，血行津畅，同时随着心气阳化蒸腾，津液气化为汗，排出体外。从气机角度来看，心气通达，升降有序，气血津精的畅通无阻，使心火下降于肾，以温润肾水，助肾水的上腾濡养，心肾得以相交，从而维持了心肾间功能的平衡。

心为五脏六腑之大主，主血脉及神志，与小肠互为表里，与小肠主化物的生理功能相辅相成，使小肠泌别清浊的功能正常运行。若心阳不足，失降于小肠，或心火炽盛，下迫于小肠，或血行不利，影响津液输布代谢，致小肠化物以及分清泌浊的功能失常，而发为泄泻，甚则便下脓血。

2. 肺气

肺气以升和降运动为其基本形式。肺气升降协调乃是肺完成功能活动的必要条件。肺气的升就是指肺的宣发，宣发是指肺气向上向外的升散运动。一是肺能宣发清气；二是肺能宣发津液，以津液来盖润皮毛官窍；三是宣发血液，主要是辅助心脏行血，将清浊交换后之血重新布达于周身；四是宣发浊物，通过呼吸的作用，使浊气呼出，浊液化汗而排出。肺气的降就是指肺的肃降，肃降是肺气向下、向内的运动。肺的肃降作用主要体现在3个方面：一是肺能肃降清气，使精气布达，脏腑得养；二是朝百脉肃降血液，周身之血通过肺朝百脉的作用，百脉的血液流经于肺，以司清浊之交换；三是肺肃降浊液，通调水道，使水液下达于肾和膀胱，生成尿液而排出体外。肺与大肠相表里，一方面，肺气的宣降可以影响大肠的通利，如果肺气宣降失调，可能会导致大肠传导阻滞，引起便秘或腹泻等症状。另一方面，大肠的功能也会影响肺气的宣降。如果大肠传导不利，可能导致肺气郁滞，进而引起胸闷、咳喘等症状。

3. 肝气

肝的气化作用主要体现在肝具有主疏泄的功能上，其气化动的特征是升发、条达，与气机调畅、脾散精微、血液运行和人的情志活动息息相关。中医认为"肝在天为风，在地为木"，说明了肝脏的生理特点，肝象风，在五行属木，禀春天生升运动不息之气。

肝通过阳化作用，起到了木之喜升发、条达，风之轻扬、升散，春之孕育万物的生理特点。肝的疏泄作用还表现为与情志关系密切，人是社会的人，情志受抑，郁久会伤肝；同样肝病日久，亦可影响情志。现代人工作节奏快、生活压力大，很多人处于生理、心理的亚健康状态，成为UC发病的重要诱因，也是UC久治不愈的重要因素，所以，医者在UC的治疗中需注意"肝阳不足不舒，风药疏补之"以鼓荡肝脏阳化作用，使肝阳升举舒达而大肠通。肝阳化不及，升发乏源则肝气不舒，就会出现肝失温养、疏泄条达而气机不畅，导致大便排出不畅。

4. 胆气

李东垣在《脾胃论》中提出了胆在气机升降出入中的重要作用，指出："胆者，少阳春升之气，春气升则万物安。故胆气春升，则余脏从之，所以十一脏皆取决于胆。"另外，《黄帝素问直解》也认为："胆气升，则脏腑之气皆升"。这些都明确强调了胆主少阳升发之气在人体生理活动中的重要作用。中医认为溃疡性结肠炎属"大瘕泄""泄泻"等范畴，湿盛则濡泻，UC患者湿邪客于大肠，既归结于脾胃虚弱，又责之于肝胆升发不及，日久郁而化火，湿热并存，损伤阴津，形成便秘的情况。

5. 肾气

肾主气化首先主要体现了精气之间的相互依存和相互促进的关系，肾所藏之精，作为气化的物质基础，既是气的来源，也是其变化的产物，而命门则被视为气化的功能表现，意味着它是肾发挥气化作用的关键所在。其次，肾所藏之精，是一种有形之精，这种精包含了肾阴和肾阳两个部分，肾阴和肾阳代表了肾中的两种相互依存、相互制约的能量或生命力。其中，肾阴倾向于凉润和抑制，而肾阳则倾向于温热和促进。这两种力量共同作用，维持着身体的平衡和稳定。最后，精化气是肾气化的一个重要过程，在这个过程中，有形之精通过某种方式转化为气，这个气被称作"肾气"，肾气是肾脏生理功能的一个重要表现，它涵盖了多个方面，包括生殖、生长发育、抵御外邪等。肾为后天之本，其升发和沉降是机体气化的根本。如张介宾说："五脏之阳气非此不能发。"所谓发者，一日生成，二日升发。肾气主升，主要体现为两个方面：一是肾的精气上行化髓充脑，灌溉髓海，濡养孔窍，以保持脑和神经系统的正常功能；二是肾气将下降的津液重新上输于肺，保持水液代谢平衡。在正常情况下，清者可以营养全身，浊者则通过膀胱排出体外。对于 UC 患者，如果病程过久，会伤及肾脏。当肾气虚时，推动力不足，可能导致便秘；肾阳不足时，温煦失司，也可能引发便秘；肾阴亏虚时，阴津失于濡润，同样会导致便秘。因此，在治疗 UC 等慢性疾病时，除了针对症状进行治疗外，医者还需要注意调理肾脏功能，以维持正常的生理平衡。同时，患者也应注意保持健康的生活方式，如饮食均衡、适度运动、避免过度劳累等，以增强身体的自我调节能力。

四、五味气化

1. 酸味的气化作用

《灵枢·五味论》指出："酸入于胃，其气涩以收"，酸味的药物入胃以后，由于酸味涩滞，具有收敛的作用，便停滞在胃中。酸味在脾胃升降的作用下，影响到人体气机的升降出入，改变了气机运动的生理途径，发挥其"收涩"的作用，因此，在临床中，"酸收"使得气机向下向内运行，具有敛汗、止咳、平喘、止泻的功能。

2. 咸味的气化作用

味咸的药物进入胃中后，其气味在中焦进行运化，并将精微输注于血脉之中。中焦是气血生化之源，也是水谷运化的场所，而血脉则是输送精微物质到全身的通道。因此，咸味药物主要是通过中焦的血脉来发挥作用，影响身体的水液代谢。在实际临床应用中，咸味药物具有两种特殊作用。一方面，咸味药物可以滋养营血，润泽五脏，如生牡蛎、鳖甲、玄参等药物；另一方面，咸味药物还有软坚散结的作用，能够消散瘀血、肿胀等病理产物，如芒硝、鳖甲、牡蛎、玄参等药物。在使用咸味药物时，医者应该根据患者的具体病情和体质情况，合理选用药物，并掌握好用药剂量和用药时间，同时，还需要注意药物的配伍和禁忌，避免患者出现不良反应和药物相互作用。

3. 辛味的气化作用

《灵枢五味论》中提到"辛入于胃，其气走于上焦"，说明辛味药物进入胃后，其气味行于上焦。上焦主要指胸中，包括心、肺等脏腑，其主要功能是宣发，将气血津液等精微物质敷布全身。因此，辛味药物更容易直接宣达于头面，起到通窍、醒脑等作用。常用的辛味药物如薄荷、细辛、辛夷等，都有这种作用。另外，辛味与卫阳之气同行。卫阳指的是护卫人体阳气的物质，其作用是温煦和保护脏腑。辛味药物进入胃后，能够促使卫阳之气外达而汗出，这就是"辛味走气"的道理。因此，辛味药物也会随着汗而排泄。总之，辛味药物的作用机制主要与上焦气机的宣发和卫阳之气的温煦有关。

4. 苦味的气化作用

《灵枢五味论》中提到"苦入于胃，五谷之气，皆不能胜苦，苦入下脘，三焦之道皆闭而不通，故变呕"，这说明味苦的药物进入胃中后，其作用机制主要是影响三焦的升发之机，导致气机阻闭不通利。三焦是人体内的重要通道，负责输送和排泄体内的水液和废物。当三焦气机闭塞时，体内的气机和津液的正常运行就会受到影响，导致胃内食物不能正常通调、输散。同时，由于苦味药物有泻下作用，会使胃内的食物被迫向下运动，进而引起呕吐。

5. 甘味的气化作用

味甘的药物进入胃中后，由于甘属土，其气柔和，主要作用在中焦。中焦是产生水谷精微和营卫的场所。然而，过多的甘味会影响中焦的气机升降，使胃气柔润。柔润的胃气容易使虫子生长，导致人感到闷心。因此，过量的甘味药物或食物可能会影响胃的正常功能，导致不适症状的出现。

第五节 腹胀

UC 是一种慢性非特异性炎性疾病，这种疾病的病变局限于结肠黏膜及黏膜下层，主要表现为溃疡。腹痛、腹胀、里急后重、脓血便是 UC 的四大主症，其中腹胀最为普遍，也较为明显，通常因胃肠动力减弱引起，从而形成便秘。中医称腹胀为"痞"，与肝脏、脾脏、肾脏等密切相关，当情志抑郁伤及肝，肝失于疏泄，脾胃受制，气机郁滞，致大肠传导失司，糟粕内停，故腹痛欲便不出，大便干结，进而导致腹中胀满，腑气不通，大便排出不畅，当前解决好腹胀可有效提高溃疡性结肠炎病人的生活质量。

一、病名和病位

在中医经典《内经》中，痞满有许多不同的称谓，如"否""痞""痞塞""否隔""否满"和"心下否"等。这些称谓都表达了一种闭塞、不通、满闷的状态。对于"痞"的含义，《中医词典》解释为"否"同"痞"，意指不通、壅塞。它主要描述的是胸腹部痞满，即胸腹部有满闷感，但按之不痛的证候。而在《伤寒论》中，痞满被称为"痞"，该论著认为痞满的病位可能存在于心下、心中、胸中和胁下等多个部位，但主要病位在心下。心下痞满通常表现为心下部位有满闷感，但按之不痛，是消化系统的一种常见症状。综上，我们可以得出结论：中医经典中对痞满的描述为一种闭塞、不通、满闷的状态，其具体含义是胸腹部痞满，但按之不痛。《伤寒论》认为其病位主要在心下。

二、病因病机

痞满确实是胃脘胀满痞塞的症状，而这种症状的出现与太阳经脏腑经络失调、水火阴阳逆从障碍、气机郁结等因素有关。在《伤寒论》中，痞满被分为外感和内伤两类。外感痞满主要是由于表邪入里，治疗不当导致脾胃受损，外邪乘虚内陷入里，结于胃脘，阻塞中焦气机，升降失司，胃气壅塞，从而形成痞满所致。而内伤痞满则是由于脾胃虚弱、痰食水饮、情志失调等多种因素综合作用，导致脾胃功能失调、升降失司、胃气壅塞所造成的。治疗痞满需要根据具体情况进行辨证施治。对于外感痞满，医者需要调节太阳经脏腑经络的失调，以疏解表邪、恢复脾胃功能为主。对于内伤痞满，医者则需要调理气机郁结、调理水火阴阳的逆从障碍，以恢复脾胃的正常升降功能，同时，还需要注意饮食调理和生活方式的改善，以预防痞满的发生。总之，对于痞满的治疗需要综合考虑多种因素，根据具体情况进行辨证施治，以恢复脾胃的正常功能，消除痞满症状。痞满的治疗需根据不同病因病机进行证治区分。对于心火亢盛、热浊壅聚所致的心下痞结，可采用大黄黄连泻心汤泄热攻痞；对于上热下寒、阴阳乖隔所致的痞满，可采用附子泻心汤扶阳泻心攻痞；对于寒热互结、气机痞塞所致的痞满，可采用半夏泻心汤升降阴阳，分解寒热以泄痞；对于寒热互结、水饮食滞、气机痞塞所致的痞满，可采用生姜泻心汤宣散水气，和胃消痞；对于寒热互结、清浊失常、重伐脾胃、阴阳不和所致的痞满，可采用甘草泻心汤扶中降逆，和胃泄痞。

三、《伤寒论》中关于不同证型痞的论述

1. 五类泻心汤

五泻心汤分别为大黄黄连泻心汤、半夏泻心汤、生姜泻心汤、甘草泻心汤和附子泻心汤，它们均出自张仲景的《伤寒论》。这些方剂主要用于治疗心下痞气，具有调理脾胃阴阳、缓解不和之气的功效。五种泻心汤共同主症为心下痞，除此之外，大黄黄连泻心汤证为热浊心下，脉关上浮；半夏泻心汤证以半夏为君药的寒热互结，伤寒误下后，表邪内陷，脾胃阳气受损，中气不足，肠为之苦鸣，可见恶心、呕吐、嗳气、下利及大便干湿不调；生姜泻心汤证以生姜为君药的水热互结，偏于消中焦水饮；甘草泻心汤证以甘草为君药的胃虚邪客，偏于补中止泻；附子泻心汤证为上热下寒，由大黄黄连泻心汤加附子而成，因误下表邪内陷，无形邪气闭塞，中焦气机不利，脾胃升降失司则发而为痞，郁而发热，则会有口干口苦、嘈杂反酸、胃中灼热的临床表现，同时伴有下焦虚寒之证，下焦虚寒则会有大便溏或肢冷畏寒，治疗上当以消补兼施。

2. 实痞

《伤寒论》第165条云：“伤寒发热，汗出不解，心下痞硬，呕吐而下利者，大柴胡汤主之”，该论述为表证汗解后，热入少阳而致腹胀，病因为肝郁胃滞，气机枢机不利，治以和解少阳，内泻热结，则腹胀自消。第

156条云："本以下之，故心下痞，与泻心汤，痞不解。其人渴而口燥烦，小便不利者,五苓散主之"，这句为因表证误下，邪气内陷导致的腹胀,此时,患者感到心下痞满，即使使用泻心汤治疗，痞满症状仍未缓解，患者还伴有口渴、口燥、心烦、小便不利等症状。在这种情况下，治疗应选用五苓散，其主要功效是化气行水，消除水饮内停的病因，从而消除腹胀。《伤寒论》第152条表现为太阳中风伴有下利、呕逆等症状。当表解后，如果仍有心下痞硬满、胁下疼痛、干呕、短气等症状，这说明表邪虽解，但里邪仍未调和，此时应选用十枣汤进行治疗。十枣汤中含有甘遂、芫花、大戟等峻下逐水药物，可以消除水饮内停的病因，使气机得畅，从而解除腹胀。

3. 虚实夹杂痞

《伤寒论》第163条云："太阳病，外证未除，而数下之，遂协热而利，利下不止，心下痞硬，表里不解者，桂枝人参汤主之"，该论述为表证误下，邪气入里，损伤脾胃而致痞，病因为脾胃虚，大便次数增多，邪气入里，心下则痞硬，治以桂枝人参汤解表补虚，脾旺则腹胀消。桂枝人参汤主要由桂枝、炙甘草、白术、人参、干姜组成，在这个方剂中，桂枝被认为是主要成分之一，它的主要功效包括散寒解表、温通经脉以及助阳化气等。桂枝的有效成分桂皮醛被认为具有镇痛、抗炎的作用，可以缓解疼痛和消炎，对于一些肠胃不适如胃痛、腹痛等症状有一定的缓解作用。同时，桂皮醛还可以兴奋唾液及胃液分泌，从而起到缓和肠胃刺激、促进消化的作用，配以炙甘草辛甘化阳，振奋脾阳。人参能补中益气，提高机体免疫力，还可以增强机体的胃肠动力，同时缓解患者胃酸分泌过多引起的消化道不适；白术、干姜燥湿温中，强脾胃，促进饮食。《伤寒论》第161条描述的是伤寒经过发汗、或吐、或下治疗后，虽然病情得到缓解，但心下痞硬和噫气等症状仍未消失的情况。此时的治疗方法，是选用旋覆代赭汤。旋覆代赭汤的组成为旋覆花、代赭石、半夏、生姜、人参、大枣和甘草。其中，旋覆花和代赭石具有下气消痰的作用，半夏和生姜是泻心汤的变方，可以调和胃气、化痰消痞。人参、大枣和甘草则可以补脾胃之虚，使脾胃功能恢复正常。这种治疗方法可以兼顾虚实两个方面，消除腹胀。

4. 虚痞

《伤寒论》第 159 条描述的是伤寒患者服用汤药后出现下利不止、心下痞硬的症状。虽然已经服用了泻心汤，但症状并未得到缓解。医生又用其他药物进行攻下，结果下利仍然不止。此时，医生改用理中汤治疗，取得了较好的效果。理中汤主要调理中焦，而此处的下利不止是由于下焦不固所致，因此需要用赤石脂禹余粮汤来治疗。赤石脂和禹余粮这两种药物相须为用，具有温里涩肠、固脱止泻的功效，因此对于下焦不固、下利不止的症状有很好的治疗效果。

第三章 脉象

按本书鱼骨图所示，脉象为上篇理论篇第三章，在鱼骨图上位列鱼骨鱼头位置，说明脉象在中医理论中属于点睛之笔，在上篇中属于重要内容，而且对下篇治疗篇具有重要的指导意义，也具有比较重要的实践意义。

第一节 溃疡性结肠炎常见脉象

《在中医诊断时，溃疡性结肠炎的脉象尤为重要，是诊断该病的重要一环。根据溃疡性结肠炎中医诊疗专家共识意见（2017）》将溃疡性结肠炎分为7个证型，与其相对应的脉象如下。①大肠湿热证：脉滑。②热毒炽盛证：脉滑数。③脾虚湿蕴证：脉细弱或细滑。④寒热错杂证：脉弦，或细弦。⑤肝郁脾虚证：脉弦或弦细。⑥脾肾阳虚证：脉沉细。⑦阴血亏虚证：脉细弱。

1. 实寒证：紧、弦

特征：脉管拘急。

出处：

《伤寒论·辨脉法》："紧则为寒。"

《伤寒论·平脉法上》："寒则牢坚""趺阳脉紧而涩,浮为气,紧为寒""诸紧为寒。"

《金匮要略·腹满寒疝宿食病脉证治》："胁下偏痛，发热，其脉紧弦，此为，以温药下之，宜大黄附子汤。"

《金匮要略·痰饮咳嗽病脉证》："脉双弦者，寒也，皆大下后善虚。"

按：

《伤寒论·辨脉法》曰："脉浮而紧者，名曰弦也。脉紧者，如转索无常也。这提示我们在临床中把握实寒证的脉即为一种"寒性收引"的感受。"

2. 实热证：数、滑

特征：脉动有力、急促。

出处：

《伤寒论·辨脉法》："脉浮而滑，浮为阳，滑为实，阳实相搏，其脉疾，卫气失度。"

《伤寒论》第176条："伤寒脉浮滑，此以表有热，里有寒，白虎汤主之。"

《伤寒论》第350条："伤寒，脉滑而厥者，里有热，白虎汤主之。"

《伤寒论》第367条："下利，脉数而渴者，自愈；设不差，必清脓血，以有热故也。"

按：

《脉经》曰："数脉，去来促急。""滑脉，往来前却流利，展转替替然，与数相似。"意思是数脉的特征是脉的去来都比较急促，滑脉与数脉相似，只是更加流利一些而已。

由于人体气血充足，兼以热邪壅盛，则鼓荡脉流有力急促，我们在脉象上的感受就是数脉或滑脉。

临床中把握实热证的脉象，以脉动有力急促为特征。

3. 虚寒证：迟、沉、微

特征：脉动无力。

出处：

伤寒论·平脉法"寸口脉弱而迟，弱者卫气微，迟者荣中寒。"

伤寒论第92条："病发热头痛，脉反沉，若不差，身体疼痛，当救其里，四逆汤方。"

脉经·辨三部九候脉证："微即阳气不足。"

按：

虚寒证与实热证相对，迟脉与数脉相对。《脉经》曰："迟脉，呼吸三至，去来极迟。"迟脉所表达的主要意思是脉的去来迟缓，之所以迟缓，因为脉动无力。脉经中记录的微，也是脉动无力之意。

4. 气虚证：虚、微

特征：脉动无力。

出处：

《伤寒论•平脉法》："趺阳脉微而紧，紧则为寒，微则为虚，微紧相搏，则为短气。"

《金匮要略•血痹虚劳病脉证并治》："夫男子平人，脉大为劳，极虚亦为劳。"

按：

气虚证的主要特点就是气虚，气虚则气血循行推动无力，从脉管来意受就是脉动无力。

气虚证和虚寒证两者从脉象特征上并没有本质区别，包括气虚证也可能会出现在浮位，从而感受到一个相对突出的脉动，但其根本特征仍然是脉动无力。

《脉经》曰："虚脉，迟大而软，按之不足，隐指豁豁然空。""微脉，极细而软，或欲绝，若有若无。"其中虚脉就特别强调"迟"，也就是脉来迟缓无力，而微脉实际上包含了细和无力两个特征，气虚证重点要把握无力这个特征。

5. 阴虚证：细、数

特征：脉管细，常兼有寸部或浮位的一个相对大过脉。

出处：

《金匮要略•百合狐惑阴阳毒》："百合病者……其脉微数"

《金匮要略•中风历节病脉证并治》："防己地黄汤，治病如狂状，妄行，独语不休，无寒热，其脉浮。"

按：

阴虚证也就是虚热证。阴虚包含了血虚、津液虚，之所以仍旧把阴虚证单独拿出来讲，就是强调在血虚、津液虚的基础上兼有虚热的症状及脉诊表现。

脉管中的阴就是物质，阳就是能量。脉管中的物质少，就表现为脉管细、沉细。

仲景书中对阴虚证的脉象并无明确表述。百合地黄汤是阴虚证的代表方，原文描述百合病的脉象为微数，主要表达的也就是阴虚证脉管细而数的特点。防己地黄汤重用地黄，也是为针对阴虚证而设，其中的脉浮，就是在脉管总体细的基础上，往往寸脉的浮位还会有一个相对太过的脉，其代表的病机就是阴虚。

6. 津液虚证：细、沉

特征：脉管细、沉细。

出处：

《伤寒论》第 286 条："少阴病，脉微，不可发汗，亡阳故也。阳已虚，尺脉弱涩者，复不可下之。"

《伤寒论》第 62 条："发汗后，身疼痛，脉沉迟者，桂枝加芍药生姜各一两人参三两新加汤主之。"

按：

人体的津液虚，在脉管的表现同样是脉细、沉细。第 286 条提示的不可发汗，就是为了强调避免在津液虚的基础上再伤津液，此处的微也主要是表达脉管细。第 62 条以脉沉表达发汗后津液虚的脉象，具体为沉细。临床中，大汗后、吐后的病人，由于津液在短时间内快速损失，就容易出现津液虚证，医者要把握阴虚证的脉象有利于诊断。

7. 血虚证：细

特征：脉管细

出处：

《伤寒论》第 351 条："手足厥寒，脉细欲绝者，当归四逆汤主之。"

按：

当归四逆汤是仲景书中特别重用大枣的一张方，重用的目的是养血，针对的是由于血虚导致的手足厥寒，而血虚证对应的脉象就是细脉。

与阴虚证、津液虚证相同，人体的血为阴，气为阳，脉管中的血就是阴性物质，脉管中的血少了，脉管自然表现为细。当归四逆汤提示的病机为在血虚的基础上血行不畅，所以导致了手足厥寒。因此，当归四逆汤证从病机上既可归入血虚证，也可以归入血瘀证。

8. 湿证：濡

特征：脉管边界模糊不清。

出处：

《脉经·平湿脉证》："太阳病，关节疼烦，脉沉而缓者，为中湿。"

《金匮要略·痉湿暍病脉证治）："风湿，脉浮，身重，汗出，防己黄芪汤主之。"

《脉经·脉形状指下秘决》："濡者，如帛衣在水中，轻手相得。"

按：

湿邪作为一种病理产物，表达人体内存在弥漫的湿气，如自然界的雾气、潮气，湿证患者的脉象也客观地反映出人体这样的病理状态。

湿证与水饮证关系密切，类似于自然界中雾和露的关系，可以说湿证是弥散的湿气，而水饮证是结聚起来的湿气。因此，临床中会出现湿证与水饮证兼夹或介于两者之间的脉象，从湿证到水饮证的逐渐转化。

从脉证上就表现为脉管由边界模糊不清逐渐变化为脉管拘急，因此，有些水饮证的脉象，也表现为濡脉。

9. 血瘀证：涩、迟、细

特征：脉管细兼脉动无力、不流利。

出处：

《伤寒论》第 125 条："太阳病，身黄，脉沉结，少腹硬；小便不利者，为无血也；小便自利，其人如狂者，血证谛也，抵当汤主之。"

《金匮要略·惊悸吐血下血胸满瘀血病脉证治》："病人胸满，唇痿舌青，口燥，但欲嗽水，不欲咽，无寒热，脉微大来迟，腹不满，其人言我满，为有瘀血。"

《脉经·脉形状指下秘决》："涩脉，细而迟，往来难且散，或一止复来。"

按：

中医经典中对血瘀证的脉象并无精确的表达，后世以涩脉、结脉来描述血瘀证的脉象。

人体内存在血瘀，则主要表现为人体局部或全身出现血流不流利。由于血瘀证与血虚证关系密切相互影响，血虚则血流缓慢容易导致血瘀，而血瘀的存在本身就会导致血流缓慢，因此血瘀证的脉象多表现为涩，其中也包含了细脉和迟脉。

10. 气滞证：短、弦、涩、动

特征：比较短且脉管拘急或不流利。

出处：

《伤寒论·辨脉法》："阴阳相搏，名曰动。阳动则汗出，阴动则发热，形冷恶寒者，此三焦伤也。若数脉见于关上，上下无头尾，如豆大，厥厥动摇者，名曰动也。"

按：

中医经典中对于气滞证并无准确脉象的表述。气滞证就是人体的某个局部气机循行不畅。之所以出现这种情况，是由于此局部存在邪气，人体正气聚集于此局部与邪气相争所致。由于是局限于某一个部位，因此脉象上表现为短。此外，人体正气比较充足时，正邪相争剧烈，这个短的脉就表现为脉管拘急，当而正气不足时，就表现为短脉且不流利。

11. 食积证：浮、滑、紧

特征：左寸或右关局限的太过脉。

出处：

《金匮要略·腹满寒疝宿食病脉证治》："问曰：人病有宿食，何以别之？师曰：寸口脉浮而大，按之反涩，尺中亦微而涩，故知有宿食，大承气汤主之。"

"脉数而滑者，实也，此有宿食，下之愈，宜大承气汤。"

"宿食在上脘，当吐之，宜瓜蒂散。"

"脉紧如转索无常者，有宿食也。"

"脉紧，头痛风寒，腹中有宿食不化也。"

《伤寒论》第166条："病如桂枝证，头不痛，项不强，寸脉微浮，胸中痞硬，气上冲喉咽不得息者，此为胸有寒也，当吐之，宜瓜蒂散。

按：

食积属实证，故为太过脉。

宜吐者表现在左寸，具体为浮、紧。

宜下者表现在右关，表现为滑、数等。

食积脉都属于局限于某一部的太过脉。

第二节 宏观脉象与微观脉象在经方治疗溃疡性结肠炎的运用

1. 宏观脉象

宏观脉象主要指传统脉学部分。从《黄帝内经》到《频湖脉学》，脉学体系日渐成熟，并趋于中规中矩。归纳起来，包括八大要素内容。①脉位：浮、稍浮、中、沉、伏脉。②脉张力：紧、弦、软脉。③脉频率：缓、迟、数、疾脉。④脉节律：结、代、促脉。⑤脉长短：长、短脉。⑥脉粗细：洪、大、细、小、微脉。⑦流利度：滑、涩脉。⑧脉虚实：虚、实、有力、无力脉。以上是传统脉学所有的表达要素。

随着脉学发展到当代，许跃远老师在以上八大要素的基础上，又发现脉气中的其他构成要素内容，增加了六大要素：⑨稠度：清、浊脉。⑩对称：左右脉管长度、粗细、虚实等的不对称对比。⑪温度：脉管中冰冷或温热指感脉。⑫幅度：脉搏振动起伏幅度。⑬脉势：脉气向前趋，脉气向后趋。⑭脉外饱和度：脉管外皮肤之下软组织的饱和程度。共14个脉气构成要素，形成了全视脉象的脉气构成部分。14个脉气要素脉象皆属于宏观脉象部分。

2. 微观脉象

微观脉象，指的是脉中之形，包含三大部分：经络之形，自然之形以及疾病之形。

其中疾病之形处于寸脉中皮下第二层，包含脏腑形、病灶形、病理形，解析人体的疾病、症状。寸口脉中之脏腑形为局部寸口脉中刻录的人体脏腑形态信息部分，可呈现出脏腑形态轮廓及脏腑局部功能盛衰状态。寸口脉中之病灶形为机体疾病在脏腑中体现出的病灶结构于脉中的反应信息。寸口脉中之脏腑形、病灶形、病理形，归属于微观脉象部分。

现将用于溃疡性结肠炎常用方剂白头翁汤、葛根芩连汤、槐花散如何将宏观脉象与微观脉象相结合，做一例证。

白头翁汤

【功效】清热解毒，凉血止痢。

【主治】

1. 原文论述

在《伤寒论》中，白头翁汤主要用于治疗下痢脓血、里急后重。《伤寒论》第三百七十一条记载："热利下重者，白头翁汤主之。"第三百七十三条记载："下利，欲饮水者，以有热故也，白头翁汤主之。"

2. 现代主治

热毒痢疾，症见下痢脓血，赤多白少，腹痛，里急后重，肛门灼热，渴欲饮水，舌红苔黄，脉弦数。

3. 主治综述

(1) 发挥免疫调节功能，如抗炎、抗肿瘤作用。

(2) 消化系统疾病，如结肠恶性肿瘤、溃疡性结肠炎、痢疾。

(3) 妇科疾病，如阴道炎。

【系统辨证脉象特征】

整体脉象：下、数、热、强、滑，进少退多，高不及深太过。

局部脉象：尺脉稠、滑、热、强尤为明显；尺脉凸、动（热盛肉腐），以右尺脉为主。

【脉证方解】

在《伤寒论》中，白头翁汤所用之证的病机在于热邪内重，内陷入里，下迫大肠，导致下利不止。因热邪较重，热毒熏灼肠胃气血，化为脓血，可见下痢脓血。

热盛伤津液，下利不止亦伤津液，则出现口渴等阴伤之象。现代本方常用于治疗各种原因导致的热毒内盛，下迫大肠，进而导致下利不止等证，或下焦湿热之证。治宜清热解毒，凉血止痢。患者热毒深陷，下迫大肠，故尺脉热、强；热迫血行，则脉滑；若热毒炙盛，导致热盛肉腐，则尺脉凸、动；热伤津液，则脉稠；下焦热盛，气血涌注下焦，故气机陷于下，故脉整体延长，尺脉下延，故脉下，并出现进少退多，高不及深太过的气机下陷的脉势改变。本方所治之病的病位常在下焦，以肠利为主，故尺脉滑热尤为明显，且以右尺脉为主。

本方用苦寒"阳明血分"的白头翁以清热解毒，凉血止痢；黄连泻火解毒，燥湿厚肠，合用黄柏共清下焦湿热；又加用"苦寒性涩"的秦皮，清热解毒而兼以收涩止痢。四药合用，共奏清热解毒、燥湿止痢之功。

葛根芩连汤

【主治】

1. 原文论述

原方主要用于误用下法，引热入里，内陷大肠，湿热相搏，形成肠热下利。

《伤寒论》第三十四条记载："大阳病，桂枝证，医反下之，利遂不止，脉促者，表未解也，喘而汗出者，葛根黄芩黄连汤主之。"

2. 现代主治

本方主治表证未解，邪热入里证，患者症见身热，下利臭秽，胸脘烦热，口干作渴，或喘而汗出，舌红苔黄，脉数或促。

3. 主治综述

(1) 消化系统疾病，如遗疡性结肠炎口、病毒性肠炎、肠易激综合征、细菌性痢疾、急性胃肠炎、酒精性肝病。

（2）内分泌系统疾病，如 2 型糖尿病、糖尿病周围神经病变、糖尿病肾病。

（3）心血管系统疾病，如高血压、颈动脉粥样硬化、缺血性中风、病毒性心肌炎。

【系统辨证脉象特征】

整体脉象特征：血管壁寒，进多退少，高太过深不及，强，血流层热，稠、滑。

局部脉象特征：尺脉下，尺脉与寸脉相比更强、热、浮。

【脉证方解】

葛根芩连汤所用之证的病机在于外感表证，误用攻下，以致表邪内陷阳明而现"协热下利"。此时表邪未解，误用下法，正气受损，邪气内陷，肺与大肠相表里，表气不通，正气不得祛邪于表，邪气郁久化热，转而下迫大肠，出现下利不止。此时表里俱热，治当外解肌表之邪，内清胃肠之热。

患者感受风寒邪气，故脉理应浮，治法当发汗解表以去其邪。但误用下法，致使表邪入里而化热，而表邪未去，因肺与肌表相连，故脉管壁寒，表邪未解，寸脉或浮，但表邪内陷，肺气郁闭，寸脉也可沉。机体正气不亏，但体内热邪中，故脉血流层热、强。机体感受寒邪，表气被郁，反用下法，导致机体气血下溜，表寒内陷郁久化为热邪，随气机陷于下焦，"清气在下，则生飧泄"，为热邪内迫大肠，故为下利不止。清气陷于下，故脉进少退多，高不及深太过，脉下，在浮热强方面尺脉甚于寸脉。

针对以上病机，方中重用葛根，葛根甘辛而凉，主入阳明经，功以解肌清热，升阳举陷，外解肌表之邪，以解肺气不通，恢复肺之宣降，内清胃肠之热，恢复大肠功能，又以黄芩、黄连苦寒、清热、燥湿止利。甘草甘缓和中，调和诸药，又可甘以养中，补充津液。四药合用，表里双解，病自除。

槐花散

【主治】

1. 原文论述

槐花散在《普济本事方》中用于治疗肠道疾病，如原文云："治肠风，脏毒"。

2. 现代主治

本方主治风热湿毒、壅遏肠道、损伤血络便血证，症见肠风、脏毒，或便前出血，或便后出血，或粪中带血，以及痔疮出血，血色鲜红或晦暗，舌红苔黄，脉数。

3. 主治综述

（1）消化道疾病，如溃疡性结肠炎、出血性肛肠疾病、过敏性紫癜、胃脘痛、阿米巴痢疾、胃及十二指肠溃疡、鼻衄、内痔等下焦疾病。

（2）皮肤疾病，如过敏性紫癜等。

【系统辨证脉象特征】

整体脉象特征：热（血流层热甚灼手），进少退多，滑、稠。

局部脉象特征：双尺脉郁动，浮、凸、粗，内侧血管壁刚。

【脉方相应方解】

槐花散本方所治肠风、脏毒皆因风热或湿热邪毒，壅遏肠道血分，损伤脉络，血渗外溢所致，如原文云："肠风者，下血新鲜，直出四射，皆由便前而来……脏毒者，下血瘀晦，无论便前便后皆然。"前人认为，肠风者便血鲜红，脏毒者便血紫暗。热证便血多因风热之邪客于肠道，以及过食辛辣、暴饮暴食，聚湿生热，壅滞肠道，损伤脉络，以致血渗外溢而便血。由于肠道传化功能失常，故大便不畅或溏薄；肠道气机阻滞，故有腹痛。治宜以清肠凉血为主，兼以疏风行气。

若风热湿毒充斥肠道、损伤肠道，可致新陈代谢增加，相应脉位温度上升，故定位在肠道，表现为双尺脉热、强，脉位浮，脉形粗、凸；肠道湿热壅滞，肠道经络痹阻，故内侧壁刚，表现为腹痛，肠道热盛，容易灼伤津液，故血流层带枯象。

方中槐花味苦微寒，善清大肠湿热，凉血止血；侧柏叶味苦微寒，清热止血，可增强君药凉血止血之力；荆芥穗辛散疏风，微温不燥，炒用入血分而止血；盖大肠气机被风热湿毒所遏，故用枳壳行气宽肠，以达"气调则血调"之目的，治疗湿热壅遏于下焦及损伤脉络所对应的病机层面。若便血较多，荆芥可改用荆芥炭，并加入黄芩炭、地榆炭、棕榈炭等，以加强止血之功；若大肠热甚，可加入黄连、黄芩等以清肠泄热；若脏毒下血紫暗，可加入苍术、茯苓等以祛湿毒；便血日久血虚，可加入熟地黄、当归等以养血和血。诸药合用，既能凉血止血，又能清肠疏风，俟风热、湿热邪毒得清，则便血自止。

第三节 六气（淫）脉象

六淫外邪与溃疡性结肠炎均密切相关，由此演变为内生五邪。"内生五邪"是指在疾病发展过程中，由于脏腑经络的生理功能异常和气血津液代谢失常而产生的化风、化火、化寒、化燥、化湿的综合性病机变化，因病起于内，又与外淫风邪、火邪、寒邪、燥邪、湿邪所致病证的临床征象相似，故分别称其为"内风""内火""内寒""内燥""内湿"，统称"内生五邪"。中医认为，UC的病因分为外因和内因，外因主要是外感六邪，尤以湿热之邪为主，内因主要是情志失调、饮食不节、劳逸失度等导致的脾胃内伤，或者是素体脾胃虚弱，致使元气不充，气火失调，水谷之湿下流，郁而生热，损伤肠络。

风邪脉象

1. *局部脉象要素*

凸：风邪侵及人体，易从上受，故寸部脉出现粟粒状或小包样质地较软的凸起。

2. 整体脉象要素

上：风性轻扬，鼓动气血运行于机体的上部，则脉象搏动常超出经典脉象的寸脉范围，越出腕横纹向远心端轴向扩张。

浮：风性开泄，善于四散走表，气血也随之趋于肌表。

粗、柔：风性开泄，肌腠疏缓，桡动脉血管壁张力相对较小。

缓：肌腠血管疏缓，血流前进的速度相对较慢。

3. 感受风邪脉象系统

感受风邪的脉象，突出特点是"浮缓而柔"。根据局部与整体脉象要素间不同的系统联系，表征风邪上扰和风邪袭表的不同病机。

寒邪脉象

1. 局部脉象要素

寒：寒邪伤害体内的阳气，局部受寒，阳气温煦不足，相应脉位温度下降，虚寒性体质者则更显著。

刚：寒性收引，感受寒邪，局部组织出现痉挛，相对应的桡动脉管壁张力增高，如肩背部受寒则寸关部桡侧缘张力相应增加，腰腿受寒则尺部的桡侧缘张力增加。

敛、细：局部受寒，寒性凝敛，相应脉段的搏动不能自然舒张，周向搏动受限。

沉：寒邪致病，阳气郁闭不得外达，相应脉位下沉。

线状脉搏动：感受寒邪部位对应的桡动脉桡侧缘外出现随桡动脉搏动的线状脉。

2. 整体脉象要素

迟、缓：寒为阴邪，易伤阳气，且寒性凝滞，故而感受寒邪之后，阳气受损，或阳气郁闭于内，鼓动气血运行不利，则见迟、缓。

动：寒邪在外，正气奋起抗争，脉搏波在传导过程中动荡不安。

浮：寒邪束表，正气外出抗邪，则脉位变浮。

刚、敛、细、沉、寒：全身感受寒邪较重，寒邪充斥机体外，气血运行受到约束，经脉拘急，则会出现整体脉象的改变。

3. 演化脉象要素

刚、稀、滑：若脉管的桡侧壁现刚象，并同时出现脉中血液稀、滑的脉象要素，则为外受寒邪，伤及机体阳气，阳气不足，温化水湿不利，水湿积聚，化生痰饮内停，是"小青龙汤"典型的脉象特征。

刚、敛、沉、稠：若脉象现刚、敛、沉，当加大指力至血流最大处，脉现稠滑而动，则为外受寒邪，机体阳气不得外出，郁闭于内，化热化火，即通常所谓"寒包火"，为"麻杏石甘汤"典型脉象特征。

4. 感受寒邪脉象系统

感受寒邪脉象的突出特点是"刚敛而寒"。根据脉象要素之间的系统联系，表征寒中经络、寒邪束表、寒中于上、寒中于下、寒邪直中入里、寒邪伤阳、外寒内饮和寒束于外热化于内等病机。

暑邪脉象

1. 局部脉象要素

右尺脉动：暑为阳邪，侵入人体，导致阳热充斥，时时透发外出，表现为右尺脉脉势郁勃、动跃而躁，具热辐射的透发感。

笔者只是发现了这种脉象特征，但是对这种脉象的产生机制目前尚无明确的阐释。

左尺脉枯：暑性为阳，阳盛则阴病；暑性升散，伤耗机体的阴津，津液不足则出现这种脉象要素。

2. 整体脉象要素

热：阳热充斥，邪热内盛，透发于外。

数：暑热致病，鼓动心脏搏动次数增加。

高：邪热内蕴，鼓动脉搏起伏动度加大。

刚或柔：暑季外受阴暑寒邪，侵袭肌表，导致肌腠组织痉挛。

湿邪脉象

1. 局部脉象要素

稠、滑、缓：湿性黏浊，痰浊阻痹中焦，中焦气机不行，感受湿邪则右关脉显示稠滑而缓。

刚：湿邪浸渍肌表或四肢经脉，经络阻痹不通，肌肉炎症痉挛等，则相对应的桡动脉桡侧缘出现张力增加。

2. 整体脉象要素

下：湿邪性阴，致病易趋行身体的下部，侵及左下肢则左手脉向肘部延伸；侵及右下肢则右手脉向肘部延伸。

柔：湿性柔润，桡动脉血管壁的张力降低。

沉：湿性重迪黏播，侵人体内，阻闭郁遏阳气外出，则脉沉。

短：痰湿阻闭气机，气机鼓动不利，则每次脉搏搏动沿血管壁的传导距离缩短。

来缓去缓：气机运行不利，血液稠浊流动减慢，脉搏的起伏变化速度变慢。

粗：湿邪为患，水液浸渍停聚，身体内的体液容量增加，脉道充盈。

滑：湿邪留居体内，其性滑利，血液内容物摩擦力减小。

稠：湿性黏滞，血液黏稠物质增加。

缓：血液稠浊，血流前进速度减慢。

血管壁与周围组织的界限"模糊"：湿邪存留体内，痰浊内聚，影响了脉管和周围组织间的共振。

3. 演化脉象要素

进少退多：血液黏稠，流动变慢，湿性重浊趋下等因素，改变了血液在血管中振荡前行的正常状态，出现前进血流量相对减少而后退血流量相对增加的脉象特征。

热：湿邪久居体内，蕴积化热，则在组织、器官相应的脉段出现热感。

稀：水湿较盛，损伤阳气，停聚成饮，水液浸淫，血液质地变稀薄者，则可出现这种脉象特征。或素体阳虚，温化水液不利的患者，感受湿邪后自始至终表现出脉象要素的"稀"。

寒：水湿伤阳，温煦不利，则血流温度偏低。

4. 感受湿邪脉象系统

感受湿邪的突出脉象特点是"稠滑而短"。以上脉象要素不同的系统联系，表征湿中经络、湿遏气阻、秽浊郁遏、水湿内停、湿浊化热和水湿伤阳等病机。

感受燥邪脉象

(一)燥邪的概念及致病特征

燥为秋季的主气，秋燥过激，侵入人体则为燥邪。

燥邪的性质和致病特征如下。

（1）燥邪性质干燥。燥邪侵入人体后易伤体内的津液，出现各种干燥症状，故《素问·阴阳应象大论》说："燥胜则干"。

（2）肺为娇脏，喜润而恶燥。自然界燥邪过激，易直接侵犯与大气相通的肺脏，出现干咳痰少，痰中带血丝等症。

(二)脉象要素及系统

1. 局部脉象要素

涩：燥邪性干，易伤机体的阴津，肺脏最容易受之，故右寸脉多涩。

枯：津液不足，血脉失养，尤其容易出现在左尺脉；重则出现在整体脉象中。

2. 整体脉象要素

细：燥邪伤及机体津液，血容量不足，血脉不充。

涩：体液不足，血液浓缩，血管内容物运行中摩擦力加大。

数：感受温燥者，热邪内盛，心跳加速。

敛：感受凉燥者，寒性收引，血管收缩。

3. 演化脉象要素

右尺脉粗、强：感受燥邪，伤及津液，津液亏虚，大肠失润，大便干结难行。

4. 感受燥邪脉象系统

感受燥邪的突出脉象特点是"缺乏荣润滑利"。以上脉象要素的不同系统联系，表征感受凉燥、感受温燥和燥邪伤阴的不同病机。

火邪脉象

1. 局部脉象要素

热：火热为阳，积聚于身体的某一局部，导致局部代谢增加，热盛肉腐，则相应的脉诊部位出现热感。

粗：火热充斥，迫动血液，局部血流增加，则相应脉诊部位的桡动脉管腔增粗。

滑：火热入于营血，煎熬津液，化生痰浊，则对应的脉诊局部显现滑象。

2. 整体脉象要素

热：这是感受火邪性质的特征脉象，系由于火热充斥，机体代谢增加，产热过多，机体过多的热能通过肌表散发于外，体现在桡动脉就是一种勃勃透发的热辐射感。这种热辐射感可以因为脉位沉、脉形细或患者皮肤凉而使得开始诊脉时不宜感受，容易做出错误的判断，但诊按时间一久则获得这种特征。

动：正气抗邪外出，热邪时时向外透发，故脉搏的上升支不稳，显现出"躁动"之象，尤其在每次脉动的起始段更加明显，由于脉象搏动的起始段往往位于尺部，所以古人有"阴动则发热"的认识。

强：热邪郁闭，充斥体内，心率加快，心脏搏出量增加，导致血流速度加快，桡动脉内部压力较大。

长：热邪迫血，血液的运行速度加快，脉搏传导距离加大，则每一搏动变长。

上：火热性升散炎上，冲击头面部位，则脉象向腕横纹的远端轴向扩张。

来疾去徐："气如橐龠，血如波澜"（《濒湖脉学·四言举要》），气分热盛则鼓动血行波澜起伏变大，其来急促搏指，其去则迟迟徐缓。这是构成经典脉象的洪脉和古脉法钩脉的重要因素。

粗：火热充斥，血行加速，体内的热量散发，导致血管扩张变粗。

数：感受热邪，新陈代谢增加，心率加快。

进多退少：热邪内蕴，火性上炎，鼓动血液冲击前行，血液振荡式的前进态势遭到破坏。

疾：心脏搏出量加大，血液运行速度加快。

3. 演化脉象要素

滑：感受火热邪气，火性煎熬津液，化成痰浊。

枯：饮食量减少、大量汗出、火热伤阴等原因，导致体内津液不足，血液中水分含量减少而浓缩，润泽性降低。

涩：血液浓缩，其中的有形成分之间的摩擦力加大。

细、沉：其原因有二。一是见于疾病后期，是由于阴津不足，体内水分减少，血液浓缩，循环血量减少，不能充盈血脉，血管收缩，往往与枯并见；二是见于疾病早期或疾病过程中，由于感受的火热邪气迅速入里，郁结于内不得外散，则外周血管收缩，管径变细，如感染性休克患者可常见这种脉象特征，血管管径的由粗变细往往表示病情的加重。《三订通俗伤寒论》说："六气多从火化，火化在经在气分，脉必洪盛，化火入胃腑，与渣滓相搏，脉必沉实而小，或沉数而小，甚则沉微而伏，实而小，微而伏，皆遏象也。"

4. 感受火邪脉象系统

感受火邪的突出脉象特点是"热动而强"。以上脉象要素不同的系统联系，表征热邪弛张、热邪内蕴、热人营血、热盛生风、热邪伤阴、热伤血瘀及局部热盛肉腐等病机。

第四章 体质

按本书鱼骨图所示，体质为上篇理论篇第四章，在鱼骨图上位列鱼骨中间位置，也是上篇的重要内容，其鱼刺分别列有焦虑体质、湿热体质。在焦虑体质所包含的微刺列有柴胡加龙骨牡蛎汤体质、半夏体质、黄连阿胶汤体质、小柴胡汤体质；湿热体质所包含的微刺列有黄连体质、黄连汤体质、黄连解毒汤体质、大柴胡汤体质。体质因素对溃疡性结肠炎至关重要，本章内容对于下篇治疗篇具有重要的指导价值。

第一节 焦虑相关体质

1. 柴胡加龙骨牡蛎汤体质

柴胡加龙骨牡蛎汤体质属于柴胡质的一种，其涵盖了精神障碍的方面。柴胡加龙骨牡蛎汤是治疗抑郁症的首选。柴胡加龙骨牡蛎汤，是经典的情志病方，具有除胸满、定烦惊、除谵语，轻身的功效。故胸满烦惊、一身尽重、小便不利、谵语这是柴胡加龙骨牡蛎汤的 4 个指征。若伴有焦虑，加栀子厚朴汤。《伤寒论》栀子厚朴汤主证就是"心烦苦满、卧起不安"，即焦虑伴有一些躯体症状，如腹胀。若有躁狂症、精神分裂症，可合用桃核承气汤，即在此基础上加上桃仁、芒硝。柴胡加龙骨牡蛎汤合桃核承气汤治疗烦躁的精神症状极其有效。

2. 半夏体质

半夏体质属于痰体，主要有以下两个特征：异样的反常感觉及咽部的不适感。半夏厚朴汤主治"咽中如有炙脔"，半夏证多集中于咽喉部位，咽喉部的不适感跟情绪有关，常因紧张、焦虑、恐惧诱发。以前讲怪病多痰，像麻木感、冷感、热感、堵塞感、重压感、痛感、痒感、悸动感、失去平衡感、恐怖感、音响感等都可以看作是半夏证。还有一些反射的异常，包括食欲的异常、性欲的异常、语言的异常、睡眠的异常、情感的异常等，也都可以看作是半夏证。临床发现，半夏体质的人大都营养很好，肥胖者居多，肤色一般油腻或有浮肿，缺乏正常光泽。主诉多而怪，如空间感的缺失，表情丰富，易于情绪化，易焦虑，易紧张，眼神飘忽不定。这些都属于半夏体质。另外，舌头的两边有一些细小唾液泡沫堆积而成的白线，多由紧张，唾液分泌减少所致，称为"半夏线"。另外齿痕舌也有可能属于半夏体质，不一定是脾虚的表现。

3. 黄连阿胶汤体质

黄连阿胶汤见于《伤寒论》，用于治疗心肾阴虚导致火旺的一类病症。原文讲少阴病，得之二三日以上，心中烦，不得卧，黄连阿胶汤主之。心中烦体现出了患者烦躁不安的情况，不得卧形象的描绘出了患者失眠、翻来覆去的状态。临床上主要表现为入睡困难、夜间烦躁、白昼稍安的特点。患者形体中等，皮肤白或面色潮红，唇红舌红目红；情绪烦躁，失眠多梦，身热，心慌心悸；易皮下紫癜、鼻衄、便血；女性多月经先期；舌质多为草莓舌，裂纹舌，舌面干而少津，呈镜面或花剥。以上均为黄连阿胶汤体质特征。

4. 小柴胡汤体质

小柴胡汤体质大致可以从体格、面部特征、肤色、腹部特征、舌象、脉象等方面分析。张仲景对于小柴胡汤证的舌象做过描述，"舌上白苔者，可与小柴胡汤。"虽然少阳病已经涉及阳明，但只要舌苔还是白的，就可以用小柴胡汤。虽然方中用了黄芩，但实际上热象不突出，舌苔还是白苔。用小柴胡汤，关键是把握住患者的心理状态，属于忧郁、肝气不舒的状态，这时小柴胡汤是比较适合的。对此仲景也有描述，叫"默默不欲饮食"。"默默"和"不欲饮食"是两个症，"默默"指的是神情默默、忧郁、不想说话、愁眉苦脸的表现；"不欲饮食"体现的是食欲不好、肝气犯脾的表现。最后小柴胡汤的舌脉多为脉有力、脉弦，舌白苔。

5.焦虑体质对溃疡性结肠炎的影响

有研究表明肠道炎症的发展或与情绪障碍密切相关，竞争激烈的生活环境与忧郁的性格会导致UC的发生，而且当患者长期处于焦虑状态也会导致肠道疾病的加重和复发。UC患者的病程较长，长期治疗对患者带来了生活及经济压力，导致患者出现焦虑情绪。而且当患者长期处于焦虑状态也会导致肠道疾病的加重和复发，从而影响患者疾病的缓解和生活质量的提高，疾病的恶化又会造成焦虑状态的加重，变成恶性循环。因此重视UC患者心理问题的治疗对于临床疗效有着重要意义。

现代医学在焦虑体质对溃疡性结肠炎的影响方面的确切发病机制目前还在不断的探索中，近年来越来越多的文献提出了微生物群－肠道－大脑轴的概念，这是为由肠道微生物群和大脑之间的双向相互作用组成的交流系统，被怀疑是解释焦虑、抑郁和UC之间联系的一个关键因素。UC患者中焦虑、抑郁的患病率的日益升高，已经导致医生和研究人员提出神经精神压力在疾病过程中的重要性。临床研究表明，焦虑、抑郁可能会延长UC的临床病程，加重疾病的预后，增加炎症复发的次数，并降低对各种治疗的反应性。从代谢的角度看，UC患者合并焦虑、抑郁状态与下丘脑－垂体－肾上腺轴的受损有关，这种受损改变自身的免疫系统，触发全身的炎症反应。焦虑、抑郁状态等各种压力，它能够改变炎症介质的释放，导致肠道通透性的增加，影响肠道上皮的完整性，改变肠道运动，促进微生物组成的变化。

焦虑属于中医郁证的范畴，中医对郁证的认识由来已久，早在《黄帝内经》中就指出，情绪异常与疾病的发生发展息息相关。七情致病，怒伤肝，思伤脾，肝失疏泄，气郁化火，肝气犯脾，脾失运化，脾为气血生化之源，气血运行不畅，大肠失司，瘀血内停，故出现便血、里急后重的症状。古代医家张介宾将郁证分为"因病致郁"和"因郁致病"。第一，因病致郁。《医方论》曰："凡郁病必先气病，气得流通，郁于何有。"一有怫郁，诸病生焉。气郁既是导致诸郁产生的诱因，又是诸郁的开端。慢性疾病反复发作，久病不愈，致使患者会对疾病产生消极情绪，长此以往发展成抑郁症或合病。UC 患者久病血瘀肠络，气血运行不畅，气机阻滞，气郁乃生。第二，因郁致病。郁证的发生与肝、脾、心三脏有关，肝失疏泄，脾失健运，心神失养皆会导致郁证的发生。情志不畅导致肝失疏泄，气机郁结，继而犯脾，脾失健运，导致出现呃逆、胁痛、纳差等临床表现。人体的心理活动与脾脏密切相关，思伤脾，脾脏受损，湿邪内生，久病侮木，导致肝气不舒，脾脏运化失常，不能升清，湿浊混杂而下，导致泄泻，或肝郁化火，湿热侵袭肠腑，热迫血行，血行脉外，出现脓血便。肝气郁结，继而犯脾，脾虚肝旺，肝脾失调，虚风内扰，肠腑失司。故而出现焦虑不安，大便稀薄，腹痛泄泻等临床证候。

第二节 湿热相关体质

1. 黄连体质

黄连体质具有以下特征。第一，"心中烦，不得卧。"既说明了主证，也点明了烦的程度。这里的心中烦更多的指精神方面的症状。像焦虑、心中不安、恐惧感、注意力不集中、记忆力下降等，像心慌、心悸、惊惕等也属于心中烦的范畴。第二，"心下痞"。例如经方大黄黄连泻心汤。"心下痞，按之濡，其脉关上浮者，大黄黄连泻心汤主之。"很多带有黄连的经方都用于治疗心下痞。心下是指剑突下方。像经方中的几个泻心汤都可以治疗心下的不适感。所以说，心下的不适感是使用黄连的一个重要指证。第三，下利。如经方葛根黄芩黄连汤。"太阳病，桂枝证，医反下之，利遂不止，脉促者，表未解也，喘而汗出者，葛根黄芩黄连汤主之。"又如经方白头翁汤。"热利下重者，白头翁汤主之。"像大便次数增多者可以使用黄连。以上是黄连证，黄连主治心中烦，兼治心下痞、下利，临床上大剂量、长期使用黄连必须抓住这三大指征。其次还有黄连舌，在使用黄连的时候，我们可以望舌。即舌质坚老，舌色红或暗红，舌苔黄腻而厚。另外还有黄连脉。黄连脉多滑数或数促。最后一点，黄连体质的人多面油腻，这是也是黄连体质的主要体征。所以，与以上相反者的症状要忌用黄连。

2. 黄连汤体质

黄连汤体质的人体内热邪较多。《伤寒论》讲："伤寒，胸中有热，胃中有邪气，腹中痛，欲呕吐者，黄连汤主之。"胸中有热是上热，不仅仅是说上有热，也包括心慌、心悸、胸闷、不安等。胃中有邪气指胃里中焦有邪气。不是指胃部的胀气，而是含有动的意思。像桂枝加桂汤的气从少腹上冲心者的气，即动。胃这里胃里的邪气指异常反射，像胃脘部不适、干呕恶心、撑胀攻冲等。腹中痛，是指从剑突至脐周的疼痛，甚至到脐下，或胀、或坠、或结、或冷痛、或冲逆痛。以上即是我们使用黄连汤的主要依据。黄连汤的体质的人具有以下特征：消瘦，肤色暗、唇舌多暗紫而淡，舌苔多白、腹部多扁平，腹肌菲薄而缺乏弹性、脉多弱、或心下痞，或腹中痛，或欲呕吐。

3. 黄连解毒汤的体质

黄连解毒汤具有清热解毒的功效，可清三焦火毒。黄连解毒汤具有以下体质。第一，形体壮实，面有油光，面色多潮红，眼睛多眵，唇色多暗红。第二，多烦躁、焦虑，易失眠多梦，注意力不集中，平时多喜凉饮，皮肤常有疮疡疔毒，常口燥咽干，目赤，小便黄短等。第三，从舌脉来看，舌苔多黄或黄腻，舌质坚老，舌体不灵活，脉象多滑利或数疾。

4. 大柴胡汤证体质

关于大柴胡汤证体质的问题。从体征上看，大柴胡汤证的病人大多体质壮实，特别是上身肥胖，肩宽，颈部粗短，胸宽厚实，肋夹角呈钝角，女性往往是丰乳肥臀，乳腺增生胀痛，从腹诊看，大柴胡汤证的患者上腹部多充实饱满，常伴有饮食欠佳，腹胀，饮食后加重，叹息、干呕反胃反酸、恶心、口干口苦、大便干结排便困难等；从情志上看，该类患者容易情绪低落，紧张焦虑，性情急躁，常有入睡困难，眩晕头疼等症。从舌脉来看，大柴胡汤证的患者多舌质红、苔黄厚腻，脉弦滑有力。大柴胡汤证体质偏实，小柴胡汤证体质偏虚。

5. 湿热体质对溃疡性结肠炎的影响

湿热质在古籍中仅有一些散在记录。古代湿热质多被称为酒客辈、湿热者等。即湿热质是以湿热内蕴为主要特征的一种偏颇体质类型。湿热体质多因平素喜饮酒、偏食辛辣油腻所致。其多有以下特点：形体偏胖或苍瘦；面部出油，皮肤瘙痒生粉刺；口苦、口臭、脾气臭；小便发黄发热，女性带下色黄；大便黏滞，排便不爽，里急后重，肛门灼热；湿热扰神，可入睡困难；多舌红苔腻，脉多滑数。中医学认为素体脾胃虚弱是溃疡性结肠炎发病的关键，湿热是溃结的关键病理因素，故湿热体质对溃疡性结肠炎影响巨大。湿为阴邪，易损阳气，其性黏腻重浊，易困脾；热为阳邪，其性炎上，生风动血，易伤阴液。湿邪有内外湿邪之分，外湿是季节、环境等外在因素导致湿邪侵袭人体所致；内湿的形成基础是恣食生冷、嗜食肥甘厚味，导致脾胃受损，影响脾胃运化津液，脾失健运，水湿痰浊在体内病理性积聚。内湿、外湿积聚日久化热，湿、热等病理因素在肠腑内集聚，与气血搏结，导致肠道正常生理功能紊乱，大肠传导功能失司，久羁肠腑不去，损伤肠膜脉络，血败肉腐，化为黏液脓血排出肠道。湿热质对溃结的影响主要表现在肠道微生态方面。湿热的特性与肠道微生物的改变密切相关。机体脏腑功能失调可致肠道菌群紊乱，而肠道菌群失调又可进一步加重湿热症状。溃结的发生发展受肠道菌群及其代谢产物所创造的肠道微环境的直接影响。

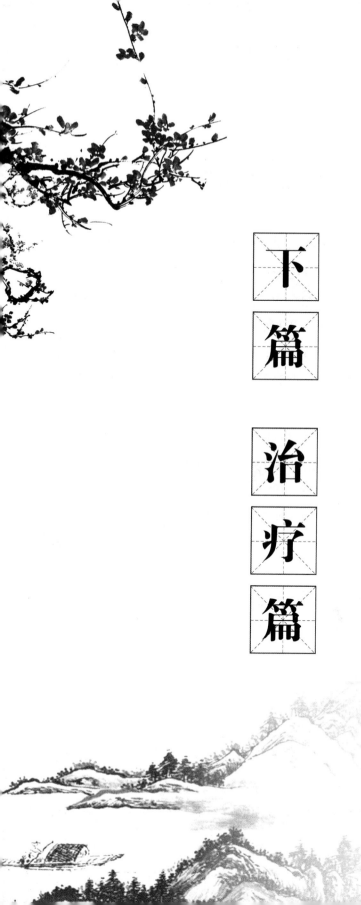

下篇 治疗篇

第一章 治疗思路

按本书鱼骨图所示，治疗思路为下篇治疗篇第一章，因内容较多，分2个部分分别在鱼骨图上位列鱼骨中间位置和鱼头位置，说明治疗思路不仅是下篇的重要内容，而且好的思路也能起到点睛的作用。其鱼刺分别列有仲景思维方式研究、中医辨治六步程式、三部六病、三部六病学说协调疗法、原因疗法、伤寒六经九分应用法、特异性方证、疾病纵行横行辨证规律、中医证"临界状态"、相火气机学说，共10个小节内容，多为现代中医先进的理念，并于溃疡性结肠炎密切相关。

第一节 仲景思维方式研究

一、发散性思维

发散性思维是实践中遇到理论和经验都无法解决的问题，并意识到对原有理论进行局部修补已无济于事，乃据已有信息，从不同方向不同角度进行思考，求得多样答案的一种思维模式。它不受传统规则限制，是在遇到问题时尽量拓展思路，进而解决，并以一种对原有理论进行全新定向的创造力的形式表现出来。

二、辨证思维

辨证思维的最大特点是动态把握，以变化发展的观点看待事物，因而是一种与逻辑思维相对立的思维方法。如少阴三急下法，既有少阴兼阳明津伤燥结，表现为口燥咽干者，又有少阴热化、腑气壅塞、腹胀不大便者，更有热结旁流之自利清水者。而仲景不仅同用一法一方，并都为了"急下之"，因为都需要泻阳明而救少阴。这不仅生动地体现了动态，也一反逻辑思维非此即彼的规律，从而表现了事物可以在同一时间里亦此亦彼、亦真亦假的认知方法。

三、系统思维

系统思维是一种由部分到整体的思维法。它把客体作为系统，从系统的要素、要素与要素、系统和环境的互相联系，互相作用中综合地考察客体。仲景以六经立说，统摄百病，可以说是天才地运用了系统思维。他将脉和症作为要素构成证，由证带出方，从而成为一个按一定形式结合而具特定功能的小系统，若干个性质相近、关联密切的小系统构成一个较大的系统，即一经。再由同太阳经一样形成的其他五经一起构成六经伤寒这个更大的大系统。仲景所创建的这个系统，完全符合系统思维。要素是按一定方式组合的，各要素是相关联的。每个系统都具特定功能，存在于一定环境，并是另一个更大系统的子系统的要素。

四、模式思维

模式思维是确立一种模型，将其作为应对和判断事物的标准。仲景建立六经，鲜明地体现了这种模式思维。他通过长期丰富的临床实践，为我们提供了对六经不同病症的规范辨治模型。模式思维特别强调经验，因为模型和规范虽是模式思维的框架，而经验则是框架的填充物。仲景在确立六经模型后，分别以丰富的治疗经验作为填充物，使每个模型都形态鲜明，易于掌握和使用。这就是《伤寒论》中有大量实为验案内容的原因。

五、模糊思维

模糊思维就是认识中对于对象类属边界的不确定性。它表现为认识问题时既遵一定逻辑顺序不拘于逻辑顺序。它在精确逻辑受阻时，可借想象、假说来弥补，使逻辑推演链越过缺环，取得认识图像。这种具备一定逻辑特征，又缺乏严格逻辑的思维方式所提供的图像或许不清晰，但却能在总体平衡综合的基础上，起到迅速识别和直接理解对象的作用。

疾病的复杂性决定了精确思维在临床中无法取代模糊思维。甚至可以说，模糊思维是临床医学的第一思维，而中医尤其如此。中医在无法精确也不需要依赖精确的情况下，却能正确地辨识病症，获得治疗佳效。

六、平面扩散思维

平面扩散思维是对思维对象突破实物时空范围，进入概念时空范围，与思维参照系进行横向比较的一种思维方法。它有两条基本要求：一是背景知识要丰富；二是进行横向比较要全面。中医从整体上把握自然与人体的关系，注重横向比较，因而平面扩散思维占据主导地位。而《伤寒论》的诞生更可以说平面扩散思维是其催生剂。《伤寒论》是一部主要论述外感疾病的著作，为什么它却具有指导全面论治的普遍意义？答案显然不在具体论治本身，而在于论治中体现的思想方法。这种思想方法大大突破了之前医家的理论认识框架，也大大突破了《内经》带有浓厚思辨色彩的一般性原则，而是将《内经》中的六经发展成了三阴三的六经病理模型。它突破了只是纵向比较的线性集中思维，避免了视野狭窄，将其治法法则发展创立成113方。而尤其重要的是，它将《内经》诊断治疗的一般原则同具体诊疗对象确定地联系起来，并依一定证候群建立了确定的病类概念，再在此基础上提出确定的治疗方法。这样，就用逻辑确定性原则，在抽象理论和临床实践间架起了一座桥梁，建立了一个规范的程式。

七、直觉思维

直觉思维其实是对已知的诸多答案所进行的一种无意识的选择。它以经验为基础，因而，其选择与思维主体的经验密切相关。这就使直觉思维具有了突然性、整体性、直接性、跳跃性、或然性和待检性等特点。

仲景的直觉思维表现在对某病不讲任何理法，直以某方治疗。如"伤寒脉结代，心动悸，炙甘草汤主之""热利下重者，白头翁汤主之"等。验之临床，确实一用即效。而反观临床，同样问诊所得信息，由于医生直觉不同，常导致不同诊断。一个没有经验的医生甚至不会产生直觉，说明经验在直觉思维中的重要。而仲景能对一些病症以直觉思维加以处理，也反证了其超级丰富的临床经验。

八、类比思维

类比思维是把两个或两类事物进行比较，并进行逻辑推理，推出两者间的相同点和不同点，而后以同中求异或异中求同来解决问题的一种思维方法。它具体表现在两方面，一是发现未知属性。如果其中一个对象具有某种属性，就可以推测另外一个与之类似的对象，其也有这种属性。二是把一种事物的某种属性应用在与之类比的另一事物上，从而带来新认识。

九、全息思维

"全息"，是反映物体在空间存在时整个情况的全部信息。全息思维，即通过对事物的某点信息的掌握和剖析，以获得其总体情况的一种思维方法。这种思维在临床诊断时可起执简驭繁的作用。《伤寒论》中，仲景常用以诊病。如"太阳病…必恶寒"（后人总结为有一分恶寒就有一分表证），即通过"恶寒"这一点信息便可知患者所存在的太阳表证的一系列病变。少阳病"但见一证便是"，即只要通过对少阳七主证中任何一证的把握，也就可按少阳病治疗。

十、仲景思维方式在溃疡性结肠炎诊断与治疗的运用

（一）抓主证法

所谓主证，指在疾病一系列复杂证候中占据主导地位、起到决定全局作用的证候，抓主证有助于掌握主要证素，挖掘核心病因病机，并以此确立方证关系。正如《伤寒论》所言："伤寒中风，有柴胡证，但见一证便是，

不必悉俱。"该条文指出柴胡证复杂多变，见到一证便可使用小柴胡汤治疗，不必诸证悉具。如冯世纶教授指出五苓散的主证为"发热汗出、口渴、小便不利"，临证具上述三证即可使用五苓散，不必顾及西医病名。溃疡性结肠炎症状复杂，病机多变，涉及肝、脾、胃、肾、大肠等脏腑，湿、热、毒、瘀等诸多要素，在临床诊断中需识别主证，抓住主要矛盾，方可"效如桴鼓"。

抓主证识别疾病本质的同时，也需在诸多症状群中抓取主症。主症是指疾病中最主要、最具代表性的症状和体征，也是病理变化的外在表现。抓主症方法有两个主要特点：一是不需做直接的病机辨析，二是可直接"汤证辨证"。溃疡性结肠炎是一种慢性、反复发作性的非特异性炎症性肠病，主要症状为腹痛、腹泻、黏液脓血便等；临床上见到这些症状，则可考虑此病，经过肠镜等检查后方可确诊。但除肠内表现外，也可伴有关节、皮肤、眼等肠外病变，症状复杂多变，给临床诊断带来了诸多困扰。就溃疡性结肠炎而言，从诸多症状中抓取主症，再从诸多证候群中识别主证，是至关重要的。其选方也可通过识别主证实现，如白头翁汤的主证为"热利下重而欲饮水"，桃花汤的主证为"下利腹痛便脓血而小便不利"，即通过直觉思维诊治。

（二）方证对应法

有是证用是方，方与证之间联系密切，高度契合。《伤寒论》全文均以方证形式论述，充分反映了张仲景对直觉思维模式的重视。《伤寒论》载："下利，便脓血者，桃花汤主之"，"少阴病，二三日至四五日，腹痛，小便不利，下利不止，便脓血者，桃花汤主之"，条文论述了桃花汤的适应证，不仅在症状上与溃疡性结肠炎高度相似，还提出了治疗方药，可以说，溃疡性结肠炎出现了上述症状，可以直接选用桃花汤治疗，这个过程不强调辨别症状，而是利用"直觉思维"直接选方治疗。《伤寒论》经过上千年的验证，其组成、用法、用量均已完善至臻，其方证对应模式均是经过反复试验得出的具有固定规律的辩证思维模式，是具有严格辨证论治过程的。

（三）辨证论治法

如果把"病证结合"看作感性的直觉思维过程，那么辨证论治便是理性的诊治过程。辨证论治是指根据患者在某一阶段的症状体征，总结出一个符合该阶段特征的证型，根据其证型立法选方用药的过程。溃疡性结肠炎多认为与饮食不节、情志异常、外感邪毒等相关，病位在大肠，涉及肝、脾、胃、肾、肺等多个脏腑，致病因素有湿热、浊毒、血瘀等。可分为活动期及缓解期，活动期有大肠湿热证、寒热错杂证、肝郁脾虚证、瘀阻肠络证，缓解期有脾虚湿蕴证、脾肾阳虚证、阴血亏虚证，在治疗上，可辨证使用清热除湿、疏肝解郁、健脾祛湿及祛风升阳、宣肺肃降等方法。溃疡性结肠炎的中医证法方法已有标准的分类，有了系统的思维模式，为临床治疗提供了一定的思路及方法，但仍需要我们深入理解《伤寒论》条文内涵，对经方进行深层次的理解与挖掘。

（四）病证结合法

溃疡性结肠炎是病机、症状多样的复杂性疾病，传统四诊以外在征象及患者主观症状为依据，难以了解病变局部的具体状况。现代肠镜检查可作为望诊之延伸应用于临床，如大肠湿热证，镜下黏膜多呈深红色，病灶局部可覆黄色脓苔并表现为溃疡，多见于溃疡性结肠炎急性期、活动期；脾虚湿蕴证，镜下黏膜多呈淡红色，病灶局部以水肿伴糜烂为主，多见于疾病的中晚期；肾阳亏虚证，镜下黏膜以淡红色为主，病灶以瘢痕、黏膜桥、假性息肉多见。采用内镜技术可更加明疾病分期及严重程度，辅助辨病辩证，使得溃疡性结肠炎的诊治更加科学化、可视化，为下一步的治疗提供更可信的依据。

第二节 中医辨治六步程式

中医辨证论治过程可总结为"中医辨治六步程式"：四诊审证→审证

求因→求因明机→明机立法→立法组方→组方用药，指运用中医思维，从认识到治疗疾病的全过程的总结。通过对六步程式的诊疗模式进行研究及应用的解读，为临床辨证论证提供参考，对继承与传播中医文化有深远意义。

一、中医六步程式步骤

（一）第一步："四诊审证"——打开病锁之钥

中医诊断疾病主要依靠的就是"四诊"，即通过望、闻、问、切，了解疾病信息，挖掘疾病内在，探索疾病病因、病机、病位、病势的过程。四诊时需医者在临诊过程中充分调动视、听、嗅及触等感官搜集患者的客观信息，并询问患者或相关知情人完善资料，为最终正确诊断提供依据。"四诊"即通过四诊以"观其脉证"，是中医必备的基本功。结节、肿瘤等占位性病变，若仅依靠四诊是难以精确定位和定性的，因此，X线、CT等检查在临床中是不可或缺的，可作为中医四诊的延伸。但中医若想宏观、客观、系统地做出疾病诊断，就不能仅依靠现代医学科技检查，否则认识病情会以偏概全，陷入一叶障目而舍本逐末之虞。

"审证"，指对疾病所搜集到的所有资料进行审视和归纳。审证是在辨证的基础确认主证。各代医家对"证"有不同的看法：一部分认为"证"是证候、是症候群，是患者在病程某一时期出现的所有症状和体征；另一部分则认为"证"是证据，是患者发病以及临床表现在内的各种证据。综上，审证是审察综合四诊所搜集获得的疾病的各类"证据"。由此可见，第一步"四诊审证"是打开病锁的钥匙。

（二）第二步："审证求因"——寻求病门之枢

基于"司外揣内"的辩证思想，审查信息终结后，开始探求病因。张仲景指出："千般疢难，不越三条。一者，经络受邪人脏腑，为内所因也；二者，四肢九窍，血脉相传，壅塞不通，为外皮肤所中也；三者，房室、金刃、虫兽所伤。以此详之，病由都尽。"后世陈无择在此基础上提出了延用至今的"三因学说",即以六淫邪气为"外因",情志所伤为"内因",饮食不节、劳逸失度、以及虫兽所伤等为"不内外因"。所以,中医看病不只探究是否为细菌、真菌、病毒所致,辅助检查虽然能指明诸多致病因素,但其结果在中医看来是病理产物而非真正的病因。中医所追究的病因乃六淫及七情的"太过"与"不及"。

(三)第三步:"求因明机"——探究疗病之径

确认病因后,就要在此基础上明确病机。病机是疾病发生、发展、变化及转归的机制。中医认为人体患病及病情发展变化的根源在于正气与邪气的抗争,正邪斗争的结果决定了疾病的发生、发展与转归,因此,中医学病机理论的核心即为审查机体正邪相争的状况。《内经》提出"正气存内,邪不可干",强调正气在发病中的作用。

(四)第四步:明机立法——确立治疗之圭

明确病机之后,自然而然就可以制定相应治疗法则。治法是连接病机与方药的桥梁。《内经》作为首部中医学理论著作,提出了许多治疗原则,如"急则治其标,缓则治其本""谨察阴阳所在而调之,以平为期""实则泻之,虚则补之"等。

(五)第五步:立法组方——部署疗疾之阵

根据拟定的治法决定选"方"。"方"是历代医家在长期的临床实践中总结出来的。根据中医治则治法将中药按照相须、相使、相畏、相杀的药性,按照君、臣、佐、使的结构配伍,其组成、用量等都被千锤百炼,以期最大限度地发挥功效,尽量降低药物的毒副作用。通过不同的制作方式,中医"方"可制成汤剂、片剂、散剂、丸剂、软膏等不同剂型。

(六)第六步:组方用药——派遣攻守之兵

最后一步,对选定的方剂进行化裁加减。"用药如用兵",中医的遣方用药如同临阵点将派兵一样严谨,需针对方剂结合具体证候合理加减,讲究"方证对应"。现代生活,在气候环境、饮食起居,以及体质等方面都有很大变化，不同患者有不同体质，主证之外尚有多种次证，变证层出不穷，患病之后接受多种治疗方式，所以不可生搬硬套，必须临证化裁。

二、中医六步程式在溃疡性结肠炎治疗中的运用

【案例】郭某，男，18岁，2023年9月5日（处暑）就诊。

第一步：四诊审证。

望诊：面色少华，形体消瘦，精神萎靡，表情疲惫，舌质红，苔黄厚。

闻诊：语言清晰，无气促、喘息，无咳嗽，无呕恶、太息、呻吟、腹鸣之声。无异常气味闻及。

问诊：患者于10月前无明显诱因出现黏液脓血便，血多脓少，每日3～5次，伴腹痛、里急后重感，便前腹痛，便后痛减，未予系统治疗。8月前上述症状加重，至当地医院查肠镜示溃疡性结肠炎。病理示（结肠）黏膜糜烂，淋巴细胞及嗜酸性粒细胞浸润伴隐窝脓肿形成。予抑酸护胃、抗炎等对症处理后好转。7日遣饮食不慎后上述症状再发加重，现症见黏液脓血便，脓多血少，每日4～6次，伴腹痛、里急后重感，便前腹痛，便后痛减，情志焦虑，无腹胀，无发热，无恶心、呕吐、反酸等，小便正常，纳眠一般。

切诊：脉弦数，双手温热无汗。

审证：肝郁兼湿热证。

第二步：审证求因。

本病例中郭某辨证属"肝郁兼湿热证"。结合病例特点：一是患者黏液脓血便，脓多血少，每日4～6次，伴腹痛、里急后重感，便前腹痛，便后痛减，情志焦虑，舌质红，苔黄厚，脉弦，均为肝郁兼湿热之象。二是患者看病时属二十四节气之处暑，此时阳气渐敛，阴气将盛，疾病易乘虚而入，患者因饮食不节起病，舌质红，苔黄厚，考虑湿热证可能性大，此为外因；脉弦，弦脉"在脏应肝"，结合患者情志不畅，则考虑肝郁为内因。

第三步：求因明机。

本病患者按其临床症状及相关检查等西医诊断为溃疡性结肠炎，属中医"肠澼"范畴。本病例中患者因饮食不节起病，饮食损伤脾胃，脾虚生湿，郁而化热，伤及肠腑，传化失常，故而大便次数增多；湿热损伤肠道黏膜，血腐肉败化脓，故见黏液脓血便；平素情志不畅，肝气郁结，横犯脾胃，使得上述症状更加错综复杂，缠绵难愈；系脾胃为为气机升降之枢纽，脾主升清，弱则脾虚清阳不升，肠中气机阻滞，酿生湿热，湿热积滞于肠间，与肠中腐浊相搏结，壅滞气血，妨碍传导，肠道脂膜血络受损，腐败化为脓血而发为肠澼。结合患者的舌脉及症状表现看，辨证支持肝郁兼湿热证的诊断。

第四步：明机立法。

溃疡性结肠炎患者平素大多体质较虚弱，消化吸收功能较差，且神经内分泌失调，表现为感受性及情绪兴奋性过强，且不易恢复，这与中医学之肝郁相吻合。上一步已明确病机为肝郁兼湿热证，病性以实为主，当疏肝理气、清热化湿、化瘀排脓。张景岳认为本病"病本不在广肠，而在脾胃也"，说明本病之本在脾胃，治疗时需顾护脾胃。

第五步：立法组方。

确立治法后选方，选用韩捷主任的自拟方之"解肝煎"化裁。此方以"赤芍、苏叶、陈皮"为君，舒肝和胃，理气畅中；以"半夏、厚朴、砂仁、茯苓"为臣，助君药通达气机，健脾化湿止泻；以"山药、山楂、车前子、地榆、地锦草"为佐，化瘀排脓，清热解毒，凉血止痢。若脓血多者加败酱草，若久病情志不畅者加木香、槟榔，若腹痛久治不愈者加徐长卿、炒元胡、制香附等。

第六步：组方用药。

本例选用韩捷主任自拟方：陈皮10g，法半夏10g，姜厚朴10g，茯苓10g，紫苏叶10g，赤芍12g，砂仁8g，麸炒山药20g，山药20g，炒山楂10g，山楂10g，盐车前子10g，地榆20g，地锦草15g，茜草20g，新疆紫草8g，鱼腥草8g，五倍子6g，重楼6g。共7剂，每日1剂，水煎服，早晚温服。并嘱患者清淡饮食，舒畅情志。疗效：服上方后，患者大便次数减少，每日 1～3 次，黏液脓血明显减少，情绪较前稳定，嘱患者继续服用上方，不适随诊。

第三节 三部六病

三部六病学说是以张仲景的《伤寒杂病论》为主要理论依据，以辩证唯物主义为思想指导，遵循中医学的对立统一思想规律，将我们人体共划分为 3 个部分，即表部、枢部（半表半里部）和里部，简称为"三部"，每一部存在的病症，又根据其阴、阳的不同病性，又分为 6 类不同的证候群，简称为"六病"。三部六病学说理论由此得名。

一、三部

（一）表部

1. 表部的概念

在我们人体中，凡是与外界空气相接触的体表部分都可以将其归属为表部的范畴。表部中，我们人体肺脏与外界空气接触最为密切，而外界空气中含有多种致病菌和病毒，是致使我们表部发生生理、病理变化的根本原因，所以主导器官当属为肺脏。表部涉及的范围可以包括我们人体中的皮肤系、肺系、生殖系、感官系、部分神经系等系统。表部在结构上和功能上都有其独特性，表现在能够适应大自然中的空气并与之发生相互联系，以完成呼吸、运动、感知等生理功能。因此，古代学者又将表部称为天部，通天以摄天阳之气而自用。

2. 表部的功能

表部具有防御外邪、调控皮毛腠理开阖和温煦全身的生理功能，其具体可以体现在肺与皮毛、皮毛与腠理之间的相互关系上，以下将做其具体关系的论述。

（1）肺与皮毛的相互关系。中医学认为"肺在体合皮，其华在毛"，笔者认为这句话的含义是指肺脏可以主导着其与皮毛之间的相互作用，皮毛为一身之表，具有防御外邪、调节津液代谢、调节体温以及辅助肺脏进行呼吸的作用。一方面，肺脏可以通过宣发作用于人体百脉，将卫气与中土化生的水谷精微、津液外输于体表皮毛，以发挥其防御外邪、滋养温煦皮毛的作用，如《灵枢·决气》记载道："上焦开发，宣五谷味，熏肤、充身、泽毛，若雾露之溉，是谓气。"另一方面，皮毛可以宣散肺气，使肺的生理功能得以正常运行以发挥肺主气司呼吸的作用；同时体表皮毛受到邪气侵犯，也可内传于肺，进而恶性循环，发生疾病。此外还有一种特殊情况，就是体内没有肺脏的低等动物，其皮毛的作用显得甚是重要，因为这些动物只能依靠体表皮毛通过对流的方式与外界进行热传递和气体交换，以此来代替并完成肺的传送任务，进而维持生命。可见，肺与皮毛之间关系密切，且存在着相互为用、密不可分的关系。

（2）皮毛与腠理的关系。任何疾病的发生，都可以认为是先从皮毛开始，病邪中于皮毛，则腠理开，腠理开则病邪进而侵入络脉，进而产生疾病，正如《素问·皮部论》所言："百病之始生，必先于皮毛，邪中之则腠理开，开则入于络脉"。在现代医学上，皮毛是指我们体表皮肤和附着于皮肤上的毫毛的合称，而腠理是指我们体表皮肤的纹理和皮下肌肉之间的空隙。笔者认为，附着于我们体表的皮毛乃一身之表，是表部防御抵抗外邪侵袭的第一道防线和主要屏障；而腠理位居皮毛之下，是表部防御外邪侵袭的第二道防线，二者不仅位置相近，其功能也相似，皆具有防御外邪、分泌汗液、调节呼吸等生理作用。

（二）里部

1.里部的概念

在我们人体中凡是和饮食物相互接触的部分都可以归属为里部的范畴。现代医学认为里部是由平滑肌组织构成的空腔器官所组成，即上从口腔，下至肛门的整个消化系统，而其中所谓的空腔器官在我们中医学上被称为"六腑"，有着"传化物而不藏，实而不能满"的特点。里部的功能在于能够受纳腐熟、转输中焦所化生的水谷精微物质，即我们现代医学所讲的可以适应饮食物，并完成对饮食物的消化、吸收和排出等过程。为此，古代学者将里部也称作地部，通地以摄水谷精微而自用。

2. 里部的功能

里部具有受纳传化水谷、代谢津液的生理功能，其具体可以体现在胃与六腑、六腑与水液代谢之间的关系上，以下做做其具体关系的论述。

（1）胃与六腑的关系。《素问·六节藏象论》言："脾、胃、大肠、小肠、三焦、膀胱者，仓廪之本，营之居也，名曰器。能化糟粕，转味而出入者也"；《素问·灵兰秘典论》言："脾、胃者，仓廪之官，五味出焉；大肠者，传道之官，变化出焉；小肠者，受盛之官，化物出焉"。六腑由胆、胃、小肠、大肠、膀胱、三焦六个脏器所构成，六腑受盛和传化水谷，以通为用，以降为顺。而胃作为六腑之一，同样具有受纳、转输和化生水谷之精的功能，不同的是胃在我们人体里部中发挥着主导饮食物的转输作用，正如《素问·五藏别论》所言："胃者，水谷之海，六腑之大源也"。以现代认识为出发点来讲，就是饮食物在里部的消化吸收过程是先由口腔经食道入脾胃，脾胃受纳腐熟、吸收升清后，再由小肠分清泌浊、大肠传导糟粕，最后经由肛门排出的，故而可见，胃在整个里部的主导作用甚是关键。整体来说，六腑不仅在结构上不可分割，功能上相互协调、相互为用，病理变化上亦相互影响，一腑有病，可影响他腑功能失职而致病。

（2）六腑与水液代谢的关系。《灵枢·本藏》言："六腑，化水谷而行津液者也"。有"水谷之海"之称的胃腑，可以吸收饮食物中部分的水分，并化为津液；中医学认为"小肠主液""大肠主津"，我们人体内 90% 以上的水分可以被肠道重吸收，参与津液代谢；前人认为"膀胱者，州都之官，津液藏焉"，膀胱可以认为是大量人体津液汇聚的地方，津液经"气化"后而排出体内。《读医随笔》记载道："胆主津液，凡邪伤津液者，即属少阳"，此书将津液异常责之于胆腑，进一步说明胆与津液之间有着密切的联系；前人还认为"三焦者，决渎之官，水道出焉"，人体的水液代谢，虽然是在肺之宣发肃降、脾之运化、肾之蒸腾气化以及胃、小肠、大肠、膀胱、胆等脏腑的协同下所完成的，但其前提必须是以三焦为通道，才能正常地进行体内水液代谢，三焦不通，水液代谢亦不能正常运行。由此看出，一旦我们人体内的五脏六腑运作失常，水不能化气，津液代谢失于调控，则易形成水湿类疾病。人体中的水湿如果积聚于里部位置，则会出现上逆则呕，下行则泻的临床症状；水湿如果积聚于表部位置，轻则出现身体困重乏力，重则出现身体水肿的临床表现；水湿如果积聚于枢部位置，重则出现心中悸动不安，胸闷气短，口中不仁等临床症状。故而可见，六腑参与并主导着我们人体中的水液代谢过程，同时发挥着至关重要、无可替代的作用。

（三）枢部

1. 枢部的概念

在我们人体中，凡是和气血共同接触的部分都可以归属为枢部的范畴。众所周知，气血的生成、运行与心最为密切，故而在枢部中，将心作为其主导器官。枢部将人体表部所吸入的清气和里部吸收的水谷之气相合而化为血液，流行于脉中，环周不休，正所谓"气能生血，气能行血"。血液中所携带的营养物质和氧气等成分，是我们人体各组织器官进行生命活动的物质基础，血液对我们来讲，是至关重要的物质，正如《素问·五藏生成篇》中言："肝受血而能视，足受血而能步，掌受血而能握，指受血而能摄"；《灵枢·本藏》说："人之血气精神者，所以奉生而周于性命者也"。这些都可以说明人体枢部通过气血运行进而沟通我们人体中的表里两部，使气血循环于周身，以保证各脏腑功能正常运作。因此，我们可以认为枢部连接着表里两部，故又称为半表半里部。

2. 枢部的功能

枢部具有通过血脉为人体中的表、里两部提供营养物质、代谢产物以及护卫机体的生理功能，其具体可以体现在心脏的主导作用、血液的濡养、护卫功能以及肝肾的代谢功能上，以下将做其具体关系的论述。

（1）心脏的主导作用。中医学认为心是我们人体五脏六腑及全身的统领主宰，其生理功能是主血脉和主神明。正如《素问·灵兰秘典论》中记载道："心者，君主之官，神明出焉"。《素问·痿论》中言："心主身之血脉"。《灵枢·口问》中言："心者，五脏六腑之主也，心动则五脏六腑皆摇"。正因心为五脏六腑之大主，故而既能够统摄五脏六腑，其他脏腑也都能在心的统一领导下进行分工，并且互相协调，共同产生人体的活动机能。心脏为我们人体提供气血的来源，是人体全身的主要动力系统，发挥着灌注濡养人体的皮肉筋脉、四肢百骸和五脏六腑等作用。因而，我们可以认为心脏在人体枢部中发挥着主导作用，一旦心脏发生异常，那么我们体内则血行不畅，其他脏腑亦受其影响，进而不能发挥其正常的生理功能。现代医学认为，心脏可以通过规律的周期性收缩和舒张来促使血液的流动循环，为我们人体组织和器官提供充足的血容量，以便供应所需的氧气和各种营养物质，同时带走产生的代谢废物，使人体内细胞发挥正常的代谢功能，以维持机体内环境的稳定。

（2）血液的濡养、保卫功能。血液由中土水谷精微所化生，含有人体所需的丰富的营养物质，对我们全身各脏腑组织器官都具有濡养和滋润的作用，如《难经·二十二难》言："血主濡之"。《素问·五藏生成》云："肝受血而能视，足受血而能步，掌受血而能握，指受血而能摄。"说明全身各个器官组织的生理功能无一不是在血液的濡养作用下才得以正常发挥的。血的濡养作用，可以明显地反映在我们人体的面色、肌肉、皮肤、毛发、感觉和运动等方面，血容量充足，濡养功能正常，则面色红润，肌肉壮实，皮肤和毛发润泽，感觉灵敏，运动自如；如若血容量亏少，濡养功能减弱，则我们人体可能出现面色萎黄，肌肉瘦削，皮肤干涩，毛发不荣，肢体麻木或运动无力失灵等临床症状表现。另一方面，血液还具有保卫机体的功能，即我们现代医学所讲的免疫力，是人体自身的防御机制系统，能够识别并清除外来性的病原微生物及其代谢产物，具有保卫人体的作用。中医学来讲，气血如果充盛，那么我们机体就可以抵御外邪，正如《医宗必读》中指出："气血者，人之所以赖以生者也，气血充盛则百邪外御，气血虚损，则诸邪辐辏，百病丛集。"为什么气血充盛，就可以护卫机体呢？因为血盛则气盛，而气盛则邪不能犯，正如《内经》所言："正气存内，邪不可干"，一旦人体气血亏虚，则百病生。

（3）肝脏、肾脏的代谢功能。肝脏是五脏之一，是我们人体最大的代谢器官，在新陈代谢过程中起着至关重要的作用。中医认为"肝主疏泄"，其可以调节人体内的气血津液以及精神情志活动以保持代谢功能正常，包括我们现代医学中所论述的激素代谢、维生素代谢和蛋白质代谢等。而为人体阴阳根本的肾脏，其"主水"功能可以调节平衡人体中的水液代谢过程。以现代医学角度讲，肾脏是维持内环境稳态的器官之一，不仅可以排泄新陈代谢中产生的废物，如尿素、肌酐等，还可以起到调节水、电解质平衡的作用。因此，肝肾两脏在人体内主导着各种新陈代谢活动，使体内不断地排出代谢废物，以维持我们人体内环境的稳态。

（四）三部之常见脉象

颅腔、胸腔、腹腔和盆腔是我们人体中重要器官的所在地和气血调控的"集散地"，以上四个腔如果发生气血运行障碍，则会容易出现血涌于上、血郁于胸、气滞于中和寒凝于下4种症状表现形式，那么见于寸口则可以分别形成溢、紊、聚和覆4种脉象。

1.溢脉证——亢奋型人格

主症：心烦易怒、失眠多梦、头痛头晕、记忆减退、口苦咽干、目花耳鸣等。溢脉证患者性格是多暴躁的，因为该患者长期处于交感神经亢奋（肝阳上亢）的状态，长此以往，则形成亢奋型的人格。在寸口位置切脉可以突破至腕横纹以上，甚至直达大鱼际处，故溢脉亦称上鱼际脉。

2.紊脉证——多变型人格

主症：心烦心慌、胸痛憋闷、身重气短、腰膝酸软、四肢麻木、疲乏无力等。紊脉证患者性格上经常自我克制，不断忍让他人，长此以往导致患者血行不畅，脉络瘀阻，出现心脏功能障碍。在寸口位置切脉，脉象可见大小不等、快慢不等和有力无力不等3种表现，故紊脉亦称三不等脉。

3. 聚脉证——抑郁型人格

主症：抑郁多疑，忧思寡言，纳差叹息，胸胁苦满，精神倦怠，心下痞硬等。聚脉证患者性格经常表现为内向型，心情经常抑郁沉默，久而久之此类患者处于交感神经功能抑制状态，最终形成抑郁型人格。在寸口位置切脉，可见在关部独盛，甚或如豆状，而寸尺俱弱，故聚脉亦称聚关脉。

4. 覆脉证——黏滞型人格

主症：腹满雷鸣、腹满纳呆、腹泻胀痛、身困疲乏、皮肤萎黄、阳痿早泄、常喜热食等。覆脉证患者性格多固执倔强，不听人劝，患者长期处于迷走神经兴奋的状态，最终形成黏滞型人格。此类患者可以见到大量寒湿性黏液积聚在肠中，进而形成"痰饮"，闻及肠鸣；如果黏液积聚于体表则可以见到暗黄无光泽的肤色；如果黏液积聚于血管则切脉可以见到长而弦之脉，且覆于尺后，故覆脉亦称弦长脉。

二、六病

1. 病因

中医学认为引起疾病的病因大致可以分为以下几类：六淫、疠气、七情内伤、饮食失宜、劳逸失度、病理产物及其他病因等；而现代医学认为引起人体疾病的常见致病因素，不外乎生物性因素、理化因素、营养性因素、遗传性因素、免疫因素、精神社会心理因素等。无论是中医学还是现代医学来讲，其病因都可以遵循以下规律：同一种致病因素侵入我们体内，可以出现不同的病理证候；不同的致病因素侵入我们体内，也可以出现相同的病理证候，我们将这两种现象分别称为"同病异治"与"异病同治"，这两种现象广泛存在于我们所谓的六病之中。

2. 病机

致病因素作用于人体后，会形成相应的刺激，进而可以引起人体自身产生阳性和阴性两种反应，正如维金斯基说："同一种刺激施加于同一组织，由于强度、频率和效应器灵活性的不同，可以呈现出兴奋或抑制两种截然不同的作用。"我们人体之所以可以产生阴性、阳性两种不同反应，其外在原因是刺激的强度和频率，而内在原因则是人体的灵活性，其中内在原因的灵活性在笔者看来可以起到关键作用。无论是生物性、理化、营养性、遗传性还是免疫、精神心理社会的致病因子作用于人体，只要其灵活性大于刺激的强度和频率，人体就可以表现出一系列兴奋性的证候，出现阳性反应。反之，灵活性如果小于刺激的强度和频率，人体就会表现出一系列的抑制性证候，出现阴性反应。那么，阳性反应可以扩张体内的血管，兴奋人体机能，升高体表温度；而阴性反应则可以促使收缩体内血管，抑制人体机能，降低体表温度。刺激有强弱之分，频率有快慢之分，所以我们只要在表、枢、里三部中不压制体内的正常反应，则可以表现为三阳证；若超过其正常反应则可以表现为三阴证，以上则可以说明致病因素与我们人体之间的变化规律，即为六病产生的机制。

3、病名来源

人体的表、枢、里三部可以根据其阴阳的不同病性进而划分为 6 类证候群，简称为"六病"。在表部为表阳病、表阴病；在枢部为枢阳病、枢阴病；在里部为里阳病、里阴病。无论任何一种疾病，病位都不离三部，病性不离六病。因此，三部六病可以认为是对疾病的高度概括。如《周易·系辞下传》言："易之为书也，广大悉备，有天道焉，有人道焉，有地道焉，兼三才而两之，故六。六者非它也，三才之道也。"

	阳性病 —— 表阳病
表部	阴性病 —— 表阴病
枢部	阳性病 —— 枢阳病
	阴性病 —— 枢阴病
里部	阳性病 —— 里阳病
	阴性病 —— 里阴病

（1）表阳病。

核心证：头项强痛。

纲领证：头项强痛、恶寒、脉浮。

《伤寒论》中第 1 条讲道："太阳之为病，脉浮，头项强痛而恶寒"。此条文被我们历代医家作为表阳病（太阳病）的提纲，同时也是表部疾病的总纲。我们人体头部是三阳之通位，表阳之专位则为头项部，头痛可以出现于三阳经病，但头项强痛只出现于表阳病中，故将"头项强痛"作为表阳病的核心证。表阳之气一旦被邪气所侵犯，卫阳之气则不能温煦肌表，故出现恶寒症状；正气抗邪于表，气血向外，故出现脉浮的症状。

（2）表阴病。

核心证：手足逆冷。

纲领证：手足逆冷、脉细欲绝或肢节痹痛。

《伤寒论》第 326 条："厥阴之为病，消渴，气上撞心，心中疼热，饥而不欲食，食则吐蛔"。此条被历代学者称为表阴病（厥阴病）的提纲，但提纲中却无对"手足逆冷"一症的记述，根据《伤寒论》第 327 条："凡厥者，阴阳气不相顺接，便为厥，厥者，手足逆冷者是也"，出现"手足逆冷"就代表着三阴三阳经手足经络的气血不相顺接，症状表现在四肢，归属于表部，故将"手足逆冷"作为表阴病的核心证，并依据其第 351 条："手足厥寒，脉细欲绝者，当归四逆汤主之"中的"脉细欲绝"一症补入为纲领证，细脉代表着血虚与阴虚，正所谓"细脉萦萦血气衰"，经脉血虚受风寒湿等邪气侵犯，致使阴阳气不相顺接，进而出现手足逆冷或肢节痹痛症状，而肢节痹痛并非必见症。

（3）枢阳病。

核心证：胸满热烦。

纲领证：胸满热烦、发热或往来寒热、咽干口苦、小便黄赤。

《伤寒论》第 263 条："少阳之为病，口苦、咽干、目眩也。"此条被作为枢阳病（少阳病）的提纲，热邪闭郁于枢部，不能出表，也不能入里，进而上迫头脑，出现口苦、咽干、目眩一系列的症状。此提纲中虽然没有对"胸满热烦"一症的记述，但根据《伤寒论》中第 96 条所讲："伤寒五六日中风，往来寒热，胸胁苦满，嘿嘿不欲饮食，心烦喜呕，或胸中烦而不呕，或渴，或腹中痛，或胁下痞硬，或心下悸，小便不利，或不渴，身有微热，或咳者，与小柴胡汤主之。""胸满热烦"其实是胸胁苦满和胸中烦热，是少阳病的共有症状，胸满位于膈肌之上，胁满位于膈肌之下，所以膈肌可以认为是人体上下之枢，而枢部也为人体上下、表里之枢，故将"胸满热烦"一证作为枢阳病的核心证；热甚则煎灼津液，则出现发热或往来寒热、咽干口苦以及小便黄赤等上述四症，以此作为枢阳病的纲领证。

（4）枢阴病。

核心证：心动悸。

纲领证：心动悸、短气、背恶寒、或脉微细。

《伤寒论》第281条："少阴之为病，脉微细，但欲寐也"。此条被历代学者作为枢阴病（少阴病）的提纲，微脉代表阳虚，细脉代表阴虚，脉微细则意味着枢阴的阴阳两虚，且以阳虚为主，"但欲寐"指出了人体的精神状态，代表了枢阴病阳虚阴盛的特点。但我们发现提纲中却无对"心动悸"一症的记述，那为什么将"心动悸"作为核心证呢？章太炎说："少阴心疾也"，少阴病的病位在心，"心动悸"则是必见症，故将其作为核心证。而"短气"则是心动悸后的必见症，同时"背恶寒"是心衰的预兆，"心动悸、短气、背恶寒"都是心病所导致的，故将"短气""背恶寒"补入为纲领证。

（5）里阳病。

核心证：胃家实。

纲领证：胃家实、发潮热、自汗出、大便难。

《伤寒论》中第180条："阳明之为病，胃家实是也"，此条被作为里阳病（阳明病）的提纲证，"胃家"就是指整个胃肠系统，而"实"是指肠实胃满，胃中燥热凝聚不下，致使津伤燥化，出现发潮热、自汗出、大便难等症，形成里阳实证，故将"胃家实"作为里阳病的核心证，将"发潮热、自汗出、大便难"作为纲领证。

（6）里阴病。

核心证：腹满。

纲领证：腹满、或吐、或利、时腹自痛。

《伤寒论》第273条："太阴之为病，腹满而吐，食不下，自利益甚，时腹自痛，若下之，必胸下结硬"。历代医家将此条作为枢阴病（太阴病）的提纲证，中焦脾虚有寒，脾气不运，气机升降失司，就会出现上吐、下利的症状，而出现"时腹自痛"是因为中土脾虚有寒，同时笔者认为"腹满"是一个病位与病性兼具的证候，故将其作为枢阴病的核心证，将"或吐、或利、时腹自痛"作为枢阴病的纲领证。

4. 六病论治

（1）表阳病论治。

主方：葛根麻黄汤。

组成：葛根 30g、麻黄 10g、杏仁 15g、石膏 30g、甘草 10g。

主药：葛根、麻黄。

治则：辛凉解表。

表阳病的主方，我们通常认为是麻黄汤和桂枝汤，但其实这与临床实践是不相符合的，表阳病是人体表部的阳性病证，宜辛凉解表，而不能以热治热，正如《伤寒论·伤寒例》记载道："桂枝阳盛，下咽则毙"，热证用热药，则会有抱薪救火之意，故表阳病宜用辛凉的药物。依据《伤寒论》中第 63 条："发汗后，不可更行桂枝汤，汗出而喘，无大热者，可与麻黄杏仁甘草石膏汤。"麻黄杏仁甘草石膏汤虽然是辛凉解表剂的代表方，但该方不能解决表阳病的核心证：头项强痛，而葛根具有发汗解表、止痛的作用，治疗头项强痛一症效果较好，故加入葛根一药，并将其取名为葛根麻黄汤，共奏宣肺热理肺气之功，临床疗效确切，所以被认为是表阳病的主方。

（2）表阴病论治。

主方：当归桂枝汤。

组成：当归 15g、桂枝 10g、白芍 10g、甘草 10g、细辛 5g、通草 10g、大枣 10 枚。

主药：当归、桂枝。

治则：温通血脉。

《伤寒论》中第 351 条："手足厥寒，脉细欲绝者，当归四逆汤主之。"

当归四逆汤被认为主治手足逆冷，脉细欲绝的血虚寒厥证，是表阴病的主方，当归治表虚，被视为表阴病的主药；而桂枝能温通表寒，被视为副主药，故当归四逆汤加入一味桂枝，更名为当归桂枝汤，以此突出其主药当归、桂枝的作用。方中当归甘温，活血补血；芍药养血和营；细辛、通草温通经脉以畅血行；大枣、甘草养血补虚、益气补中；全方共治表虚寒证。

（3）枢阳病论治。

主方：黄芩柴胡汤。

组成：黄芩30g、柴胡15g、白芍15g、石膏30g、知母30g、竹叶30g、甘草10g、大枣10枚。

主药：黄芩、柴胡。

治则：清热消痞。

我们可以在《伤寒论》一书中观察到，关于枢阳病篇的论述是最少的，但在临床实践中，其发病率是最高的，所以我们要重视枢阳病的论治大法。上文已经讲到，枢阳病的核心病证为胸满热烦，此证说明了其病位与病性，即病位在胸胁和病性为实热证，故而我们治疗枢阳病必须满足清热与消痞两个条件，黄芩能够清枢阳之热，而柴胡能消枢阳之痞，故枢阳病主方当为黄芩柴胡汤，其药物组成的选择，兼具清热、降火、除痞、益阴的功效，该方以黄芩汤为基础，加用柴胡以消痞、竹叶石膏汤清热降火以益阴，八药相合，共奏清、降、散、滋之功，构成清热消痞的大法，成为治疗枢阳病的主方。

（4）枢阴病论治。

主方：附子人参汤。

组成：附子10g、人参10g、茯苓15g、白术15g、白芍15g、五味子15g、麦冬30g。

主药：附子、人参。

治则：强心回阳。

枢阴病主要以心系疾病为主，其核心证为心动悸，故我们治疗枢阴病的方药要具有温阳益气、强心回阳的功效，其主方附子人参汤即为《伤寒论》中所讲的附子汤，为什么不直接取名为附子汤，而更名为附子人参汤？笔者认为是为了突显其主药附子、人参对于治疗心系疾病的重要作用，枢阴病主药附子具有回阳救逆、补火助阳的疗效，可以主治"背恶寒"一症；副主药人参具有补心脾之气的疗效，可以与附子共奏回阳益气固脱之效，故更名为附子人参汤，以突显其主药的作用；方中茯苓、白术、白芍温经助阳、祛寒除湿；麦冬、五味子酸敛固气，可抑附子之燥，与人参相配伍，则有生脉散之义；全方共聚强心壮阳、回阳救逆之功，是治疗枢阴病的主方。

（5）里阳病论治。

主方：大黄芒硝汤。

组成：大黄 15g、芒硝 10g、枳实 10g、厚朴 10g。

主药：大黄、芒硝。

治则：泄热除实。

里阳病，即人体里部中的热证与实证，故治疗需要采取泻热除实之法，选方为大承气汤的变方，即大黄芒硝汤，此方被我们称为里阳病的主方。大黄芒硝汤主治里阳病中的腑实证，其中实是指痰、水、血、食相互作用而成的实热证，治疗需峻下热结，故加重大黄、芒硝用量，并取名为大黄芒硝汤，以取急下存阴之意。另外在临床实践中，不同致病因素所导致的里阳病，我们需要对其进行辨证治疗，如痰的蓄积我们可以选用大陷胸汤与大陷胸丸；水的蓄积我们可以选用十枣汤；血的蓄积我们可以选用抵当汤、抵当丸和桃核承气汤；食的蓄积我们可以选用大承气汤、小承气汤与调胃承气汤，临床要根据患者的病情灵活辨用。

（6）里阴病论治。

主方：苍术干姜汤。

组成：苍术 15g、干姜 10g、茯苓 15g、甘草 10g。

主药：苍术、干姜。

治则：温里健中。

《伤寒论》中第 277 条讲道："自利不渴者，属太阴，以其脏有寒故也，当温之，宜服四逆辈。"里阴病是我们人体里部发生虚寒一类的疾病，治疗应采取具有温里作用的方药，即条文中的"四逆辈"，其具体指如四逆汤、理中汤温中一类的方药。苍术干姜汤作为里阴病的主方，其以甘姜苓术汤为基础，去白术加苍术演化而成，因苍术温中健脾的疗效相比于白术更好。里阴病主药苍术能够健脾温中燥湿；茯苓能够健脾利水；副主药干姜与甘草可以温补脾胃，全方共同达到温里阴而散虚寒的疗效。

5. 三部并病论治

（1）表部并病的论治。

主方：葛根汤。

组成：葛根 30g、桂枝 10g、麻黄 10g、白芍 10g、甘草 10g、生姜 10g、大枣 10 枚。

治则：和营解肌。

葛根汤是由桂枝汤加入葛根、麻黄演化而成的。方中葛根、麻黄共可以治疗表阳病，而桂枝汤可以治疗表阴病，故葛根汤可以认为是表部并病的合治之方。葛根汤具有发汗解表，升津舒筋之功效，是临床中治疗风寒束表、太阳经输不利证的常用方剂。所以在临床实践中，当表阳与表阴病难以分辨时，我们可以选用葛根汤治疗。

（2）里部并病的论治。

主方：生姜泻心汤。

组成：生姜 15g、干姜 10g、甘草 10g、黄芩 15g、黄连 10g、半夏 15g、党参 15g、大枣 10 枚。

治则：和中消痞。

生姜泻心汤主要治疗水热互结所导致的胃中不和、心下痞硬之证。临床中我们可以见到患者出现干噫食臭，腹中雷鸣，下利的症状，故治疗应当采取寒热并举，攻补兼施，以使胃气和的方药，比如生姜泻心汤。方中选用苦寒的黄连、黄芩，以泻心胸痞热；辛温的生姜、半夏，以消散胁下水气；甘温的人参、大枣，以补中州之土虚；辛温的干姜与甘温的炙甘草，共同温里散寒以消痞。

（3）枢部并病的论治。

主方：小柴胡汤。

组成：柴胡 24g、黄芩 10g、人参 10g、半夏 15g、生姜 10g、甘草 10g、大枣 12 枚。

治则：和解少阳。

小柴胡汤是治疗枢部并病的主方，我们可以见到患者出现往来寒热、胸胁苦满、心烦喜呕、口苦咽干等临床症状。枢部位居表里二部之间，一旦枢部发生变化，对表、里二部都有影响，故枢部可以反映全身的病理变化，而小柴胡汤可以和调枢部。其本方选用柴胡以清解少阳半表之邪，从外而解；黄芩清泄少阳半里之热；人参、甘草益气扶正；半夏降逆和中；生姜助半夏和胃；大枣助参、草益气扶正；姜、枣合用又可调和营卫，诸药合用，共奏和解少阳之功。

6. 六病合并病论治

1）表阳与里阴合并病。

（1）葛根汤证。

《伤寒论》中第 32 条："太阳与阳明合病者，必自下利，葛根汤主之。"

葛根汤方：葛根 30g、麻黄 10g、桂枝 10g、白芍 10g、甘草 10g、大枣 10 枚、生姜 10g。

此条文中的"下利"一症实际上可以认为是里阴病的病症，故此处可以将"阳明"改为"太阴"，即太阳与太阴合病。方中葛根、麻黄可以解太阳表邪，桂枝汤可以调营卫、散里寒，以解太阴之邪，全方共奏祛寒止痢之功，以治表阳与里阴的合并病。

（2）葛根加半夏汤。

《伤寒论》中第 33 条："太阳与阳明合病，不下利但呕者，葛根加半夏汤主之。"

葛根加半夏汤方：葛根 30g、麻黄 10g、桂枝 10g、白芍 10g、生姜 10g、大枣 10 枚、半夏 15g、甘草 10g。

此条文中的呕吐一症可以作为里阴病的病症，中土虚寒，气机升降失调，冲逆于上则发为呕，故本条应当以太阳太阴合并病论治。此方由葛根汤加半夏而成，方中葛根汤能够解表以散寒，加半夏则可以降逆止呕涤饮以和胃气。

（3）四逆汤证。

《伤寒论》中第 91 条："伤寒，医下之，续得下利，清谷不止，身疼痛者，急当救里，后身疼痛，清便自调者，急当救表。救里宜四逆汤。救表宜桂枝汤。"

四逆汤方：附子 10g、干姜 10g、甘草 10g。

此条论述表里缓急的治法。条文中"下利，清谷不止"一症即我们平常所讲的完谷不化，是里阴虚寒之证。此条虽为表里合病，但我们仍需分清缓急，不可以盲目合治，见"下利，清谷不止"，先用四逆汤救其里，待"清便自调"后，再救其表。

2）里阴与里阳合并病。

桂枝加大黄汤证。

《伤寒论》第 279 条："本太阳病，医反下之，因尔腹满时痛者，属太阴也，桂枝加芍药汤主之；大实痛者，桂枝加大黄汤主之。"

桂枝加大黄汤方：桂枝 10g、大黄 10g、白芍 20g、甘草 10g、生姜 10g、大枣 10 枚。

条文中"大实痛"一症是患者因外感合并肠中结实所致的疼痛，而桂枝加大黄汤正治外感合并里燥所致的腹满痛。方中大黄荡涤肠中结实以缓解腹痛；桂枝通阳发汗以解肌表；白芍敛阴以和营；甘草调中；生姜助桂枝散表邪；大枣调营以和血，全方可以认为是表里双解之剂，共奏温中泻实之功，属太阴阳明合病方。

3）表阳与枢阴合并病。

（1）麻黄细辛附子汤证。

《伤寒论》第 301 条："少阴病，始得之，反发热，脉沉者，麻黄细辛附子汤主之。"

麻黄细辛附子汤方：麻黄 10g、细辛 5g、附子 10g。

柯琴言："少阴主里，应无表证，病发于阴，应有表寒，今少阴始受寒邪而反发热，是有少阴之里，而兼有太阳之表也，太阳之表脉应不沉，今脉沉者，是有太阳之证而见少阴之脉也。"麻黄细辛附子汤主要治疗伤寒少阴，反发热的症状，方中麻黄解表，附子温阳，细辛主枢，属太阳少阴两解之方。

（2）麻黄附子甘草汤证。

《伤寒论》第302条："少阴病，得之二三日，麻黄附子甘草汤微发汗。以二三日无证，故微发汗也。"

麻黄附子甘草汤方：麻黄10g、附子10g、甘草10g。

麻黄附子甘草汤主要治疗治少阴阳虚，外感风寒证。症见恶寒身疼，无汗，微发热，脉沉微；或水病致身面浮肿，气短，小便不利，脉沉而小。《准绳·伤寒》记载道："麻黄、甘草之甘以散表寒，附子之辛以温寒气。"此方可谓是为太阳少阴合病而设。

4）表阳与枢阳合并病。

麻黄连轺赤小豆汤证。

《伤寒论》第262条："伤寒瘀热在里，身必黄，麻黄连轺赤小豆汤主之。"

麻黄连轺赤小豆汤方：麻黄10g、连翘15g、赤小豆30g、杏仁15g、生梓白皮（茵陈可代）15g、生姜5g、甘草5g、大枣10枚。

此方主要治疗阳黄兼有表证。症见发热恶寒，无汗身痒，周身黄染如橘色，脉浮滑，即表阳与枢阳的合并病。方中麻黄、杏仁、生姜辛散表邪以宣发郁热；连翘、生梓白皮、赤小豆清泄湿热；大枣、甘草调和脾胃。诸药合用，使湿热通过发汗和小便两条通路得以清泄，达到表里宣通，以治表阳与枢阳的合并病。

5）枢阴与里阳合并病。

大黄附子汤证。

《金匮要略》云："胁下偏痛，发热，其脉紧弦，此寒也，以温药下之，宜大黄附子汤。"

大黄附子汤方：大黄 10g、附子 10g、细辛 5g。

大黄附子汤主治枢阴与里阳合并病所致的寒积里实证。症见腹痛，连及胁下，发热，手足厥冷，大便困难，舌苔白腻，脉弦紧。尤在泾言："胁下偏痛，而脉紧弦，阴寒成聚，偏著一处，虽有发热，亦是阳气被郁所致，是以非温不能已其寒，非下不能去其结，故曰宜温药下之。"方中附子、细辛可以温经散寒；大黄可以泻下通便，全方共奏温下之功。

6）表阴与里阴合并病。

当归四逆加吴茱萸生姜汤证。

《伤寒论》第 352 条："若其人内有久寒者，宜当归四逆加吴茱萸生姜汤主之。"

当归四逆加吴茱萸生姜汤方：当归 10g、桂枝 10g、白芍 10g、细辛 5g、通草 10g、甘草 10g、大枣 10 枚、吴茱萸 10g、生姜 10g。

此条是承接《伤寒论》中第 351 条所讲述的"手足厥寒，脉细欲绝者，当归四逆汤主之"。患者症见手足逆冷，脉细欲绝，方药宜选当归四逆加吴茱萸生姜汤以散寒涤饮，降逆温中，养血通脉。柯韵伯言："此本是四逆，与吴茱萸相合，而为偶方也。吴茱萸配附子、生姜，佐干姜，久寒始去。"

7）枢阳与里阴合并病。

（1）栀子干姜汤证。

《伤寒论》第 80 条："伤寒，医以丸药大下之，身热不去，微烦者，栀子干姜汤主之。"

栀子干姜汤方：栀子 10g、干姜 10g。

本方即栀子豉汤去豆豉加干姜而成，为寒温并用、上清下温之剂。方中栀子苦寒以清少阳之热；干姜辛热以暖太阴之寒，二药相伍，清上热，温下寒，寒温同化。栀子干姜汤可以认为是治疗太阴少阳合并病中较简单的方药。

（2）生姜泻心汤证。

《伤寒论》第 157 条："伤寒汗出解之后，胃中不和，心下痞硬，干噫食臭，胁下有水气，腹中雷鸣下利者，生姜泻心汤主之。"

生姜泻心汤方：生姜 15g、半夏 15g、黄芩 15g、黄连 10g、甘草 10g、党参 15g、大枣 10 枚。

《医宗金鉴》记载道："名生姜泻心汤者，其义重在散水气之痞也。"方中生姜、半夏可以散胁下水气；人参、大枣可以补中州之土虚；干姜、甘草可以温里散寒；黄芩、黄连可以泄热消痞。此方备乎虚、水、寒、热之治，为攻补兼施、寒热互用之温清方剂。

8）枢阳与里阳合并病。

茵陈蒿汤证。

《伤寒论》第 236 条："阳明病，发热汗出者，此为热越，不能发黄也。但头汗出，身无汗，剂颈而还，小便不利，渴饮水浆者，此为瘀热在里，身必发黄，茵陈蒿汤主之。"

茵陈蒿汤方：茵陈 30g、栀子 10g、大黄 10g。

《伤寒论》第 260 条："伤寒七八日，身黄如橘子色，小便不利，腹微满者，茵陈蒿汤主之。"

茵陈蒿汤证是枢阳与里阳合并病之一，茵陈蒿汤在临床中主要治疗湿热所致的黄疸病，其患者症见身面目俱黄，色鲜明如橘，腹部微胀满，口干，小便不利，舌苔黄腻，脉沉实或滑数。方中茵陈可以清热利湿，疏利肝胆；栀子可以清泄人体三焦的湿热，并可退身面目之黄；大黄可以导热下行，通肠利便，三药相伍，使湿热之邪从二便排出，湿去热除，则橘黄自退。

7. 与溃疡性结肠炎相关病证

（1）桃花汤证。

《伤寒论》第 306 条："少阴病，下利，便脓血者，桃花汤主之。"

《伤寒论》第 307 条："少阴病，二三日至四五日，腹痛，小便不利，下利不止，便脓血者，桃花汤主之。"

桃花汤方：赤石脂 30g（一半全用，一半筛末）、干姜 9g、粳米 30g。

正误补缺：太阴病下利便脓血者，桃花汤主之。

诠释：此方属太阴病的虚寒证，病位在人体里部，治久痢不愈、便有脓血、腹痛喜温喜按、舌质淡苔白、脉迟弱或微细的患者。现用于治疗痢疾后期、伤寒肠出血、慢性肠炎、溃疡病等属于脾肾阳虚的患者。

（2）生姜泻心汤证。

《伤寒论》第 157 条："伤寒汗出，解之后，胃中不和，心下痞硬，干噫食臭，胁下有水气，腹中雷鸣，下利者，生姜泻心汤主之。"

生姜泻心汤方：生姜 15g、半夏 15g、黄芩 15g、黄连 10g、甘草 10g、党参 15g、大枣 10 枚。

诠释：生姜泻心汤治疗心下痞，寒热错杂兼水气食滞证。患者症见心下痞满硬，干噫食臭，肠鸣辘辘，下利。现用于治疗慢性胃炎、幽门梗阻、肠炎、十二指肠球部溃疡、胃下垂、胃扩张等属于胃阳虚弱，水饮内停的病症。

（3）黄连汤证。

《伤寒论》第 173 条："伤寒，胸中有热，胃中有邪气，腹中痛，欲呕吐者，黄连汤主之。"

黄连汤方：黄连 9g、甘草 9g、干姜 9g、桂枝 9g、人参 6g、半夏 6g、大枣 12 枚。

正误补缺：伤寒解之后，胸中烦热，胃中不和，腹中痛，欲呕吐者，黄连汤主之。

诠释：本证可以认为是寒邪入里，深入胸中，传而为热，进而形成"胸中有热"；同时，寒邪深入胃脘部，传而不化，凝结于中焦，故觉腹中痛。现用于治疗腹痛、腹泻、湿热黄疸等属于上热下寒的患者。

（4）白头翁汤证。

《伤寒论》第 371 条："热利，下重者，白头翁汤主之。"

《伤寒论》第 373 条："下利，欲饮水者，以有热故也，白头翁汤主之。"

白头翁汤方：白头翁 15g、黄柏 12g、黄连 6g、秦皮 12g。

诠释：本证的症状多由热毒深陷血分，下迫大肠所致，治疗应当以清热解毒，凉血止痢为主。热毒熏灼肠胃气血，化为脓血，故见下痢脓血，且赤多白少；热毒阻滞气机，不通则痛，故见腹痛、里急后重感；渴欲饮水，舌红苔黄，脉弦数为热毒内盛之象。现多用于治疗溃疡性结肠炎、阿米巴痢疾、细菌性痢疾等属于热毒偏盛的患者。

（5）葛根黄芩黄连汤证。

《伤寒论》第 34 条："太阳病，桂枝证，医反下之，利遂不止，脉促者，表未解也；喘而汗出者，葛根黄芩黄连汤主之。"

葛根黄芩黄连汤方：葛根 30g、黄芩 10g、黄连 10g、甘草 6g。

正误补缺：太阳病，外证未除，而数下之，遂协热下利，若汗出而喘者，表未解也，麻黄杏仁甘草石膏汤主之。表解已，利下不止者，葛根黄芩黄连汤主之。

诠释：本证的症状多由伤寒表证未解，邪陷阳明所致，治疗应以解表清里为主。表证未解，里热已炽，故见身热口渴，胸闷烦满；里热上蒸于肺则作喘，外蒸于肌表则汗出；热邪内迫，大肠传导失司，故下利臭秽，肛门灼热；舌红苔黄，脉数皆为里热偏盛之象。现用于治疗溃疡性结肠炎、急性肠炎、细菌性痢疾、肠伤寒、胃肠型感冒等属表证未解，里热更甚的患者。

（6）乌梅丸证。

《伤寒论》第 338 条："伤寒脉微而厥，至七八日肤冷，其人躁，无暂安时者，此为脏厥，非蛔厥也。蛔厥者，其人当吐蛔。令病者静，而复时烦者，此为脏寒，蛔上入其膈，故烦，须臾复止，得食而呕，又烦者，蛔闻食臭出，其人常自吐蛔，蛔厥者，乌梅丸主之。又主久利。"

乌梅丸方：乌梅 480g、细辛 180g、干姜 300g、黄连 480g、当归 120g、附子 180g、蜀椒 120g、桂枝 180g、人参 180g、黄柏 180g。

正误补缺：区别脏厥与蛔厥。脏厥者以四逆汤，蛔厥者以乌梅丸。

诠释：乌梅丸具有缓肝、调中、清上、温下之功效。此方可以认为是厥阴、少阳与太阴的合并病，属于杂病的范畴。患者症见巅顶头痛、腹痛下利、躁烦呕吐、手足逆冷。现不仅用于治疗溃疡性结肠炎、肠易激综合征等消化系统疾病，还可用于内分泌、肿瘤、呼吸、心血管等系统疾病。

第四节 三部六病学说协调疗法

协调疗法是三部六病学说的重要组成部分，其重点在于可以使人体达到和谐稳定的状态，因此可以认为是对《伤寒杂病论》中"和法"的继承和延申。由于组方之妙，辨证之明，运用之广，疗效之佳，协调疗法越来越多地被医者所接受，并且加以应用和探求。

（一）协调疗法的内涵

气血可以反映出人体的整体性，若气血运行通畅则可以实现我们人体的统一。现如今，我们人体整体的气血失调已经成为许多疾病的最基本病因。为此，三部六病学说创造性地提出了协调疗法，对于我们人体表部、里部和枢部，分别可以用葛根汤、生姜泻心汤和小柴胡汤来进行协调，方法具体包括调血（体液调节）、调气（神经调节）、调情（心理调节）、调志和调神五个方面，主要治疗整体气血不协调所导致的与气血紊乱相关的疾病。协调疗法提出的理论依据来源于《伤寒论》中所讲的第148条："伤寒五六日，头汗出，微恶寒，手足冷，心下满，口不欲食，大便硬，脉细者，此为阳微结，必有表，复有里也……可与小柴胡汤。"此条文中虽然看似表里、阴阳之证皆有，六病俱全，如表阳病的"微恶寒"；表阴病的"手足冷"；里阳病的"大便硬"；里阴病的"心下满"；枢阳病的"头汗出"；枢阴病的"脉微细"，但是此证既不属于表部疾病，也不属于里部疾病，而是枢部的疾病；既不是阳证疾病，也不是阴证疾病，而是属于寒热错杂的疾病，既然"可与小柴胡汤主之"，可见小柴胡汤方药可以协调人体的阴阳、表里，通调三焦气机，使机体达到寒热互抵、虚实互补、升降有序、收散互循的状态，即所说的整体协调状态。笔者认为协调疗法中方剂的选择需要同时满足寒、热、补、泻、升、降、收和散八种性质，以此可以适应人体各种疾病病理反应，纵观《伤寒论》中的经方只有小柴胡汤兼具此八种性质，所以选用小柴胡汤作为协调疗法的基方。因此，我们可以认为协调疗法有着广泛的适应证，只要机体不出现大寒、大热、大虚、大实六病以外的疾病都可以适用。协调疗法是针对我们整体不协调所致的气血紊乱疾病的主要治疗方法。

（二）协调疗法的法则

1. 协调阴阳法则

《黄帝内经》言："阴阳者，天地之道也，万物之纲纪，变化之父母，生杀之本始，神明之府也。"阴阳是我国古代的哲学思想，是对自然界相互关联的某些事物或现象对立双方的概括，具有对立、统一和互化的特点。其中，笔者认为阴阳对人体至关重要，其关乎着人体脏腑的生理功能、病理变化和疾病的诊断治疗等，正如《素问·至真要大论》中所讲："谨察阴阳所在而调之，以平为期。"人体进行生命活动的根本就是要达到阴平阳秘的状态，即机体内应当要处于阴阳平和协调的状态，这是中医"治病求本"的核心内涵。"阴平阳秘，精神乃治"，是对我们人体正常生理状态的概括描述，如果阴阳失衡，那么机体就会处于"阳胜则阴病，阴胜则阳病"的病理状态，甚至会出现"阴阳离决，精神乃绝"的危重病理状态。因此，要使我们机体达到"阴平阳秘"的动态平衡状态至关重要。而气血的调和是平衡我们人体阴阳的根本，如《景岳全书》所言："人有阴阳，即为血气。阳主气，所以气全则神旺；阴主血，所以血盛则形强。"由此可见，循行人体周身的气血，是我们进行生命活动的物质基础。如果血气不和，必然导致人体中阴阳的失衡，那么疾病就会产生，正如《黄帝内经》中讲道："血气不和，百病乃变化而生。"此时，医者可以通过协调阴阳的疗法使机体恢复到"阴平阳秘"的状态，使寒、热、虚、实过度之疾，化解于无形之中。

2. 协调奇治法则

笔者认为所谓奇治是借自然之道而治，顺自然之道、借势而为的治疗方法。协调奇治的法则可以认为是时间疗法，借人体自身之气的升、降、聚、散运动，和自然界寒、热、温、凉四气的变动，以应寒、热、虚、实之四性。简单来说，就是升以制寒、降以制热、聚以制虚和散以制实，使人体自身的疾病顺势而消。举个例子，要冬天下雪后形成的冰块，我们要想使冰块融掉，那么我们可以用火烤的方法使其融化，这就是我们所说的寒用热消的正治方法，这种情况我们需要费人力、物力和财力。如果我们借用春天上升的温暖之气，那么就不会费人力、物力和财力，冰块自然而然地被融化，这就是所谓的奇治。寒用热消的正治是要依人为之道，而奇治则依自然之道。以热祛寒，以寒消热，以补治虚，以泻治实，人为而治，则有"李代桃僵"之虞；如果借自然之道，升以治寒，降以治热，聚以治虚，散以治实，则有"以逸待劳"之妙。

（三）协调疗法的机制

1. 阴阳的双向调节

阴阳的双向调节是我们中医调节规律思想的重要内容，《黄帝内经》所言的"节阴阳而调刚柔""亢则害，承乃制，制则生化"等阐明了人体生克制化的规律，换而言之就是平常所讲的抑制与促进人体阴阳的双向调节规律。临床中所进行的辨证论治本质也是一种关乎人体阴阳的双向调节，其目的就是使人体的气血运行正常，以达到机体阴阳的动态平衡。这一调节过程可以调动机体的自身能力，从而发挥高效化的疗能，使该同化的同化，该异化的异化，最终达到我们机体高度协调的自身疗能目的。有学者提出，"异病异证而能通治的方药，一般都具有双相调节效应。"临证治疗中医者可以通过方药的双向调节作用调控机体的寒热、虚实、表里、阴阳矛盾对立面的"证"，使机体达到阴静制阳，阳动促阴的平衡状态。

2. 机体免疫功能的增强

免疫功能是人体通过"存己排异"达到自身稳定性的生理保护功能。当机体的免疫功能低下、"存己排异"的功能减弱时，那么人体自身保护的稳定性就会失调甚至被破坏，从而导致疾病的发生。现代医学认为人体的免疫功能与中医所讲的阴阳大体是相类似的，生理状态下我们机体的免疫功能正常，也就是中医的阴阳是处于动态平衡的状态；而病理状态下我们自身免疫功能的失衡也与中医学所讲的阴阳失衡有着密切关系，都会随着内、外环境的变化而变化。《类经附翼·大宝论》中言："阴阳二气最不宜偏，不偏则气和而生物。"所以增强机体的免疫功能，即纠正阴阳的失衡以达到"阴平阳秘"状态，有利于机体自身的"协调"。笔者认为协调疗法的治疗范围较广，且有防御疾病的作用，其机制可能与机体免疫功能的增强有关。

3. 人体的自调节功能

自调节系统，是我们生命本能中的一个重要系统。生命活动从自塑自我到自我修复、自我更新、自主排异、自主应变以及系统内部器官、组织之间的活动都是由自调节系统所主宰的。也就是说在生命过程中，一切器官、组织的功能障碍，都可以在自调节系统的活动中恢复至常态。人体是一个复杂的自调节系统，但也是一个相对完善的自防御系统。如果机体的自身整体功能协调，那么可以根据自身的需要去发挥自调节功能，防御外邪，达到人体的"协调"状态，以保证机体可以进行正常的生命运动。协调疗法旨在充分发挥机体的自身疗能作用，同时最大限度地恢复我们人体的自调节功能，以达到治疗疾病的目的。

4. 中药的多效性调节作用

现代医学认为中药是一种具有多成分的集合体，具有多效性调节作用。中药所含的拮抗性成分是其具备多效性调节作用的基础，而人体的机能状态则是中药产生多效性调节作用的重要条件。例如大黄，当我们人体处于里阳病的腑实燥结时，其能够清热通肠，发挥斩关夺将的威效。在人体处于血证的治疗时，大黄如果配伍得当，那么止血的效果就显著。大黄治疗虚证、血证，与其擅治实证、热证的攻泻作用形成了鲜明的对比，这就体现了中药的多效性调节作用。笔者认为，其药物的多效性调节作用可谓是协调疗法具有广泛疗效的前提基础。

（四）协调基础方的组成与适应证

【药物组成】

柴胡 15g、黄芩 15g、苏子（代半夏）30g、川椒（代生姜）10g、党参 30g、甘草 10g、大枣 10 枚。

【方义】

方中以紫苏子代替辛温有毒、不利久服的半夏；温中散寒、热而不伤津的川椒代替生姜。方中寒有黄芩，热有川椒，补有党参，泻有甘草，升有柴胡，降有半夏，收有大枣，散有柴胡，诸药相互牵制，协调共济，共同组成具有协调性的"和法"方药。

【适应证】

整体病具有广泛性，任何疾病基本都可以被认为是整体病，都有其局部表现和全身反应。局部与整体在疾病过程中相互影响，相互制约。三部六病学说认为气血可以反映我们机体的整体性，气血循行可以达成我们机体的统一，所以整体病可以认为是通过气血的循行变化从而表现于外的。临床实践表明，人体阴阳气血的失调表现于寸口所形成的病理性特异脉，此脉可以认为是整体病最客观、最本质的指征。《素问·生气通天论》言："阴平阳秘，精神乃治。"人体整体的阴阳气血动态平衡如果失调，疾病便会随之产生，这与机体的体质、精神心理状态、社会环境等诸多因素密切相关，是长时间逐渐发展而形成的。小柴胡汤证即体证则是人体整体病的不协调表现，临床如果单纯采取攻补温清的治疗方法，都不能够使整体病自愈，相反，如果采用整体的协调疗法，使整个人体达到平衡稳定的状态，那么疾病就会痊愈。因此，协调疗法具有促进我们机体整体恢复正常功能的疗效，值得医者推广。

与 UC 有关的协调方剂

1. 利肠汤

【组成】

白芍 30g、甘草 30g、威灵仙 10g、芦荟 5g。

【煎服法】

上药四味，加水 500mL，煮取 200mL，倒出药汁，再加水 300mL，煮取 100mL，去滓，两次药汁相合，煮沸。患者分温三服，空腹为宜。

【适应证】

便秘型溃疡性结肠炎。

按：

习惯性便秘是指长期的慢性功能性便秘，多因胃肠平滑肌痉挛所致的肠蠕动减慢或胃肠功能低下、自主神经功能紊乱引起。如果用传统中药大黄、芒硝，虽然容易通便，但是有伤人体之阴的弊端。此外，现代研究表明大黄含有鞣酸物质，先泻后涩，久用则会使大便难以排出，所以更换中药大黄。利肠汤可以认为是芍药甘草汤加上威灵仙、芦荟而成，方中芍药甘草汤可以缓解平滑肌痉挛，松弛平滑肌，使肠蠕动速度增快；威灵仙可以通络行气，使胃肠气机通利；芦荟可以泻下通便，诸药合用，共奏通利肠胃之功，使干结粪便一涌而下，久用多验。

2. 三核二香汤

【组成】

川楝子 30g、橘核 30g、荔枝核 30g、小茴香 15g、广木香 15g、大黄 10g。

【煎服法】

上药六味，加水 500mL，煮取 200mL，倒出药汁，再加水 400mL，煮取 100mL，去滓，两次药汁相合，煮沸。患者分温三服，空腹服为宜。

【适应证】

腹满寒疝、腹中雷鸣、腹泻型溃疡性结肠炎。

按：

本方六味药物，寒热并用，川楝子、橘核、荔枝核三核可以燥湿消炎；广木香、小茴香二香可以温中散寒、健脾行气，故起名为"三核二香汤"。五药合用，寒热并施，使胃肠道积聚的黏液借大黄之力排出体外。使用三核二香汤的患者，临证多见右尺长弦脉，因平素喜食生冷食物，所以导致肠中辘辘有声，中医称之为腹满寒疝。同时，腹满寒疝的患者服本方后可以排出大量胶冻样积聚物。如果与小柴胡汤相合则可以组成调肠汤，具有局部、整体双关治疗之效。

3. 调神汤

【组成】

协调基础方加石膏 30g、牡蛎 30g、桂枝 10g、车前子 30g、大黄 5 ～ 10g

【煎服法】

上药十二味，加水 1000mL，煮取 300mL，倒出药汁，再加水 800mL，煮取 200mL，去滓，两次药汁相合，煮沸。患者分温三服，以空腹服为宜，忌食生冷、油腻。

【适应证】

自主神经功能紊乱（神经衰弱、神经官能症）、癔病型溃疡性结肠炎、精神分裂症等，以及头痛、失眠、心烦等症见上鱼际脉，辨证为阳亢气滞。

按：

调神汤方药的组成依据源自《伤寒论》中的第 107 条："伤寒八九日，下之，胸满烦惊，小便不利，谵语，一身尽重，不可转侧者，柴胡加龙骨牡蛎汤主之"化裁而来。此方可以调节人体脑肠轴功能紊乱所导致的溃疡性结肠炎等疾病，行之有效。方中小柴胡汤针对胸满，协调整体；石膏、牡蛎针对心烦、心悸；车前子针对小便不利和身重；桂枝针对身重不可转侧；大黄针对谵语。化裁后的调神汤，兼具寒热、升降和收散并用，可以促使机体达到一个有机协调的状态。

4、调肠汤

【组成】

调胃汤加大黄倍量（10g），小茴香 15g、川楝子 30g。

【煎服法】

上药十二味，加水 1000mL，煮取 300mL，倒出药汁，再加水 800mL，煮取 200mL，两次药汁相合，煮沸。患者分温三服，以空腹服为宜。

【适应证】

溃疡性结肠炎、过敏性结肠炎、十二指肠炎、前列腺炎、腹满时痛而见脉长弦。

按：

本方实为调胃汤加倍大黄用量，再合"半三核二香汤"组成。调肠汤重点在于取川楝子以代三核，小茴香以代二香，二药合用以温中散寒，寒热共济，加入调胃汤后，作用可以下移至下腹部，以此用来治疗相关肠胃的疾病；大黄加倍量能够使肠道推陈生新。该方的应用指征为患者右尺见长弦脉、十二指肠球部有压痛。调肠汤方药的组合体现了整体与局部相协调的治疗原则。

第五节　原因疗法

原因疗法是由现代著名经方临床家、教育家胡希恕先生提出的一种诊疗方法，初见于《辨证施治概论》，文中提到："适应人体的抗病机制的治疗，可以说是最理想的一种原因疗法。"原因疗法是在不断分析、总结、归纳运用经方辨证施治治疗大量临床疾病的经验的基础上形成的，体现了经方辨证施治的实质，即基于患病人体的一般规律反应，适应整体，讲求疾病的通治方法。患病人体的一般规律反应是什么，胡老认为，实际为六经八纲辨证规律，此为疾病的病机核心。明确患病人体六经八纲这样的规律反应是如何产生的，才能制定恰当的治疗原则，而进一步处方用药。目前原因疗法已经广泛应用于哮喘、心悸、眩晕、慢性肾衰等多种内科疾病以及血证、痹证、外感发热等血液、关节、外感病证和焦虑、抑郁等情志疾病的治疗，取得了良好的临床疗效，现进一步陈述如下。

一、原因疗法介绍

（一）原因疗法的产生背景

原因疗法是基于六经八纲辨证规律而产生的，体现了对经方的病因病机的认识和应用，而经方理论体系起源于朴素的生活实践规律中。把握人体、自然界的正常发展变化规律，就能了解异常情况出现的原因，从而找到应对之策。这些异常情况反映于自然界就是恶劣气候、灾害等,反映于人体就是疾病,所谓异常,即违背正常规律,偏离生长化收藏的自然生理轨迹,大致可分为太过与不及两种情况,太过为实,不及为虚。治疗时顺应人体自然变化规律,纠偏扶正,就能使人体回归正常生理轨迹,则病可愈,因此说原因疗法是一种简单、实用、便捷、有效的治疗方法。

早在神农时代,我们的祖先就已经学会了根据季节、昼夜变化规律而调整生活起居,日出而作,日落而息,根据太阳的朝向建造房屋,根据季节种植不同作物等,逐渐领悟到"天、地、人"相应及阴阳变化之理。在疾病方面,人们发现,淋雨涉水后出现的发热、恶寒、头痛等不适,通过烤火取暖、饮热汤发汗可以得到缓解;冒受暑热后的烦渴、汗出、头昏,通过饮凉、冷浴可以止渴降温而解除;外伤脓肿,用砭石切割引脓液流出后能够更快痊愈;误食毒物、饮食积滞呕吐后往往能够缓解……总结出"寒者热之,热者寒之"的寒热阴阳之理和顺病势而为的治疗原则,并逐渐发展形成了单味药、复方、针刺、艾灸、导引等多种疗法来治疗疾病。经方理论体系就是在这个过程中形成的,根据病人表现出的症状,明确疾病的病因、病机、病势,而立法用药治疗,使人体复归常态。正如《汉书·艺文志》所言:"经方者,本草石之寒温,量疾病之浅深,假药味之滋,因气感之宜,辨五苦六辛,致水火之齐,以通闭解结,反之于平。"

而一些后世医家不了解经方的理论,甚至误读传统,认为经方无理论、不讲病因病机,治疗时采用医经、时方的病因治疗、审因论治,而脱离了经方思维,致疗效不佳。一个较常见的错误认识就是认为《伤寒论》专治外感,《金匮要略》主治杂病,把《伤寒论》书中伤寒解释为伤于寒邪,中风解释为中于风邪,温病解释为感受温热邪气。实际上,《伤寒论》中的伤寒、中风、温病只是以症状命名,而并非病因,《伤寒论》《金匮要略》中的病为各种常见病,都是以六经八纲理论来指导方证,二书并不以外感内伤而分。这正如清代医家柯韵伯所云:"仲景之六经为百病立法,不专为伤寒一科,治无二理,咸归六经节制。"另一个错误认识在于认为《伤寒论》所论六经与《黄帝内经》六经一致,实际上,《伤寒论》所论六经源于八纲，而《黄帝内经》所论六经与脏腑经络有关，二者为两大理论体系。以上两个错误认识均在于以《黄帝内经》释《伤寒》，而仲景书本与《黄帝内经》无关，仲景书来自上古神农时代至汉代用方证治病的经验总结，是自成体系的经方医学体系。到魏晋南北朝时期，中医理论中加入五运六气，混淆了很多概念，致使经方理论含糊不清，不易读懂，甚至造成误读传统。对此，章太炎指出这是中医的劫难："中国医药，来自实验，信而有征，皆合乎科学，中间历受劫难，一为阴阳家言，掺入五行之说，是为一劫，次为道教，掺入仙方丹药，又一劫；又受佛教及积年神鬼迷信影响；又受理学家玄空推论，深文周内，离疾病愈远，学说愈空，皆中国医学之劫难。"

结合上文所述，仲景书是经方原创思维理论体系，体现最朴素的生长变化规律法则，书中所述病证产生的主要原因，不是由于疾病的外在刺激，而是由于人体抗御疾病机制的内在作用产生的。这正如近代唯物辩证法提出的："外因是变化的条件，内因是变化的依据，外因通过内因而起作用。"仲景书所立治法方药是顺应人体的抗病机制而产生的，意在恢复人体正常生理状态。胡希恕以经方原创思维结合近代唯物辩证法阐释经方的病因病机，提出了原因疗法，使疾病的治疗回归到人的身上，适应人体变化规律，从而促进疾病向愈。

（二）原因疗法的内涵

胡希恕提出的原因疗法属于经方辨治理论的概念，这里所指的原因，并非指引起发病的病因，而是"六经八纲的规律"。人身以阴阳为总纲，疾病的各种症状，不外乎表、里两个病位与寒、热、虚、实四种病性之间。其中，表属阳，里属阴，寒、热、虚、实往往相互错杂，虚寒属阴、虚热属阳、实寒属阴、实热属阳。胡老认为，六经由八纲升华而来。仲景《伤寒论》所论病证不全以表里囊括，还存在位于表里之间即半表半里的情况，半表半里主枢机，邪气位于半表半里既可从表而出，又能向里深入，这是对八纲内容的重要补充。六经即是根据疾病的发生部位、寒热趋向及正邪盛衰关系，以阴阳总括寒、热、虚、实4种病性，与表、里、半表半里3个病位相结合，将疾病的传变规律归纳为6个彼此相对独立却又互相联系的层次，即太阳、阳明、少阳、太阴、少阴、厥阴。具体而言，表阳证属太阳，表阴证属少阴，半表半里阳证属少阳，半表半里阴证属厥阴，里阳证属阳明，里阴证属太阴。六经病用来阐述人体患病的六种基本情况，也就是一般规律，由于六经来源于八纲，因此称为"六经八纲的规律"。

六经八纲的规律反映了疾病的病因病机，其产生正是机体正气与致病邪气的斗争过程与状态的体现，换言之，是机体抗病机制的体现。如寒则战栗，热则汗出，是最常见的一种人体抗御外界刺激的表现，遇寒则通过战栗振奋卫气以使抗邪有力，驱邪外出；遇热则通过汗出使热邪随汗而解。临床上，人体体质各有偏颇，易受虚邪贼风侵袭而患病，即所谓邪之所凑，其气必虚，表现为阳证、阴证、表证、里证、半表半里证。所谓表证，即是人体欲借发汗的机转，使邪气随汗自体表而出以解除其病的反应；所谓里证，即是人体欲借排便或涌吐的机转，使邪气自消化道而出以解除其病的反应；所谓半表半里证，即是人体欲借诸脏器的协同功能，使邪气自呼吸、大小便、出汗等途径而出以解除其病的反应。此为基于人体的自然生理结构抗病的方式，因此表、里、半表半里规定了病位反应。若人体的机能旺盛，则就有阳性的一类证反应于病位；若人体的机能沉衰，则就有阴性的一类证反应于病位，因此阴、阳规定了病性反应。阳证、阴证、表证、里证、半表半里证，合而为六经病。简言之，邪气侵袭机体，人体正气奋起抗争，便开始正邪斗争，以六经八纲的规律表现为各疾病，正胜邪却，则疾病痊愈，正不胜邪或邪胜正衰，则疾病缠绵难去、逐渐深入。正如《素问·评热病论》所言："今邪气交争于骨肉，而得汗出者，是邪却而精胜也。精胜则当能食，而不复热。复热者，邪气也。汗者，精气也。今汗出而辄复热者是邪胜也，不能食者，精无俾也。病而留者，其寿可立而倾也。"此外，临床上病情错综复杂，有表有里，也有半表半里；有寒有热，也有寒热错杂；有虚有实，也有虚实夹杂，慎不可简单认为六经病证非此即彼，即六经病之间相互关联，这种联系被称为六经合并、并病、传化等，其本质与人体抗病机制的改变所致有关。原因疗法就是探索为何人体会产生六经八纲及其传变的规律，判别机体邪正盛衰，对人体抗病状态进行整体调整，以达到更好的治疗效果的一种治疗方法。

（三）原因疗法的应用原则

原因疗法总的应用原则是适应人体的抗病机制而制定恰当的治疗方法。邪气入侵机体后，若正胜邪却，则疾病往往不治而愈，此时六经病证表现较为轻微或不典型，然而人体自然生理机能有限，虽调动正气奋起抗邪仍不能胜邪，导致疾病缠绵难愈，表现出典型的六经病证，此时则需要通过治疗尽早干预，以控制病情进展，防止传变。人体抗病就是祛邪外出的过程，邪气的出路包括汗液、大小便、呼气等，因此人体抗病就是借发汗、排便或涌吐的机转通过体表、消化道而祛除邪气，前文已述，表、里、半表半里规定了病位，反应了祛邪的趋势，阴、阳规定了病性，反应了正气的盛衰，这一过程的反应被称为六经八纲的规律。原因疗法在应用时首先分析病位、病性，明确疾病当下所处的六经阶段，是否有合并、并病等传变，了解邪正斗争的状态及抗邪外出的机转，借助药物、针刺、艾灸等法以扶正祛邪。具体而言，证在表多用汗法，即发汗祛邪法。表证又分阴阳，表阳证，解表发汗即可；表阴证，则须温里发汗。证在里，亦分阴阳，里阳证泻下清里热；里阴证，则须温里强壮祛里寒。证在半表半里，多用和法，半表半里阳证，以和解清热为主；半表半里阴证，则须温阳和中。至于其具体治法，不拘泥于药物，仲景在《伤寒论》中尚提及针刺、艾灸、熏法、扑粉及蜜煎导等法，如针刺期门泄血室之热、泄肝热，针刺祛风，艾灸回阳，熏法取汗，扑粉防寒，蜜煎导通便等，皆是适应抗病机制治疗，现代临床亦在沿用。以上诸法，调和脏腑，疏通气血，使正气抗邪有力，适应人体的抗病机制，从发汗、排便、呕吐等途径祛邪外出，则疾病自然可解。

下文举《伤寒论》中具体病证为例，展示原因疗法应用的思路，如第36条云："太阳病，头痛发热，身疼，腰痛，骨节疼痛，恶风，无汗而喘者，麻黄汤主之。"头项强痛、身疼等痛症，既是由于寒邪侵袭、凝滞经脉所致，同时也是气血凝聚抗邪的表现，且往往头项强痛为甚，这是由于机体上部血液充盈的程度较甚。恶风发热是由于卫阳集中于体表抗邪所致。喘，是肺气宣发祛邪外出的表现。脉浮是气血浮越体表所致，而无汗是由于寒邪闭塞腠理，正邪相持，难以开通腠理而发汗，以上证候说明寒邪入侵后，人体把大量气血驱集于体表以抗邪，以上半身为主，欲汗出而不得汗出的一种情况。病位在表，病性属阳，辨属太阳，治疗上以麻黄汤发汗解表，同时可借助针刺风池、风府等穴开太阳郁闭，泄太阳邪气，适应人体欲汗出的病机，从而达到汗出以祛邪。又如第139条云："结胸者，项亦强，如柔痉状。下之则和，宜大陷胸丸。"结胸表现为心下硬满而痛，这是由于误下后邪热内陷，津液聚集以对抗邪热，水热互结，气血凝滞于胸所致。颈项强，这是由于水热互结而失于濡养筋脉所致。脉沉紧，是由于阳气内伏所致。由以上的证候分析，说明人体把大量阳气津液聚集于内，欲推动水热下行而不得。病位在里，病性属阳，辨属阳明，因此，治疗上以大陷胸丸攻逐利气，适应人体欲引邪下行的病机，从而达到陷下以平之的目的。

二、原因疗法在溃疡性结肠炎中的应用

溃疡性结肠炎是一种难治性消化系统疾病，其发病机制尚不明确，病程漫长，病情迁延，往往伴有多系统并发症，而临床尚无特异性药物，远期疗效不佳。根据 UC 腹痛、腹泻、便脓血的典型表现，可将其归属于中医学"肠澼""下利""久痢"等范畴。本病病机复杂，初起以痰、湿、热、毒、瘀等多种病理因素胶结肠道为主，病久逐渐转为正虚为主，又兼有邪气留恋不去。临床上根据 UC 的发病规律大致可将本病分为活动期与缓解期，辨证时首以阴阳为纲，活动期邪实正气不衰，属于三阳证的范畴，缓解期正虚邪恋不去，以三阴证为常见。再以六经分证为目，活动期典型证候可归属阳明，可由太阳病转化而来，亦可兼少阳证候；缓解期典型证候归属太阴，而此期因泻痢日久，变证繁多，多可发展为少阴病、厥阴病或呈两经或三经合病。从原因疗法论治溃疡性结肠炎，关键在于领会本病六

经八纲的变化规律，才能够执简驭繁，根据机体抗病状态施用不同的方证，从而提高临床疗效。

（一）活动期

活动期的溃疡性结肠炎病位以里为主，病性属阳，多辨属阳明病，又可兼有在表、在半表半里病证，属阳明太阳合病、阳明少阳合病，而太阳少阳之证，均需影响到阳明大肠功能方致泻痢，因此活动期仍以阳明病变为主。此期邪气盛实，正气不虚，邪正交争剧烈，基本病机为邪热内迫阳明而见下利，机体的基本抗病趋势为祛邪从下而出，治疗以清利湿热，凉血止痢为主。

1. 阳明病

初发型溃疡性结肠炎证候比较典型，以大便附带黏液脓血，血多脓少，肛门灼热，里急后重伴口渴、心烦、舌红苔黄燥等症为特点。阳明多气多血，湿热之邪侵袭肠道，气血、津液下聚于肠道与之搏结，损伤大肠血络，血白肉腐成脓，混杂于糟粕中排出，即为黏液脓血便。若不及时治疗，湿热蕴毒，将导致病情进展，出现大便日十余次，甚至暴注下迫，或津血亡脱，病情危殆。此阶段基本病机为湿热蕴结，气血瘀滞。因此治疗上多采用白头翁汤为主方加减，方中白头翁清热解毒，凉血止痢，黄连清热解毒燥湿，《药性赋》言其"厚肠胃而止泻"，黄柏清热燥湿，秦皮苦寒收涩，四药合用，清热解毒，燥湿止痢，同时可加入调气行血之品如郁金、丹参、香附、三七、茜草等，使湿热毒邪从下而去，气血运行通畅，则病可愈。现代研究发现白头翁汤加减治疗本病可降低炎症因子、调节免疫、修复病变粘膜，从而抑制炎症的反复发作。此阶段治疗以尽快控制疾病进展为主，因此临床上常采用中药灌肠，使药液直接被病变部位肠黏膜吸收，能够有效缓解肠道炎症，调节肠道菌群，改善肠道内环境，增加肠道微生物定植抗力，改善大便性状。

2. 阳明太阳合病

若患者在上述症状基础上兼见汗出、不恶寒、寸脉浮数，或项背强几几、无汗恶风，或发热、汗出、恶风等症，属表里同病，病性属阳，多见于疾病初期，因感受外邪，卫表失和，邪气内迫于阳明而发，亦可见于慢性发作期 UC 患者，常因贪凉饮冷，感受外邪而诱发。此阶段属于阳明太阳合病，治疗上既要注意机体欲抗邪从大便而出的机转，又应顺应欲发汗解表邪的机制，可辨证选用葛根芩连汤、葛根汤、桂枝加大黄汤等以表里双解。在本阶段要重视风药的运用，风药清轻宣散，外可散邪，内可调正，既能够外散风邪，还能够升发脏腑之气，升清燥湿止泻，调气行血，通络止痛。在辨证选方基础上合用风药既能够升发脏腑之气，还能够开腠理引邪外出，表解里自和，则下痢自止，即后世所谓"逆流挽舟"之法。同时可以结合针灸疗法，如针刺少商、曲池以泄太阳阳明邪气，研究表明，针灸能够促进 UC 患者肠黏膜修复、纠正免疫功能失常、阻止结肠纤维化进程及调节肠道微生态等。

3. 阳明少阳合病

该病临床上多见 UC 患者伴胸满心烦，口苦咽干，焦虑易怒等表现，尤其是焦虑抑郁等负性情绪，既是影响 UC 疗效和预后的重要因素，还是本病复发的常见诱因。肝主疏泄，气郁日久，导致肝胆疏泄失常，故见胸胁满闷、口苦等症；肝木克伐脾土，脾虚津液运化失常，生湿蕴热，故见口渴咽干；湿热扰心，加之气郁日久化火，心肝火盛，故见心烦易怒；湿热下迫肠道，故见便脓血。腹痛、便脓血、里急后重等肠道表现属里，胸满心烦，口苦咽干，焦虑易怒等症属半表半里，病性属阳，辨属阳明少阳合病，应和解与泻下并用。而少阳主枢，医者治疗时应以疏肝利胆，复少阳枢机为重，顺应少阳升发之气，使邪气从少阳转出。《脾胃论》曰："胆者，少阳春生之气，春气生则万物化安，故胆气春生，则余脏从之，胆气不生，则飧泄，肠澼不起。"少阳升则肠胃之气升，胃肠功能恢复则泻痢自止。医者可选用大柴胡汤、四逆散、黄芩汤等方加减，同时注意做好疾病宣教，及时疏解患者烦闷情绪。

（二）缓解期

溃疡性结肠炎病程日久，正气渐虚，而邪气深伏，常演化为难治性

UC，由腑入脏，进入缓解期，病位在里，病性属阴，多辨属太阴病。此期证候兼夹，病机复杂多变，易寒化伤少阴肾阳，出现太阴少阴合病；热化耗厥阴肝血，而致太阴厥阴合病。缓解期关键病在太阴，少阴、厥阴之证都与太阴密切相关。医者治疗时以温运太阴脾气为主，佐以清利湿热。

1. 太阴病

缓解期溃疡性结肠炎患者表现为大便次数增多，甚者一日十余次，附带黏液、白冻，伴肛门重坠感，而往往较少见到大便带血。这是由于此阶段患者疾病反复不愈，出现脏腑虚损，以正气亏虚为主，尤其是脾虚。太阴脾土居中，主运化水谷，泻痢日久脾胃之气渐损，水反为湿，谷反为滞，湿浊积滞下驱肠道，即出现下利不止，且大便附带黏液、白冻。病位在里，病性属阴，辨属太阴病，以健脾化湿止利为法，可选用理中汤、四逆汤类方、赤石脂禹余粮汤等加减。太阴病实际为虚寒性脾胃之病，中土虚寒，则风木更盛，易招致厥阴肝气来犯，而见腹痛、里急后重，下利时作。医者治疗时可加重芍药用量，或合用四逆散以扶土抑木，疏肝缓解止痛，同时可配合针刺脾俞、大肠俞、上巨虚、下巨虚、足三里、气海等穴，疏理肠胃，调畅气血；艾灸以温补脾胃、升阳举陷、散寒除湿等，增强疗效。此期邪气虽势弱而未去，伏于肠间，遇天气变化、饮食不节、情志刺激而诱发，故时见病情反复，治疗时医者可加入少量清利湿热解毒药如黄连、黄柏、薏苡仁、车前子、重楼等。

2. 太阴少阴合病

太阴病若不积极干预，则易产生变证，若从寒化则易伤少阴肾阳而致太阴少阴寒利证。张诗静等通过研究发现，溃疡性结肠炎脾虚湿蕴证患者与健康者的免疫细胞分子特征存在较大差异，这些差异可能诱导了疾病的进展。古人有"久泻无不伤肾"之说，久病不愈，泻痢日久，逐渐损伤脾阳，脾胃运化水谷精微不足，肾失所养而导致肾虚，命门火衰，火不暖土，中焦失于温煦，脾阳更衰，下焦失约，关门不利，大便滑脱失禁。辨属太阴少阴合病，治疗上医者应以温补脾肾，固涩止利为主。《伤寒论》云："少阴病，下利便脓血者，桃花汤主之。"医者可在此方基础上合附子理中汤，寒甚可加用川椒、干姜、肉苁蓉、菟丝子等药以温阳散寒，同时，可以配合艾灸百会、神阙、关元、天枢等穴，通过灸督脉及膀胱经穴以振奋阳气，灸阳明经穴以激发胃气，提高患者免疫功能，改善肠道炎性反应。

3. 太阴厥阴合病

太阴湿浊若从热化则易酿生湿热，使内伏之湿热邪气更盛，且疾病到此阶段，患者下痢日久，体内气血津液亏虚，化生虚火，湿热与虚火内耗厥阴肝血，搏结肝血而成瘀，瘀热灼伤肠络而致下利脓血。而疾病前期因过用寒凉药物，往往导致阳气受损，形成厥阴上热下寒，虚实错杂之势，常表现为下利赤白而兼胸中烦热、心下痞满、手足不温、畏寒喜暖，在临床上，此期又称为慢性发作期或慢性持续期，辨为太阴厥阴合病。邪在半表半里无出路，治以清上温下、攻补兼施为主，开厥阴枢机，方选乌梅丸、干姜芩连人参汤、半夏泻心汤等加减，以乌梅丸最为多用，方中重用乌梅酸涩止利，辅以干姜、细辛、附子辛热散寒；黄连、黄柏苦寒清利肠间湿热邪毒；党参、当归甘温益气补血，集酸收、温补、清利诸法于一方，针对此期寒热虚实错杂复杂病机起对综合治疗作用。

总之，原因疗法应用于溃疡性结肠炎先以阴阳为纲，区别三阴、三阳，再以六经分证为目，辨证分型。UC 病机复杂，常见二经合病或并病。而三阳之利，邪盛正不衰，以阳明为重，三阴之利，正虚邪恋，关键在太阴。治疗始终不离"实则阳明，虚则太阴"之理，综合采用经方、针刺、艾灸、灌肠、足浴等法，调理脏腑之气，补泻兼施，适应机体的抗病机制，则无论是初发型，还是复发型 UC，治疗均能取得良好效果。

第六节 伤寒六经九分应用法

一、六经九分法概述

六经九分法是张再良教授基于伤寒六经辨证基础上提出的创新性辨治方法，把《伤寒论》中六经病证及其治法、方药、病性、病位从 3 个阶段（初、中、晚期）、3 个层次（上、中、下焦）进行简化归纳，三三得九，形成了一个六经九分的治法方药框架，如表 1 所示，左寒右热，上实下虚，先表后里，使六经辨治疾病更具有操作性。

表 1　六经九分法的代表方剂

温散（太阳寒） （麻黄汤）	调和营卫（太阳） （桂枝汤）	凉泄（太阳热） （麻杏石甘汤、越婢汤）
温补（太阴寒） （理中汤）	扶正达邪（少阳） （小柴胡汤、半夏泻心汤）	寒泻（阳明热） （白虎汤、承气汤）
回阳（少阴寒） （四逆汤）	寒热兼顾（厥阴） （乌梅丸）	救阴（少阴热） （黄连阿胶汤）

具体而言，六经九分法将书中诸多治法简化到 3 种，即温法、清法、和法（寒温并用法），上表中从左到右每一竖列为一种治法。根据病情轻重，温法又可三分为温散法、温补法和回阳救逆法，清法又可三分为凉泄法、寒泻法和救阴法，和法又可三分为调和营卫法、扶正达邪法和兼顾寒热，表中每一竖列从上到下，用药力度逐渐增大。三段三层六经九分，并列出代表方剂，形成典型的治法方药框架。临床上大部分病证均可以据此进行六经归属的判定，并快速立法处方用药。然而临床上疾病并不是固定不变的，会有进展、传变等问题，因此不能一味生硬地追求与表中对应，医者即要理解六经九分法并非一成不变的模式，也要了解存在互相重叠的问题，可以用六经合病、并病来解释，治疗时在基本方的基础上，考虑选用类变方或加减方。

二、六经九分法在溃疡性结肠炎中的应用

溃疡性结肠炎属于中医学下利的范畴，运用六经九分法治疗溃疡性结肠炎即是对 UC 病性、病位、治法、方药进行分析而进行六经属性的判定，其基本框架如表 2 所示。

表 2　六经九分法应用于溃疡性结肠炎的代表方剂

温散（太阳寒）（麻黄汤）	调和营卫（太阳）（小建中汤）	凉泄（太阳热）（麻杏石甘汤）
温补（太阴寒）（补中益气汤）	扶正达邪（少阳）（半夏泻心汤）	寒泻（阳明热）（黄芩汤）
回阳（少阴寒）（桃花汤）	寒热兼顾（厥阴）（乌梅丸）	救阴（少阴热）（黄连阿胶汤）

（一）太阳（寒）病证——温散（辛温散寒）

1.诊疗要点

该病以太阳伤寒的证候最为典型，症见恶寒恶风（亦可见发热患者不觉，触之即得）、面白、无汗、气喘、颈项僵直、头身疼痛、俯仰不利、腰背冷痛等，称为麻黄八证，同时，可伴有咳嗽气喘，鼻咽不利，痰白，质地偏稀等肺系不利的症状，或伴有便秘或者腹泻等胃肠道症状，切脉应指可寻，脉象有力稍快。发病的主要机制是风寒外袭，卫阳郁遏，营阴滞涩。太阳病证的病程通常较短，大多数情况会在两三天内恢复，临床由病毒引发的上呼吸道感染多属于此证。此外，一些慢性疾病如慢性支气管咳喘、支气管哮喘和风湿性关节疼痛亦多见此证。临床上，溃疡性结肠炎的初起阶段或慢性复发期可伴此证，多因季节更替、气候变化而诱发。

2.用药指南

用药以麻黄、桂枝的配伍应用为基础，二药性辛温，辛能解肌开腠理以发汗祛邪，温能开通营卫之郁，使风寒去而营卫和。根据患者的病情，医者若见咳嗽、咳痰、痰液稀白等肺气不宣、痰饮停肺之症，可以加入半夏、干姜、细辛等温肺化饮药；若见周身痛甚等寒邪凝滞经络之症，可以加入葛根、乌头等药以温通经络、散寒止痛；若见口渴、舌红、苔黄厚等内热表现可投石膏以清理郁热、发越水气；若见素体虚寒、手足不温等少

阴阳虚之症，可以加入细辛、附子以温里散寒等。后世《太平惠民和剂局方》中的川芎茶调散和《摄生众妙方》中的荆防败毒散等也是常用于治疗此证的温散之方。

3. 代表方剂：麻黄汤——辛温散寒，发汗解表

麻黄汤为辛温发汗之峻剂，方中以麻黄为君，主入肺经，既能解肌发表以发汗，又能开宣肺气以平喘。臣以桂枝辛散发表，温通营卫，麻、桂相配，使机体营卫调和，风寒邪气随汗而解。杏仁主降气平喘，麻、杏相配，恢复肺之升降。炙甘草益气和中，缓麻桂之峻，防汗出而伤正。四药相配，风寒之邪得散，肺气宣降得复，营卫之郁得宣，则病可去。应用本方尤其要重视中病即止，对体弱患者、老年人可以考虑减小药量，少量频服，注意汗后防寒等调护措施。

（二）太阳（中）病证——调和营卫（通达气血）

1. 诊疗要点

该病通常以太阳中风桂枝汤证为标志，疾病主要机制是营卫不和，病位相对较浅，病情较轻。患者可见发热、不耐风寒、皮肤稍微松弛，或因为出汗而略微潮湿、面色微红、脉搏略弱等症。此证多见于溃疡性结肠炎气虚、血虚或气血两虚等素体虚弱者，这类患者容易受到外邪侵袭，在感受邪气后病程迁延难以痊愈。其病情演变多会由初起的营卫失和的表证转变为寒热错杂、寒湿痹阻、血络瘀阻等表里同病，虚实夹杂证。

2. 用药指南

用药以桂枝、芍药的配伍应用为基础，桂枝辛温，芍药酸寒，二药甘苦互制，散中有敛，和营调卫。在临床上，医者应根据疾病状况调整药物，使人体失调之气血、阴阳、营卫功能得以恢复，如加入厚朴、杏仁，或加重芍药用量，可增强苦降之效；加入附子、黄芪、人参、生姜或加重桂枝用量，可增强温热升散之效。如有必要，医者还可以加入瓜蒌、半夏、薤白等药物以涤痰散结，加入石膏、知母以清热生津，需针对病因，避免犯虚虚实实的禁忌。

3. 代表方剂：小建中汤——和营建中补虚

小建中汤在《伤寒杂病论》中多用于治疗中焦虚寒证及虚劳证候，如《伤寒论》言："伤寒，阳脉涩，阴脉弦，法当腹中急痛，先与小建中汤。""伤寒二三日，心中悸而烦者，小建中汤主之。"小建中汤由桂枝汤变化而来，重用芍药6两，培土抑木，加入了甘温质润的饴糖，既能温中补虚，又能缓急止痛，桂枝与甘草、饴糖配伍，辛甘化阳；芍药与甘草合用，酸甘化阴；生姜、大枣健脾补中，调和营卫。诸药相合，共奏温中健脾、补虚缓急、调阴阳而和气血之功。王肯堂《证治准绳》曰："小建中汤治痢，不分赤白、久新，但腹中大痛者，神效。"临床上溃疡性结肠炎属虚寒或肝脾不和者，均可用此方温暖脾阳以止痢。现代研究表明，小建中汤能够保护胃肠黏膜，促进胃肠动力，并具有抗炎作用。

（三）太阳（热）病证——凉泄（辛凉泄热）

1. 诊疗要点

本证类似温病学之卫分证，六经中仍然属于太阳，表现的症状偏向于热。患者的症状表现为发热汗出，皮肤湿润，面色偏红，恶热，而没有明显的头身疼痛感，口唇干燥，口渴，咽喉干痛，或者伴见咳嗽黄色浓痰，舌红而干，舌苔较薄且发黄，脉数等。往往由感受风热邪气所致，基本病机为风热外袭，肺卫失宣。此类病邪多在表，病情较为轻浅，但疾病发展较快，若不及时干预，可能导致邪热深入营血。

2. 用药指南

治疗本证的这类方剂通常不再同时使用麻黄和桂枝，而以麻黄和石膏的寒温配伍为基础，医者应当考虑根据疾病状况增加清热解毒药物的用量，减少辛温药物的用量，将原来的温散之方改为凉泄之方。除了石膏之外，苦酒、葛根、芍药、连翘、升麻等药物都可以使用。此外，邪热易伤津液，医者可以考虑合用百合、芦根、沙参、麦冬等药物以滋阴，若邪热深入营血，则考虑使用犀角、生地、茅根、丹皮等凉血活血之品。后世银翘散、桑杏汤等都是凉泄法的代表方剂。

3. 代表方剂：麻杏石甘汤——辛凉疏表，清肺泄热

本方由麻黄、杏仁、甘草、石膏4味药组成。方由麻黄汤去桂枝加石膏，易辛温之方为辛凉之剂，方中重用石膏以清肺中郁热，麻黄杏仁一宣一降，以复肺气宣肃之职而平喘，甘草调和诸药，补中益气。《伤寒论》太阳病篇见麻杏石甘汤证2处，均为误治后。临证时可见喘而汗出，身热，本方证喘汗而不恶寒，当与桂枝汤证见喘相鉴别，经文见身无大热是强调无阳明热迫，实际多见热喘高热不退，是以本方证为邪热壅肺，肺失宣肃之职而作喘，治疗重在清肺中热，令肺无壅遏，复肺气之机。

（四）太阴（虚）病证——温补（甘温补中燥湿）

1. 诊疗要点

以太阴病提纲为例，此阶段疾病发展的速度各异，有急有缓，患者往往体质虚弱，以中焦病症为主，主要表现为消化道症状。基本病理机制为中焦脾胃虚寒，运化失职。本证可见面色苍白或萎黄，体型瘦弱，或者肥胖而乏力气短，腹部胀满或疼痛不适，纳食不香，甚者即食即泻等症。患者若过食寒凉之品或者受到冷风刺激，易致病情加重。此外，尚可能会出现肢体肿胀，午后加重，或者晨起颜面浮肿，舌体宽胖有齿痕，舌苔白润而质腻等脾虚水湿泛溢之象。溃疡性结肠炎缓解期多属此证，患者表现为大便次数增多，以附带黏液为主，里急后重感明显。

2. 用药指南

用药以人参和白术补后天脾土，干姜和甘草甘温益气，健脾助运为基础，同时，注意利水渗湿药的应用，可以加入茯苓、泽泻、车前子等，健脾化湿祛浊并举，防止痰湿之邪留恋中焦，困遏脾阳。在必要时，医者还可以加入温阳散寒之品如黄芪、附子、肉桂、蜀椒、吴萸等，助脾阳运化之力。脾虚日久易致中气下陷，可以加入升麻、柴胡、黄芪等升阳举陷之品。此阶段加入风药可以起到点睛之妙，风药性燥，属木克土，应用风药有"地上淖泽，风之即干"之妙。湿邪阻滞日久，易致瘀血形成，而风药辛散能行，此时运用风药，有"治血先治风，风行血自通"之妙，因此，治疗时医者可辨证加入葛根、柴胡、防风、羌活等。

3. 代表方剂：补中益气汤——补中益气，升阳举陷

补中益气汤出自李东垣《脾胃论》，方中重用黄芪为君，益气固表，且升阳举陷。《医宗金鉴》谓其"黄芪补表气，人参补里气，炙草补中气"，三药合用可大补一身之气，佐以白术健脾祛湿，当归养血补血，陈皮理气化湿，使诸药补而不滞，更加少量升麻、柴胡，升阳举陷、祛风除湿，助益气之品升提下陷之中气。正如李杲所说："胃中清气在下，必加升麻、柴胡以引之，引黄芪、人参、甘草甘温之气味上升。"故为佐使。诸药合用，补中寓升，临床中常用于治疗腹泻、便溏收效甚佳。现代复方药理研究则显示，补中益气汤能够纠正肠道菌群紊乱，帮助修复损伤的肠黏膜，为补中益气汤在临床治疗 UC 提供药理学依据。

（五）少阳病证——扶正达邪（辛开苦降、调畅气机）

1. 诊疗要点

以少阳病提纲和小柴胡汤证为典型，疾病迁延日久，往往反复，导致患者体虚不耐，表里、寒热、虚实错杂，或处于湿热胶结不去的状态。具体症状包括口苦、晕眩、喉咙干燥、寒热交错、胸部或胁部疼痛、纳食不香、心烦易呕，或腹胀、食欲不振、发热、四肢沉重、便后黏腻不爽、脉搏细软或无力、舌见黄白苔等。此类疾病在临床上多为病毒感染，或是某些特殊病原体感染导致，或是体虚感染演变为慢性疾病，仅靠抗生素治疗已经不能起作用。在慢性病治疗中，医者通过排除明显的太阴虚寒和阳明实热，排除明确的太阳表证和少阴里证，便可将其基本定位于此范围。

2. 用药指南

用药多以柴胡、黄芩之寒合以半夏、生姜之热为基本药物组成，再加入人参、大枣、甘草扶正。医者视病情必要时可以适当加入黄连、芍药、山栀、知母等增强苦降之力，或者选择轻清苦泄、宣散行气的灵动之品，如青蒿、升麻、薄荷、豆豉等，或者加入草果、砂仁、蔻仁、苏叶、藿梗等温燥化湿。在湿浊较重时，甘补之品壅塞助湿，此时应避免使用。治疗时医者遵"治中焦如衡"之旨，临证选药，权衡疾病寒热虚实的偏重，把握住方中温燥和寒凉药物的比例，使药物的相配恰到好处，为临证的关键。

3. 代表方剂：半夏泻心汤——辛开苦降甘补

本方由半夏、黄芩、黄连、干姜、人参、甘草和大枣构成。半夏、黄连、黄芩共奏苦降辛开，能够调节脾胃的升降功能；人参、甘草以及大枣重在补益胃气。半夏泻心汤寒热共投，兼顾虚实，调理脾胃气机，以期消除寒热之因，复其升降之机，复其运化之职。《伤寒论》的太阳病篇以及《金匮要略》的呕吐哕下利病篇都提及了对半夏泻心汤证的相关论述。半夏泻心汤证是一种寒热虚实错杂，造成脾胃升降失常的病证，也被人们称为寒热夹杂痞证。本病可由外邪侵袭，由表及里，至胃则化热，至肠则生寒，形成上热下寒之势，又或者是由于脾胃损伤，运化失职，从而导致邪由内生。临证时溃疡性结肠炎见证符合上热下寒的都可以应用此方治疗。

【变化】

（1）生姜泻心汤。

以半夏泻心汤为基础的主体病症中，若表现出肠胃水气过重，脾胃运化能力减弱，食积难消，即可选用本方。临证可见患者出现心下痞硬、嗳气、肠鸣漉漉和泄泻等。其基本的治疗方法与半夏泻心汤相同，而增加了一些能够发散水气的药品，将干姜的剂量减少到原来的1/3，也就是1两（1两=50g），然后再加入4两的生姜以发散水气。

（2）甘草泻心汤。

本方证是在半夏泻心汤证基础上，而见脾胃气虚之证较重，脾升清、胃降浊的功能失调，机体气机紊乱。正如《黄帝内经》所言："清气在下，则生飧泄，浊气在上，则生䐜胀。"患者会出现心下痞满、大便次数增多、食物难以消化、呕吐频作和心烦不安等症状。治疗仍以半夏泻心汤为基础，并增加健运脾胃之力。药物组成与半夏泻心汤一致，重用甘草至四两，以助人参健脾益气。《金匮要略》用甘草泻心汤治疗狐惑病，症可见发热、神志萎靡、纳食不香、坐立不安以及喉咙或外阴区域出现溃疡等，通过使用此方能达到清热解毒、化湿安中的效果。

关于上述三泻心方，元朝时期的戴元礼曾指出："泻心诸方，取治湿热最当。"叶天士也指出："苦寒能清热除湿，辛通能开气泄浊。"是以胃热而见气滞，则宜选用大黄黄连泻心汤；若脾胃阳虚，里寒凝滞，当选理中汤；若脾胃气虚，热结形成痞证后，则选择三泻心汤进行调理，这些处方以苦寒泄热，辛温散结，甘补温中，合而共治。以此看，三泻心汤实际是大黄黄连泻心汤与理中汤的合方加减，清温消补共制。

（3）黄连汤。

本方证之病机与半夏泻心汤证相同，但略有差异，本方证寒邪较重，主要症状包括腹部疼痛以及欲呕欲吐等，治疗与半夏泻心汤相似，但加重散寒之力。基于此，去黄芩之苦寒，加桂枝之温通，从而提高此药方的散寒之力，降低其清热效用。

（六）阳明（实）病证——寒泄（苦寒泄热燥湿）

1. 诊疗要点

最常见的是白虎汤证和承气汤证，分属于阳明经证和阳明腑证，病程通常不长，处于邪气旺盛，实热互结的状态。症状多表现为颜面潮红，面部好发疹子，口腔溃疡，口苦口渴明显，消谷善饥，腹胀满痛，便秘，或者可见高热，大汗，意识模糊，胡言乱语，四肢痉挛抽动。大部分患者平素身体强壮，舌红苔黄干燥，脉象洪大有力。本证在邪热亢盛的热病中常见，在慢性病中多表现为一种体质，患者仅感觉口味重，口中黏腻，舌苔黄厚，而无其他不适，但若行临床血象等检查，往往可见异常。

2. 用药指南

处方以石膏、知母之寒清热与大黄、芒硝之性通降为基础，同时，可辅以栀子、黄芩、黄连等药物助其效用，苦寒燥湿坚阴。若大便难下则可视病情选泻下峻剂如甘遂。热结在里，其出路以二便为主，因此治疗则重在引热下行，行气通便，故常加入枳实、厚朴、茵陈、滑石、猪苓、泽泻等药物。邪热易生风动血，治疗时可加入活血凉血的药物如丹皮、桃仁、赤芍等。在必要时，医者可使用具有开窍息风的药物如牛黄、冰片以治疗窍闭神昏等急症，需要注意的是，尽管主要使用寒性药物以清热泻下，但适时加入少许温性药物，时有四两拨动千斤之妙。

3. 代表方剂：（苦寒清热燥湿）

（1）黄芩汤。

黄芩汤为治痢之祖方，后世治痢方多由此而化裁，主要由黄芩、芍药、甘草和大枣等药物组成。以黄芩、芍药之苦寒，清利湿热，缓急止痛，二药相伍，临床广泛运用于治疗热痢。甘草和大枣益气，缓制苦寒之性。诸药相合，清热止痢、调理气机。《伤寒论》指出："太阳与少阳合病，自下利者，与黄芩汤"，临证多表现为腹部疼痛、便脓血、肛门灼热、口苦、舌红、苔黄腻，脉弦数等，证属湿热下注。研究发现，黄芩汤通过多靶点修复肠道黏膜屏障，可通过促进紧密连接蛋白的表达调控肠黏膜上皮细胞紧密连接，维护肠道黏膜完整性，并可通过 TLR4/MyD88/NF-kB 信号通路及 NLRP3/Caspase-1 细胞焦亡通路的表达，进而调控炎性因子，起到抗炎治疗溃疡性结肠炎的作用。

（2）葛根芩连汤。

本方临床应用于外感表证未解，热邪入里而致的泄痢。方药组成为葛根、甘草、黄芩和黄连。临证多见身热、大便恶臭、便后肛门灼热感、自觉胸腹灼热、口干口渴或伴口苦，或伴喘而汗多、舌苔黄腻脉数等。本方主要治疗太阳病证尚未完全消除，但是误下后导致外邪入里化热，侵入阳明脏腑，造成发热并且伴随下痢，且排泄恶臭，同时伴有肛门灼热的症状。表证尚未消退，体内的热邪加剧，因此患者会明显出现发热、口渴、胸部烦闷、苔黄和脉数等症状。葛根是方中的关键，可以解肌退热、升发脾胃清阳之气，柯琴谓其"气轻质重""先煎葛根而后纳诸药"，则"解肌之力优，而清中之气锐"。再配上黄芩、黄连的苦寒，可以借助其苦寒之性去肠胃之热，燥肠胃之湿，甘草和中，共奏解表能清里之效。虽然本方表里同治，但以清除体内之热为主，正如尤在泾所谓："其邪陷于里者十之七，而留于表者十之三"。

（3）白头翁汤。

白头翁汤证临床典型症状是腹痛腹泻，里急后重，大便带黏液脓血，口干口苦，苔黄腻脉滑数，属湿热毒邪结聚，壅塞于肠，气血运行不畅损伤络脉，故见里急后重便脓血，热邪进一步侵袭血分，灼伤津液，发为口渴，故以白头翁凉血清营；秦皮泄热而涩肠；黄连、黄柏清热燥湿且可厚肠坚阴。共奏清热凉血，涩肠止泻之效。

（4）芍药汤。

芍药汤证以湿热之邪积聚肠中为主，湿热下注则见小便短赤、肛门灼热；湿热阻滞气机，营卫气血运行不畅，不通则痛，故见腹痛里急后重，气滞血瘀日久化腐故便脓血，痢下赤白。方中以大黄、黄芩为主要药对，清泻同施，引热外出；配木香、槟榔行气导滞，通因通用，佐以芍药缓急止痛，养血行血；再添少许肉桂防止本方过于寒凉而困遏气机，全方寒热共投，气血同调，清泻同施，标本兼顾，和白头翁汤之解毒治疗痢疾大有差异。同时，现代研究发现本方中芍药主要成分芍药苷具有抗炎、抗氧化、免疫调节、促进细胞自噬、抑制细胞凋亡等作用，进而抑制炎症性疾病及其反应起到缓解症状的作用。

【变化】

（1）白头翁加甘草阿胶汤。

白头翁加甘草阿胶汤证多见于妇女产后，气血两虚，故易受邪，更兼热利阴伤，临床多见患者腹痛，大便带黏液脓血，里急后重等。故主以白头翁汤清热解毒、凉血止痢，并配伍阿胶甘草养血，虚实兼顾。在实际临床运用中，本方不局限于产后热利，但症见是血虚久痢阴伤者，都能适用，本方苦寒之中养血护阴，虚实兼顾，去邪扶正，临证时医者须对患者体质及病情酌情考虑，斟酌投方。

（2）加味白头翁汤。

本方出自《温病条辨》，临床多见症状为腹痛，便后黏腻不爽，咽干口燥，苔黄腻等，患者热象明显，属阴血内虚、湿热下注大肠之证，故以白头翁汤为主，加白芍养阴止痛，加黄芩加重清热之力。诸药相配，使上中下三焦之邪俱除。

（七）少阴（寒）病证——回阳（助阳散寒利水）

1. 诊疗要点

少阴病提纲所述是最为典型的症状，亦称少阴寒化证。基本病机为先天肾阳虚衰、阴寒里实内盛。症见面色苍白、脉微细欲绝、四肢厥冷、严重者意识朦胧。因先天肾阳虚衰无力鼓舞阳气，又兼阴寒内盛，故患者畏寒怕风较重，且添衣加被不能缓，见神倦、体乏、懒言、少动等皆是阳气不振之征，肾主水功能失调故可见慢性腹泻，面浮肢肿，舌淡胖有齿痕，苔腻灰白，临床中亦可见患者骨节疼痛。在杂病中多见于年老体弱患者，全身情况较差，病程迁延较久。也可见突然阳气虚脱者，此时当回阳救急。

2. 用药指南

附子、干姜辛甘大热，最能助阳，故用药以之为基础，必要时也可加入人参大补元气，气阳双补，甚至也可用麻黄、桂枝、黄芪、当归、麦冬、熟地黄、五味子、山茱萸等。救急另有还魂汤（麻黄汤），后世有独参汤、生脉饮等。此外，若阳虚水饮泛溢可温阳利水用真武汤，若阳虚下焦失固可温阳收敛固涩用桃花汤，若阳虚阴寒凝结，后世有阳和汤用于鹤膝风、流注等阴证温阳透托。

3. 代表方剂：（温涩收敛）

（1）桃花汤。

本方主治的证属虚寒滑脱之下利便脓血者。病机为脾肾阳虚不固，先后天固摄无权。临床多见下利便脓血反复发作，且腹痛隐隐，温按则缓，神疲乏力，小便不利，不欲食，四肢冷，舌淡，苔白，脉微细皆是里虚寒之征。所谓便脓血，当为赤白相间，色偏紫暗。证属虚寒，故下利所便脓血，赤暗不泽。因下利过多，津液损伤，故小便不利。脾肾阳虚失于温运，故腹痛绵绵，不欲食，肢冷。正虚邪羁，疾病缠绵反复。本方仅由赤石脂、干姜、粳米3味药组成。方用赤石脂收敛涩肠，用法特殊，取半煎煮，另一半筛末和服以取其收涩固涩之效，干姜辛热温中散寒，粳米益胃和中。《温病条辨》下焦篇湿温证中用本方治疗下痢无度而阳欲脱者。《千金要方》化裁本方为赤散方（赤石脂、代赭石、肉桂）、千金桃花丸（赤石脂、干姜各半，蜜丸）、《温病条辨》的桃花粥（人参、甘草、赤石脂、粳米）。

（2）赤石脂禹余粮汤。

本方证为下利日久，病变由中焦迁延至下焦，多伴有脾肾两亏，故大肠滑脱不禁，用赤石脂禹余粮汤治疗，属固涩法。本方以赤石脂为主药，配用禹余粮，去干姜、粳米，旨在增强涩肠止泻、收敛止血作用。临证时医者可配合使用健脾益肾之剂，以增强疗效。

（八）厥阴病证——兼顾寒热（和谐阴阳）

1. 诊疗要点

厥阴病提纲的描述只能作为参考，但乌梅丸的治法方药配伍值得效法。临床症见面色或两目黯黑、肌肤甲错、腰膝酸软、不耐久立、耳鸣、目眩、发落、记忆力下降等，属肝肾亏虚，寒热虚实错杂，可列入厥阴病范畴。在慢性疾患中，夹有瘀血者多见，下腹症状往往较为突出，如妇女的盆腔炎症，男性的前列腺肥大，慢性炎症难愈，疼痛难除。病情时轻时重，较难彻底治愈。

2. 用药指南

用药以人参、当归补气养血，附子、干姜、蜀椒、细辛温阳散寒，黄柏、黄连苦寒清热，乌梅、五味子收敛，这些药物相互配合为基础。临证时兼顾扶正祛邪，补肾和化瘀药物常常同用。处方应周全考虑，兼顾复杂病机，同时，用药应当注意寒凉温燥的平衡，本病相对少阳病病情更为重笃，临证治疗取效较慢，可适当加重用药力度。

3. 代表方剂：乌梅丸——安蛔止痛、辛散苦泄、益气养血

本方治蛔厥证，即现代医学胆道蛔虫症。蛔厥证多为脾肾虚寒、肝胃实热，主要病机为寒热虚实错杂，气机逆乱。临床主要症见腹痛剧作，伴烦躁、呕吐、手足厥冷，发作止则诸症消失，进食可诱发，病人常有吐蛔史，亦可表现为下利日久，呕逆，腹痛，饥而不欲食。本方可散寒清热，温阳益气养血，安蛔止痛。由乌梅、黄连、黄柏、附子、蜀椒、细辛、干姜、

人参、当归、桂枝、苦酒等 11 味药组成，方中乌梅、苦酒味酸安蛔；蜀椒、细辛味辛伏蛔；黄连、黄柏味苦下蛔，酸、辛、苦合而安蛔止痛，厥逆则除；人参、当归补益气血；附子、桂枝、干姜温阳通阳，通利经脉，故能退厥。本方的用药配伍精当，兼顾面广，寒温共投，虚实兼顾，用于治疗厥阴病恰如其分。本方以收为主，可应用患治疗溃疡性结肠炎的寒热错杂、久泄不止者。

（九）少阴（热）病证——救阴（养阴清热润燥）

1. 诊疗要点

少阴热化病黄连阿胶汤证可作参照，属热病后期，余热未尽、阴液亏竭，临证多见消瘦、羸弱、面红、心烦、不寐、身热夜甚、大便干结、肌肤干皱而少润泽、咽干口渴、知饥而不欲食、舌红绛而瘦瘪、苔少甚者如镜面、脉细数等症。以阴虚之证为主要特点，此证以热病后期（恢复期）多见，在慢性病中也可表现为一种体质类型，严重的接近于恶病质。溃疡性结肠炎患者病久肾中真阴耗损，虚火丛生，上扰心神，加之脾土斡旋失司，水火失济，以致诸症丛生，病情迁延，患者往往情绪焦虑，夜不能寐，出现此证。

2. 用药指南

热病后期，多见余邪和体虚并存，故方中用黄芩、黄连、芍药苦寒清热，阿胶、鸡子黄相配养阴生津。后世治疗的变化注重于减苦寒而加重甘寒或咸寒之力。气阴两亏时，过用苦寒清热养阴易抑遏阳气，败中焦腐熟之火，中气不振，则气血生化乏源，因此救阴养阴仍须时时认识阳气的主导作用，处处注意顾护阳气，在阴柔滋腻药中适当加入陈皮、砂仁、当归、川芎等理气活血，甚至可以加少量肉桂交通阴阳。

3. 代表方剂：黄连阿胶汤——清热养阴安神

本方的用药特点是苦寒与咸寒并投，苦寒之品的用量较重，以方测证，说明本方证不是一个单纯的阴虚内热证，与后世热病后期的甘寒、咸寒同用的证情还不完全相同。本方以黄连、黄芩、芍药苦寒清热，阿胶、鸡子黄滋阴血，故重在清泻心火，滋养肾水，交通心肾，则心烦除而夜寐安，临床研究表明，黄连阿胶汤治疗精神类疾病，如失眠、抑郁症等效果明显。患者舌苔黄腻，则用芩连苦寒清热泻火；患者舌质红绛，则用阿胶鸡子黄滋阴。尤在泾解释本方证时已经提出"热入于血"的概念，吴鞠通认为本证"阴既虚而实邪正盛""以黄芩从黄连，外泻壮火而内坚真阴，芍药从阿胶，内护真阴而外抑亢阳。"

第七节 特异性方证

一、"特异性方证"的概念

"特异性方证"代表着方和证之间的关联有着极强的关联，并且这种关联具有特异性。在面对特定的证时选用特定的方可以达到迅速好转、痊愈的效果。

二、"特异性方证"是医学的最高境界

（一）方对证的适用程度不同

《伤寒论》主要由条文组成，后世虽认为其创立了六经辨证体系和辨证论治的原则，但条文中的内容是直接给出了证的表现，之后再给出对应方药，体现的是证与方相对应。从原文中我们可以看出，方和证之间相对应并非只有一种论述，而是根据方对证的适应度有个明显的等级梯度。这个等级梯度在文中体现为"主之""宜""可与""不可与"等，这种等级式的分类与现代医学中用药的推荐等级颇为类似。通过对《伤寒论》的研究，下面将原文中的描述如下等级区分。

1. 主之——"特异性方证"等级

"主之"是适应证中的最高等级，代表方和证之间高度适配，关联性极强，遇到本证选本方即能达到立竿见影的效果，如原文第12、第13条

太阳中风证用桂枝汤、第96条少阳证用小柴胡汤都属于该等级，此类方证便可称之为"特异性方证"。

2. 宜——一般适用等级

"宜"属于一般适用等级，方证适配程度相对来说不如最高级的"特异性方证"等级高。虽然该等级的方对适应证不能达到迅速痊愈的程度，但在实际使用时疗效也是确定的，仍然能让病情好转，如原文第42条"外证未解，脉浮弱者"、第53条"病常自汗出者"，此时用桂枝汤不会出错。

3. 与或可与——较弱适用等级

"与或可与"为较弱适用等级，它在适用程度上比上一级的"宜"适用等级又要低一级，在没有其他更好的对证的方药时，使用此方治疗该证或许还是可行的。如原文第15条："少阴病，二三日，咽痛者，可与甘草汤，不差者，与桔梗汤"，可以看出"与"不代表百分百会有效，属于较弱适用等级。

4. 不可与——不适用等级

"不可与"代表着禁忌证，服之后对于该证不仅无效，甚至会加重病情，因此临床中如果没有绝对把握，千万不能触犯禁忌。如"脉浮紧，发热汗不出者"不能用桂枝汤、"疮家""淋家""衄家""亡血家"不可用麻黄汤，此类都属于不适用等级。

5. 随证治之——无方证等级

《伤寒论》中所记载的大部分条文都有方证相应，只有当一个证确实没有对应方能直接使用的时候，说明该证暂未发现疗效较好的方可以快速缓解病情，需要"观其脉证，知犯何逆"，这其实就是我们所熟知的"辨证"，"随证治之"便是辨证论治，因此张仲景在书中提出的这一原则首先为中医辨证论治体系打下了基础，也为六经辨证确立了主要理论根据。但由于医术水平及医治角度的不同，每个医家通过辨证，自拟出的方药也会不完全相同，这就导致了疗效上的差异。

（二）"特异性方证"是中医学的最高境界

证是中医对于疾病发展某一阶段的高度概括，方是中医根据疾病或证型开具的治疗药方，是一种治疗措施。证和方之间的适配程度以上述等级形式呈现，决定了治疗效果是否令人满意。"特异性方证"是证和方之间关联程度最高的级别，也是书中记载所能达到的最好疗效。《伤寒论》中就是由于出现了许多有代表性的"特异性方证"，效果经常立竿见影，预后良好，故后世多称张仲景的方为"经方"，吸引广大中医学者研究。

《伤寒论》的核心是方证，其评价方证关联性强弱的根据便是对应证用对应方后的好转程度和副作用的多少。如果抓住了证与主要症状之间的必然性关联，对证的把握十分精准，并在此基础上发掘出特效药方，达到迅速缓解病情的特效，就可以认为方证之间达到了"特异性方证"的程度。由此可见，"特异性方证"是方证中的精华，实为珍稀也。有了上述的分类，在应用经方治疗疾病也能更能得心应手。

以上总结便是：方证的适配程度是《伤寒论》的核心；方证中的最精妙之处是"特异性方证"，可谓中医学的最高境界。

（三）"特异性方证"的构成

"特异性证"由特异性症状，或者特异性的症状组合构成，针对此类证有"特异性方"。

1. 特异性症状

特异性症状也是方证中的主要症状，如"往来寒热"就是小柴胡汤证的特异性症状，见到"往来寒热"，就是小柴胡汤主之。

2. 特异性症状集合

特异性症状组合是一系列的主要症状，当这些症状集合在一起时便对应特异性方。如"头痛、发热、汗出、恶风"，就是桂枝汤证的特异性集合，见到这一组合，才能判断是桂枝汤主之；"身疼腰痛，骨节疼痛，恶风，无汗而喘"，就是麻黄汤证的特异性组合，见到这一组合，就是麻黄汤主之；"呕而发热"就是小柴胡汤证的特异性组合，凡是"呕"和"发热"并见，就是小柴胡汤主之。

三、"特异性方证"是中医的精准治疗体系

"特异性方证"是经过多年临床实践印证其效果的，一般辨证论治要先辨证，之后按理、法、方、药的顺序进行施治，而"特异性方证"则简化了这个过程，从辨证直接至选方，因为方证的关系已经十分确定，因此"特异性方证"具有精准、快捷、高效、可重复的特征，是中医的精准治疗体系。

（一）《伤寒杂病论》——"特异性方证"精准的体现

（1）"太阳中风，阳浮而阴弱，阳浮者，热自发，阴弱者，汗自出；啬啬恶寒，淅淅恶风，翕翕发热，鼻鸣干呕者，桂枝汤主之。"（《伤寒论》第12条）

凡是太阳中风，见到发热、汗出、恶风、鼻鸣干呕的症，符合桂枝汤方证，用桂枝汤治疗，就能药到病除。

（2）"太阳病，头痛发热，身疼腰痛，骨节疼痛，恶风，无汗而喘者，麻黄汤主之。"（《伤寒论》第35条）

凡是太阳伤寒，见到身体、骨节疼痛，恶寒，无汗，还兼有咳喘者即为麻黄汤的"特异性方证"，用麻黄汤治疗。

（3）"伤寒五六日中风，往来寒热，胸胁苦满、默默不欲饮食、心烦喜呕，或胸中烦而不呕，或渴，或腹中痛，或胁下痞鞕，或心下悸、小便不利，或不渴、身有微热，或咳者，小柴胡汤主之。"（《伤寒论》第96条）

小柴胡汤证的适用范围较为广泛，凡是见到往来寒热、胸胁苦满、默默不欲饮食、心烦喜呕，口苦咽干、目眩中的其中几项主症，便能用小柴胡汤治疗。

（4）"呕而肠鸣，心下痞者，半夏泻心汤主之。"（《金匮要略·呕吐哕下利病脉证治》）

凡是呕、利、痞并见，则可辨为寒热错杂之痞证，对应以半夏泻心汤治疗。

《伤寒杂病论》中这些带有"主之"的方证，经历了千年的时间推移，其精准、快捷、高效、可重复的特征没有改变，反而更加得到验证。

（二）精准不仅是客观、微观、结构、量化

在人们的感觉中，精准的应该是客观的、微观的、结构的、量化的。中医精准治疗只能是特效方对特异性证，即"特异性方证"。凡是"呕而肠鸣，心下痞"者，半夏泻心汤主之，药到病除了，患者好了，这还不算精准治疗吗？难道说这种疗效比用一堆抑酸药和抗生素治疗幽门螺杆菌导致的消化性溃疡差吗？

中医研究的是人体在病因的作用下产生的整体状态的变化规律，即证的规律，这种规律是宏观的，有时是主观的，多数是功能的，虽然以现在的医学发展，中医的证多数还是不可量化的，但却是有规律可循的。只要能够准确掌握证的发生发展变化规律，找到针对证的特效方，获得非常好的特效，这就是精准治疗。所以，中医的精准治疗要从证开始，更多地探索和积累"特异性方证"。

四、方证是中医学的落脚点

中医学无论是引入多少理论，无论是用何种方法，究其根本还是要治好眼前的病，必须要回到证和用方。在致病因素作用于人体后，人体所产生的各种反应会导致的人体状态发生变化，医家将这些病理概括起来才形成了证。每一个证绝不仅仅是单一的脏腑发生变化，也绝不只是单一因素导致的，这就是中医从始至终强调的整体观念、三因制宜，在辨证时常要把握司外揣内、以常衡变，以整体、多角度来看待病理变化。证是可以确定也必须要确定的，在证的基础上才能寻找有特效的方。证是方向，辨证越准确，就能离特效方越近，这也是张仲景能总结出大量"特异性方证"的原因。

五、确定性是医学获得疗效的基础

医学是追求确定性和有效性的，如果缺乏对疾病发生发展的正确认知，那么很可能会出现考虑不周的情况，出现了不确定性，对疾病的治疗也会缺乏有效性。张仲景在全书中都体现出严谨性，例如在太阳中风的变证中，使用"吐、下、温针"等错误治法，出现了坏病，病情变化非常复杂，不可控因素太强，一个方不足以完全适用复杂的情况时，才提出了要"观其脉证，知犯何逆，随证治之"的灵活辨证原则。可以说，"特异性方证"就是中医学追求确定性的精华展现。

六、"特异性方证"的典例：葛根黄芩黄连汤（应用于溃疡性结肠炎的典型方剂）

以下情况对应葛根芩连汤的"特异性方证"。

（1）喘而汗出、肠热下利者，葛根黄芩黄连汤主之。

（2）下利烫热之黄臭稀水、泻下急迫、肛门灼热者，葛根黄芩黄连汤主之。

（一）原文

"太阳病，桂枝证，医反下之，利遂不止，脉促者，表未解也；喘而汗出者，葛根黄芩黄连汤主之。"（《伤寒论》第34条）

葛根黄芩黄连汤方：葛根半斤（半斤=250g）、甘草二两（炙）、黄芩三两、黄连三两。

上4味药，以水八升，先煮葛根，减二升，内诸药，煮取二升，去滓，分温再服。

（二）讲解

本条原文论述表证误下致肠热下利的证治。"太阳病桂枝证"，指太阳中风证，邪气在表，在表当汗解而不当下，如医生误用下法，故曰"反"，有邪气内陷入里而下利不止。若脉象由原来的浮缓脉而变为促脉，说明其人正气尚盛，还有抗邪外达之势，表邪还未全部内陷入里，故曰"表未解也"。这里张仲景仅用脉促提示"表未解"但并未进一步写表证有何症状，说明虽有表证但已不明显，结合临床中甚至经常有不见患者有表证而只见下利、喘而汗出的情况，故运用本方的依据不在于表证是否还存在，而是要看患者是否有肠热下利。

本证病机为表邪入里化热，上蒸于肺，下迫大肠。邪热壅于肺，肺气不得宣降故作喘；迫使大肠津液外泄，故利遂不止，甚则可见下利黄臭稀水，肛门灼热；热邪逼迫津液外越，故汗出；里热壅盛，故可见发热。此时应该主以解肌清热，止利平喘，治以葛根黄芩黄连汤。方中葛根解肌清热，升提清阳而止利；黄芩、黄连苦寒，清肠中内热，厚肠止利，肠热清则喘自平；黄芩入上焦，可清肺热；甘草调和诸药，和中安胃。

葛根黄芩黄连汤证虽为太阳误下所致，但误下后证见为肠热下利，病已入阳明，结合临床，此时应重点关注阳明热证。阳明热证正好与承气汤证形成对比，阳明肠热若蒸耗津液过多，有燥屎与之互结，则形成大便秘结的阳明腑实证；若肠中热邪并无燥屎与之互结，则是肠热下利证。下利，是阳明里热炽盛、迫津外泄的表现。阳明里热炽盛，迫津外泄有两种情况，如果是多汗，或者是小便数，津液不从肠间走，容易形成腑实；如果迫津从肠道泄出，则可形成下利。

葛根黄芩黄连汤证性质属热，特征是喘、汗、利并作。下利的特征是：初为暴注下迫，利下烫热之黄色臭秽稀水，肛门灼热；如果是婴幼儿的下利，不能诉说肛门灼热的感觉，则是要看肛门周围是否发红。阳明热证还有一个特征是，前额痛连项。临床还可见：发热汗出，胸中烦热，午后高热，干呕口苦而渴，腹痛或满，小便短赤，舌苔由白腻转黄厚，舌边尖红绛，脉滑数有力。临床运用只以肠热下利为准，表证不是运用本方的主要根据。现在临床上肺炎而见下利的患者是其最佳的适应证，此外还多用于诸如慢性非特异性溃疡性结肠炎，出血性肠炎，急、慢性痢疾，急、慢性胃炎，婴幼儿轮状病毒性肠炎，小儿中毒性肠炎，婴幼儿夏季腹泻，食物中毒，消化不良及肠伤寒，以及其他胃肠道感染性疾病，辨证属于肠热下利者。另外，支气管肺炎、大叶性肺炎、肺脓疡、乙型脑炎、脊髓灰质炎麻疹、脱肛等，属于肠热上蒸或肺热下迫者，亦可用本方。

（三）特异性方证要素剖析

【方证一】喘而汗出、肠热下利者，葛根黄芩黄连汤主之。

【特异性方证构成要素】肺热而喘，肠热下利。

【方证二】利下黄色臭秽的稀水、暴注下迫、肛门灼热者，葛根黄芩黄连汤主之。

【特异性方证构成要素】利下臭秽，暴注下迫，肛门灼热。

第八节 疾病纵行横行辨证规律

一、疾病纵行发展的阶段

外邪侵犯机体就好像两兵对垒的 5 个阶段。

第一阶段：骂阵。骂阵是外邪（空气中的病毒、细菌、微生物及它们产生的毒素）通过口、鼻侵入机体，皮肤感知寒热。为了阻挡外邪入侵，浅表的毛孔和毛细血管收缩，汗液、血流减少，皮肤感到寒凉，属表寒。外邪进入血液，毛孔和毛细血管扩张，汗液、血流增多，皮肤感到发热，属表热。表寒、表热都是机体进行自我保护的反应，是疾病开始的第一阶段，称为卫分证。

第二阶段：两兵相交，战斗激烈。外邪主动入侵机体，与旺盛的正气（人体的抵抗力）相争。正邪交争，正盛邪实，此时，以外邪的邪实为主要表现，如大热、大渴、大汗、脉洪大、便秘等证候，属于气分证。

第三阶段：持续战斗，两败俱伤。正气与邪气双方在争斗中都有耗损，两败俱伤。此时，邪气减弱，以正气及津液耗损为主要表现，临床症状除了发热外，尚有口干唇燥、夜热不寐、头晕心烦、阴虚内热等证候，已进入营分证。

第四阶段：最后挣扎，胜者为王，败者为寇。此阶段是营分证的进一步发展，正气衰甚，邪气仍在，气血津液亦受其累，无法正常运行，甚至引动内风，除高热、神昏谵语、狂躁、抽风外，还有出血、斑疹等症状。此时，如果外邪战胜正气，机体进入病危或死亡；如果正气战胜邪气，虽正胜但体质衰弱，需休养生息，促进正气恢复，称为血分证。

第五阶段：休养生息，恢复健康。正胜邪退，正气耗损、衰竭，形成战后的虚证，包括阴虚、阳虚、气虚、血虚等，需要加强扶植正气，使机体恢复健康。

这5个阶段中，前4个是正邪斗争阶段，是外邪由表入里，病情由浅入深、由轻到重，病邪由实到虚，正气由旺盛到虚损的病理过程。这4个阶段恰合温病学家叶天士提出的"卫、气、营、血"理论，符合疾病的实际发展过程，加上邪正斗争后正气恢复的过程，统称为疾病纵行发展（辨证）规律。

二、疾病纵行发展（辨证）规律诊治

连续性的卫、气、营、血分辨治加上疾病的恢复期辨治，统称为疾病纵行发展（辨证）规律诊治。在临床实践中，疾病纵行发展规律诊治符合感染（热）性疾病的发展规律，其治则也应根据疾病发展（辨证）规律的证候制定，不可拘泥。病在卫分者，以汗法为主；在气分者，以清法为主；在营分者，以透法为主；在血分者，以散法为主；在正胜邪退的恢复期，以恢复正气，增强体质，促进机体尽快达到阴阳平衡，恢复健康为主，此时应观察气血阴阳偏衰，根据证型，施以补气、生血、养阴、温阳等法。

疾病纵行发展（辨证）规律：实际上是外邪的实热发展到虚热，正盛发展到正衰的病理过程，是病情由轻到重、由浅到深、由表到里的过程。其治则应为卫汗→气清→营透→血散→正补。其用药应为解表药→解表药＋清热解毒药→清热解毒药＋养阴凉血药→养阴凉血药＋息风镇惊潜阳药→正虚（气虚→补气，血虚→补血，阴虚→养阴，阳虚→助阳）的用药过程。

表3 常用药物

病理进展	用药种类	代表药物
卫分	解表药	荆芥、防风、薄荷、牛蒡子等
气分	解表药 + 清热解毒药	荆芥、防风、薄荷等 + 金银花、连翘、石膏、知母等
营分	清热解毒药 + 养阴凉血药	金银花、连翘、石膏、知母等 + 生地黄、玄参、赤芍、牡丹皮等
血分	养阴凉血药 + 息风镇惊潜阳药	生地黄、玄参、赤芍、牡丹皮、地骨皮、青蒿等 + 天麻、钩藤、全蝎、蜈蚣或大蓟、小蓟、紫草等
恢复期	补气药	人参、党参、太子参、黄芪等
	补血药	当归、熟地黄、白芍、鸡血藤、阿胶等
	补阴药	北沙参、玄参、生地黄、麦冬等
	补阳药	附子、干姜、肉桂、吴茱萸、补骨脂等

卫：荆芥、防风、薄荷、牛蒡子等→气：荆芥、防风、薄荷等＋金银花、连翘、石膏、知母等→营：金银花、连翘、石膏、知母等＋生地黄、玄参、赤芍、牡丹皮等→血：生地黄、玄参、赤芍、牡丹皮、地骨皮、青蒿等＋天麻、钩藤、全蝎、蜈蚣或大蓟、小蓟、紫草等组成方剂。待病情稳定、正胜邪退时，开始补正气，促使患者康复，采用气虚补气（人参、党参、太子参、黄芪等），血虚补血（当归、熟地黄、白芍、鸡血藤、阿胶等），阴虚养阴（北沙参、玄参、生地黄、麦冬等），阳虚补阳（附子、干姜、肉桂、吴茱萸等）等方法。

三、疾病横行发展（辨证）规律

（一）疾病横行平面表现辨别要点

临床上，根据疾病纵行发展（辨证）规律中的卫分证候、气分证候、营分证候、血分证候以及恢复期虚损证候表现等，医者可以根据这些证候确定治疗原则，设方开药。但是，医者需要先明确患者为何种疾病，才能进一步利用疾病纵行规律采取治疗；同时，让医者目睹每个患者的疾病发展全过程是不可能的，门诊患者的疾病与证候往往需要从横行平面表现中分析，在诊病时，必须明确证候的表里、寒热、虚实、燥湿，再根据患者的具体病情酌情处方。人是一个整体，人体的任何一部分发生异常都会影响整个机体，出现不适或病态。其中，最常见的原因是寒热和燥湿。

1. 寒热

寒热分为实寒、实热、虚热、虚寒。实寒、实热是实证，虚寒、虚热是虚证。根据阴阳消长的理论，实可变为虚，虚也可变为实。所以，医者在临床中均可见到实寒发展到虚寒，虚寒发展到实寒，实热发展到虚热，虚热发展到实热。寒热，特别是热，可分为3种类型，即外感热、内积热和内热。

（1）外感热。

外感寒热又称外来寒热，是六淫侵袭进人机体内造成的寒热。其中外感热是临床中最常见的类型，六淫之中，主要以火热暑湿及温热疫毒所致，外感热有起病快、病势急、传变快的特点，临床表现为高热、烦躁、面红目赤、气粗声高、渴欲饮冷、口气臭秽、便秘、小便黄赤，严重者可见斑疹吐衄，或神昏谵语，或痉厥，或双目直视，舌尖红绛、舌苔黄腻或燥黄起刺，脉滑数或滑实等。

（2）内积热。

人体的生理性产热是水谷之气吸收入体内化为阳气所产生的热，人体以此维持恒定体温。在健康状态下，体内的产热和散热是相等的，体温保持在 36～37℃。当人体内的产热大于散热，体温就会升高；当散热大于产热，体温就会下降。内积热，是与外感热相对而言。内积热无外感证候，当摄入体内的物质超过人体的正常需求量，即摄入（新）"太过"，内热积于脏腑，易扰动心、肺、肝、脾等脏腑，其证候表现为头痛眩晕，心烦易怒，不寐，目赤肿痛，口苦口干，口舌生疮，齿龈肿痛，尿赤便秘，舌质红，舌苔黄腻，脉数或弦数。体内的痰饮、水湿"太过"，弥散在体内，即排泄（陈）"太少"，影响了散热，都会产生内热证候，其证候表现为肥胖，胸闷脘痞，痰多，痤疮，腹胀，纳差，恶心呕吐，舌红，苔腻，脉濡或滑等。

（3）虚热。

产热增多除上述原因外，还有一种由体内的阴液不足，或急性热病后期煎灼阴津而产生的虚损性证候，即阴虚内热或阴虚火旺证候，此类热都属于虚热。阴虚内热或阴虚火旺基本病机都是阴不足而表现出阳相对偏盛，但两者亦有程度和缓急之分。阴虚内热偏于慢性发热，阴液损伤不至于太严重，发热表现为热势不高或仅自觉发热，伴心烦失眠、口干咽痛、盗汗、大便干、小便黄、舌质红等症状。而阴虚火旺则为短时间内阴液大伤，阴虚阳亢，因此急性热病后期的虚热类型多为阴虚火旺，虚热症状更加严重，可见五心烦热，骨蒸潮热，伴有两颧潮红，口干咽燥，头晕目眩，干咳甚则咯血，腰膝酸软，遗精崩漏，舌红少津，少苔，脉细数等。

2、燥湿

燥和湿是指人体内津液的多少，也是水液代谢的一种形式。津液超过人体所需，称为水湿、痰饮或湿盛。津液不足无法满足人体所需，称为燥盛、津伤或液脱。在临床上，痰饮和湿盛较为常见，其在人体内无处不到，弥漫全身，所以其证候千变万化。有的表现在局部，有的表现在某个脏器，也有的表现在全身。痰饮和湿盛的常见表现有头痛、头胀、头重昏蒙或头重如裹、全身或肢体酸痛、关节沉痛、游走不定、水肿、胸膈满闷、脘痞泛恶、胃中振水音、呕吐清涎、便溏、面黄眼黑；在皮肤则表现为痰核、瘰疬、瘿瘤、皮肤湿疹湿疮、痈疖、癣、疱疹、红斑、淋浊；在下焦则表现为小便不利、阴囊潮湿、白带、月经不调、疝气等。而燥多见于因慢性疾病而衰竭的患者，证候多见口干，皮肤干燥皲裂，尿少便干结，干咳少痰，痰中带血等。

在临床上，首先应辨别外感热、内积热、虚热以及燥、湿的"太过"和"不足"这五大证候，疾病才能迎刃而解。这就是疾病横行平面的表现规律。

（二）与人体进、排通道相关的常见疾病和表现

人体进、排通道，也即人体的表（外）里通道，共有 5 条。

（1）进入机体水谷的口、胃肠消化通道，以进食水谷和消化为主。

（2）从体内排出粪便的肛肠通道，以排出粪便为主。

（3）从体内排出尿液的肾、膀胱通道，以排出体内尿液为主。

（4）从体内吸、排（呼）空气的鼻、呼吸通道，以吸收氧气、排出体内二氧化碳为主。

（5）从体内排出汗液的汗道通道，以排出体内的汗液为主。

上述第 1、第 2 条通道承接、相通，关系十分密切，在生理、病理上皆能相互影响，构成一条完整的消化、排泄通道，故下文将这两条通道视为一个整体，统称为消化通道。

1. 四条排泄通道

（1）消化通道。

肛、肠通道是以排泄粪便为主，常见证候是便干和便溏。便干，病因多以燥热为多；便溏，病因多以寒湿为多。肛肠（表里）通道障碍，也可产生很多症状。如：肛门痛、异物感（肛门痔）、大便不畅（肛门狭窄，肛周包块（肛漏）等。便干不通，除肛肠堵塞证候外，还会因堵塞部位以上的肠管和肠内食物变化而产生一系列证候，如腹痛、腹胀、恶心呕吐等。肠管内食物变化和吸收也会产生一系列证候，如口苦、口臭、口中异味、急躁易怒、口舌生疮、牙龈肿痛等。这些证候在多种疾病中都会出现，是一个共性证候，中医称为肝火。便溏，是以寒湿病为多，除大便溏稀、次数多、排不干净感，还会有再次大便感，但再次便时，大便很少或没有，胃肠怕寒凉、怕辛辣、怕油腻等。肛肠通道常见疾病，有肛门痔、肛漏、肛门裂、肛门瘙痒、肠息肉、直肠癌等。

（2）肾、膀胱通道。

肾、膀胱通道是以排泄尿液为主。常见症状为多尿和尿闭，病因比较复杂，多数以热为主。有时候在同一个疾病中，既有多尿又有尿闭。常见疾病有尿道炎膀胱炎、肾炎、肾肿瘤、肾衰竭、糖尿病肾病、尿崩症、前

列腺肥大等，从中医角度还包括生殖系统疾病，如阳痿、遗精、早泄、不育、精少等。

（3）鼻、肺呼吸通道。

鼻、肺呼吸通道，吸入氧气进入机体和排出体内二氧化碳，使体内气体平衡。鼻、肺呼吸通道常见证候，以外感热形成的证候较多，症状以鼻痛、鼻干、鼻流涕、咽痛、咽痒、咳嗽、咳痰、胸闷气喘、呼吸困难等为主。常见疾病有鼻炎、咽炎、扁桃体炎、气管炎、肺气肿、肺心病、尘肺、肺癌等。病因多是自然界的细菌、病毒、微生物感染后，在鼻、肺呼吸通道形成炎症，传播到全身形成全身炎变，如发热、心肌炎、心内膜炎、心包炎、胆囊炎、肾炎等。由于鼻、肺呼吸通道感染引起的疾病广泛，所以鼻、肺呼吸通道感染有"百病之源"的称号。

（4）汗道通道。

汗道通道，是以排出体内的汗液为主。其相关症状是多汗和无汗。多汗，常与体内湿、热有关，体内湿、热重，机体为保持正常机能运行，就以排汗降温、排汗祛湿。如果此时表里通道不畅，就会发生各种皮肤病，如瘙痒症、荨麻疹、湿疹、牛皮癣等，或出现某一部位或某一侧出汗的情况。无汗，多与体内寒、燥有关。体内寒重，液欲凝，凝不欲发散；或燥，属津少阴虚，阴虚汗源不足，故无汗。汗道通道的病变主要表现在皮肤上，皮肤（表）有以小红点、小红斑、小红片、小红疙瘩为主的表现，说明机体内（里）热盛；以小液滴、小水疱、小疙瘩、小水气为主的表现，说明机体内（里）湿重；如果皮肤有以红、肿、渗出为主的表现，说明机体内（里）湿、热皆重。这就好像花朵鲜艳美丽，说明花的根部水丰肥足，如果花干枯说明根部水乏肥缺。皮肤病的病理病机类似花根关系，故称皮肤病的辨证为花根辨治法。

5条通道病因，除外感热形成的疾病外，其他体内因素主要是寒热、燥湿和情志因素，这5种因素，谁为主谁就是主证。以热为主，就是热证；以寒为主，就是寒证；以湿为主，就是湿证；以燥为主，就属于燥证（十纲中的虚实，实多是太过表现，虚多是不足表现）。实，在体内或通道中向虚流动，如通道不畅通或受阻，就会滋生内邪，产生疾病。所以人体保持5条通道平衡（阴阳平衡）是绝对重要的，也是健康延寿的条件。

（三）疾病横行平面治则

疾病横行平面表现的治则在《景岳全书·传忠录·论治》中已明确指出："凡看病施治，贵乎精一。盖天下之病，变态虽多，其本则一。天下之方，治法虽多，对证则一。故凡治病之道，必确知为寒，则尽散其寒；确知为热，则尽清其热。一拔其本，诸证尽除矣。"故《黄帝内经》曰："治病必求于本。"《景岳全书·传忠录·求本论》曰："万事皆有本，而治病之法，尤惟求本为首务。所谓本者，唯一而无两也。盖或因外感者，本于表也；或因内伤者，本于里也；或病热者，本于火也；或病冷者，本于寒也；邪有余者，本于实也；正不足者，本于虚也。但察其因何而起，起病之因，便是病本。万病之本，只此表、里、寒、热、虚、实者而已。……直取其本，则所生诸病，无不随本皆退矣。"

《素问·至真要大论》曰："寒者热之，热者寒之。""实者泻之，虚者补之。"根据疾病横行平面的不同表现，确定寒热、燥湿、虚实、表里，才能确定对应的不同治法。

四、横行纵行辨证规律在溃疡性结肠炎如何运用

（一）溃疡性结肠炎中的纵行辨证规律

溃疡性结肠炎在中医上归属于脾胃系疾病，基本病机为湿热蕴结大肠，气血凝结，大肠血络受损，甚则夹杂痰浊、瘀血、热毒；其病位在肠，与肝、脾、肾关系密切。我们已从溃疡性结肠炎病情及活动性出发，将病情进展分为活动期、慢性间歇发作期、慢性持续期3个经典时期，但溃疡性结肠炎病情多变，病因众多，病机复杂，特别是在发作期，湿热、瘀血等病理因素为重，且在治法上并不统一，这给中医治疗带来了诸多挑战。我们在治疗中发现，溃疡性结肠炎虽属于内科疾病，其疾病发展规律与温病十分契合，在临床中可以卫气营血理论为指导，从溃疡性结肠炎邪气传变规律

和正邪盛衰的角度进行论治。现根据多年临床经验，以卫气营血理论为基础，总结出关于溃疡性结肠炎病邪的纵行辨证规律，分为卫分、气分、营分、血分、正衰 5 个时期，简称邪气纵行规律。典型时期从疾病整体出发，有助于把握溃疡性结肠炎总体病情进展；邪气纵行规律则重点关注疾病活动期的邪气传变与正气盛衰，两种辨证规律相互补充。若能以动态思维审视疾病，在临床中首先根据经典时期辨病情所处时期，并合理运用病邪纵行规律，确定邪气特点选方用药，将两者灵活结合，将为治疗溃疡性结肠炎提供非常大的帮助。下文将对溃疡性结肠炎邪气纵行规律进行介绍，以供读者学习参考。

1. 卫分时期

中医认为，卫气散布于人体肌表，《素问·痹论篇》曰："卫者，水谷之悍气也。"其性剽悍滑利，主要功能和作用为温煦腠理，固护肌表，抵御外邪和控制汗道开阖，卫气也是外邪侵入人体面临的第一道关卡。我们认为肛肠看似在内，实则与外界相通，故肠中自有卫气守于外，邪气亦能直接犯于肠道。脾为之卫，脾作为人体后天之本，气血生化之源，脾气健旺则脏腑之气盛，肌腠得壮，卫气充实，外邪不侵。脾虚为 UC 发病之本，脾虚则脏腑气弱，肠中之卫气不足，湿热邪气始侵于肠。同时肺与大肠相表里，肺主皮毛，邪气犯于外，腠理不得正常开阖，肺气失于宣肃，下传于大肠，则肠中气机阻滞，卫气不能运行流利，更易受邪气所累，故在此时期患者以肺脾气虚为主。卫分时期的邪气不盛，卫气充盛，能抗邪于外，病情轻浅，常无明显临床症状，较难察觉，治疗主要以扶正固本为准则，若 UC 治疗得当，邪气由气、营、血分出于卫分，病情进入缓解期时，亦可列为此时期。

2. 气分时期

UC 病情进一步发展，病邪由卫分入气分，疾病将处于活动期。我们认为，此时期的病机为邪气正盛，由卫分转入气分，湿热入里壅滞肠内，正气奋起抗邪，正邪交争剧烈，损伤大肠血络，肉腐出血成脓，可出现腹痛、腹泻、黏液脓血便、里急后重等典型的 UC 症状，且以此时期最为明显。邪气正盛，湿热阻滞大肠气机，大肠受迫，故见腹痛、腹泻、里急后重等症状，若不加干预，湿热势强，热毒炽盛，将导致病情进一步进展，出现腹痛加重、大便次数增加；若进一步损伤肠络，血败肉腐，血出脉外，可见黏液便或脓血便。有研究发现，气分时期人体内 IL-1β、TNF-α 等促炎因子升高，而抗炎因子如 IL-10 表达降低。湿热致大肠脂膜溃破，溃处常有离经之血，加之气机不畅，血流受阻，必有瘀血结于其中，瘀血阻滞肠络，将导致腹痛及脓血便的加重。气分时期体内的正气并未过多损耗，故此时以湿热、瘀血等邪气为主导地位。正邪交争甚者，正气耗损加快，病情常随正气不足而进展迅速，若此时治疗得当，邪气衰减，可从气分转出，疾病进入缓解期；若失治误治，邪气将进一步深入营血分，出现多种病情变化，并牵连多个脏腑，因此气分时期是病情变化和治疗的转折点，在气分时期要尤为重视施治。

3. 营分时期

当邪气减弱，正气亦损时，表示溃疡性结肠炎进入营分时期。卫气与营气都是人体水谷之气所化，剽悍滑利之气则行于外而成卫气，前文已讲过，卫气属于阳，主要起温煦肌表、抵御外邪、司汗孔开阖的作用；水谷之气的精华部分注入脉中，行于内而成营气，故营气则属阴，随脉行于全身，可化生血液、营养全身，《灵枢·邪客》便有记载："荣气者，泌其津液，注之于脉，化以为血，以荣四末，内注五脏六腑。"有营阴得以滋养，亦能使脏腑正气充足，抗击内邪。

卫气的补充和营气的化生主要赖于水谷之气，而水谷之气则依仗脾胃的运化，溃疡性结肠炎在气分时期经过治疗或正气暂时胜邪后，湿热渐轻，患者可能将进入腹痛减轻、腹泻次数减少、脓血便减少甚至无症状的缓解期，但这并不意味着疾病已经痊愈。经过临床干预后，虽热盛已去，人体正气亦损大半，脾喜燥恶湿，湿邪困顿脾气，运化不行；脾为后天之本，主司运化，下利日久，脾中清阳随利而去，脾气必伤。脾之运化失司，水谷不能化为精微，营气不足，不能养五脏六腑，正气虚弱难以抗邪；脾虚不能行津液，湿从脾生，更加重脾虚。而湿热虽弱，依旧附于肠间，正气弱而邪气不盛，故本时期的病机核心为脾虚与湿热，属本虚标实，其中以脾虚为本，湿热为标。脾气亏虚，运化无力则见纳差；营气来于脾，营气不足不能充养四肢，则倦怠乏力；营气通于心，若营气亏少，湿热灼伤阴液较甚，营阴不能养心，则会心神不安，出现头晕、心烦、心悸等症状。《灵枢·邪客》云："行于阳则阳气盛，阳气盛则阳跷陷，不得入于阴，阴虚，故目不瞑。"夜晚阳入于阴故能瞑，阴液不足，阳不入阴，阳气周流于外，则有夜热不寐、阴虚内热等表现。该阶段的疾病变化与脾虚、湿热均程度相关，脾虚轻、湿热轻则缓，脾虚重、湿热盛则发作，本虚标实的动态变化影响着正邪双方势力的变化倾向，外在表现则为发作期与缓解期交替存在。

4. 血分时期

中医认为血的生成与营气关系密切，营气和津液到达心脏，奉心化赤而成血，因此营与血常并称，邪热入营分时，日久常能波及血分。《温热论》中有云："入血就恐耗血动血。"疾病进入血分时期时，正气亏损严重，邪热入于血，血热炽盛，煎灼阴血，血行瘀滞，以成瘀血；血中有热，则迫血妄行，血不循经而出血；瘀与热互结，上扰于心而致神志异常。

溃疡性结肠炎在进展过程中，湿热难以根除，而正气持续虚损，一旦正不胜邪，热邪入于血分，必迫血妄行，造成脓血便增多；失血多则阴液耗伤，又因邪热煎灼，炼血成瘀，故气滞血瘀，肠络大伤，引起剧烈腹痛；心主血脉，血中瘀热累于心则可见心烦、狂躁甚则谵语。研究发现，溃疡性结肠炎患者发作期的血小板计数（PLT）、D-二聚体（D-D）及纤维蛋白原（FBG）均有增高，部分凝血活酶时间（APTT）降低说明患者血液处于高凝状态，肠镜可见肠道黏膜色泽暗红，并在病灶处可见重度的糜烂及溃疡。气分时期虽因湿热亢盛损伤脂膜血络而成瘀，但这种瘀血相对表浅，且正气充足，抗邪力强，积极治疗后常可好转。血分时期所生瘀血在里，同时瘀热互结，有耗血、动血、扰神，正气复不能抗邪，故影响全身，病情更为复杂，治疗效果也并不及气分时期。若正气不足，热毒亢盛，弥漫于营血，可见下利鲜紫脓血，腹痛急剧，高热神昏，全身出血及斑疹等严重症状，病势急暴，病情凶险，但只要及时治疗，且治疗得当，大部分患者都不会进入这个危险时期。

5. 正衰时期

若溃疡性结肠炎在经过长时间正邪相持后，正胜邪却，但若正气衰极，或阴液耗竭，短时间之内不能恢复，则出现阳气或阴津的极度亏虚。《景岳全书》云："肾为胃关，开窍于二阴，所以二便之开闭，皆肾脏之所主，今肾中阳气不足，则命门火衰，而阴寒独盛，故于子丑五更之后，阳气未复，阴气盛极之时，即令人洞泄不止也。"肾为先天之本，脾为后天之本，脾本已受损，若患者年老体虚，脾阳损伤严重，引起命门之火衰，则出现畏寒，四肢冰凉，纳差，腰膝酸软，完谷不化，甚则五更泄泻等症状。阳胜则阴病，湿热熏蒸日久伤及肠中阴液，可见大便干结；一部分结肠炎患者常有抑郁情绪，郁怒则伤肝，肝郁化火，日久将灼伤阴津，引起急躁易怒，胁肋灼痛，情志不畅则泄泻加重；老年患者肾阴本已不足，病程日久必灼伤肾阴，虚火内生，出现心烦失眠，口干咽痛，腰膝酸痛，五心烦热等表现。湿邪伏于肠间，一时难以作祟，但湿性黏滞，病情缠绵，日久仍有卷土重来的可能，此时期必须及时扶助正气、补充阴液，保证预后良好。

（二）溃疡性结肠炎中的横行辨证规律

在以纵行辨证规律明确了溃疡性结肠炎的所处时期后，只能从总体上确认治疗的方向，仍然不能直接遣方用药，医者需要依靠横行辨证规律对疾病证候进行进一步的确认。溃疡性结肠炎的横行辨证规律要从疾病的表里、虚实、寒热、燥湿有一个准确判断，从而决定用药。在横行辨证方面，本病亦有自身的特点：虚实方面则有实或虚实夹杂，表里方面以里为主，最初期可为表；寒热方面以热为主，后期可有寒；燥湿方面以湿为主。从人体进、排通道表现来看，溃疡性结肠炎主要以肛肠通道症状为主，以腹部不适、排便异常为突出表现，在某些时期也会涉及其他通道的病变。纵行辨证规律中的五个时期有相对应的特点，而气分、营分、血分又有多种不同证候，笔者以横行辨证规律将各个证候归纳总结并确定相应治法。

1.卫分时期

卫分时期的溃疡性结肠炎证候并不复杂，临床上主要以表虚和湿热为特点。前文已提到，大肠与人体肌表实际上都与外界相通，因此大肠表面应有卫气保护，卫气强则湿热不能进一步深入，弱则入与肠间，这也对应了"肺合大肠""肺与大肠相表里"的理论。肺主皮毛，肺气宣发则使卫气布于体表而抗邪，肺气肃降则使大肠腑气通畅，脾运化水谷，为营卫生化之源，当湿热最初侵于大肠或正气驱邪于卫分时，卫气最先消耗，若肺气推动无力，卫气在体表不相接，或脾不运化，卫气生化乏源，都将导致卫气不固，抗邪无力，以致湿热等病邪深入，故此时期的病机为肺脾气虚，外感湿热之邪，以气虚为主，湿热尚未成亢盛之势，在消化通道上的临床表现可有腹泻，但无脓血便，汗液通道表现为畏风自汗，由于脾气受损，可有纳少、乏力等症状，故在治疗上主以补肺健脾，辅以清利湿热，运用玉屏风散合香连丸加味能收获良好疗效。方药组成为：炙黄芪、炒白术、防风、煨木香、黄连、黄芩、茯苓、山药。黄芪、白术、防风为玉屏风散主方，用量最大，加茯苓、山药，主以补土生金，同补肺脾之气，又能健脾止泻。木香、黄连为香连丸主方，再配合黄芩，既能清热利湿，又能理气，使全方补而不滞。值得注意的是，该时期 UC 患者病情轻浅，正盛邪弱，症状最轻微，故方药中可用防风、木香等辛散之风药，而气血虚弱者用此易伤气动血，导致病情加重，应临床中应反复斟酌患者是否属于卫分时期，以免误治加重病情。

2、气分时期

（1）里实、湿热亢盛为主。

卫气不足以抗击湿热邪气后，邪气深入气分，与体内正气交争。气分时期属于溃疡性结肠炎的发作期，特点是发作迅速。此时湿热得势正盛，阻滞大肠气机，损伤大肠血络，正气也处于亢盛状态，患者常出现脓血便等症状的突然发作，并伴有腹痛、腹泻、里急后重的突然加重，表现出湿热的实象表现，同时正气没有受到太多损伤，此时以清利体内湿热为主，辅以凉血止血，以此法用方为四黄四白汤，组成为白头翁、黄芩、黄连、黄柏、黄芪、炒白术、白及、白芍，治疗时在活动期以此方加减常能收获较好疗效。白头翁、黄芩、黄连、黄柏均为苦寒之药，合用清热燥湿之力强，《药性论》记载白头翁"止腹痛及亦毒痢"，能清热解毒，为热痢要药，黄连、黄柏中含有槲皮素、小檗碱等多种生物碱，可抑制 TLR4/NF-kB 信号通路，显著减少小鼠 TNF-α、IL-1β、IL-6 等炎性因子分泌，缓解炎症反应，小檗碱能调节肠道菌群，改善肠道黏膜屏障；黄芪补肺脾之气，生津养血，亦能托毒排脓，驱湿热之邪外出，敛疮生肌，配合炒白术健脾燥湿，升脾中之清阳，又防药物过于寒凉损伤脾阳；白芍缓急止痛，兼以养阴，防止燥湿之药耗伤营阴；白及凉血止血，助黄芪生肌，与酸收之白芍相合，共奏敛阴养血之效。

此阶段的患者由于病程及个体的差异，湿热和气滞程度不尽相同，其症状的侧重也有所区别，故使用此方时可临证加减，随证施治。

湿热重者，症状更加严重，医者治疗时要辨别患者腹痛和脓血便轻重程度。六腑以通为用，大肠气机受阻，不通则痛，腹痛甚，伴见腹胀者，可合三香排气饮。方中以木香、香附、藿香为君药，主以理气化湿，加陈皮、厚朴增强理气和中之功，香附辅以乌药、枳壳兼以行气止痛，泽泻助藿香渗利水湿。全方以理气祛湿为要，湿性黏滞，易阻气机，湿去则气机畅通。

湿为阴邪，易损阳气，困阻脾气；热为阳邪，其性炎上，易生风动血。《湿热病篇》云："热得湿而愈炽，湿得热而愈横。"湿得热则动，弥漫肠间，无处不附；湿中有热，结于一处，久则气血凝结，灼伤血络。湿与热结，难分难解，湿不去则热难除，故疾病反复难愈，湿热甚者下利脓血便多，可合用断下渗湿汤。断下渗湿汤原方出自《温病条辨》："久痢带瘀血，肛中气坠，腹中不痛，断下渗湿汤主之。"此方用药为椿皮、黄柏、苍术、金银花、茯苓、猪苓、炒山楂、炒地榆、郁金、槐花。重用椿皮为君，其有苦寒收涩之性，可清热燥湿，兼以凉血止血，治湿热下利脓血，椿皮的提取物可抑制免疫细胞 PI3K/AKT/NF-kB 通路的表达，减少 TNF-α、IL-6、IL-8 的分泌；黄柏、苍术助椿皮清热燥湿；金银花为轻清宣透，既能清热解毒，又可凉血止痢；《本草求真》记载地榆能"能清降，又能收涩"，下入肠经可化瘀止血；山楂行气散瘀，化浊降脂，兼有止泻止痢之功；槐花清大肠之郁热，主司大便下血；郁金能清肝中之郁火，顺肝之气逆，助大肠气机；茯苓、猪苓甘淡渗利，助祛湿邪。全方合用，有清热利湿、化瘀止血之功，活血而不动血，止血不留瘀，主治湿热之血痢。若下利脓血重者，可将诸药炒炭使用，加强收涩之功，并合用茜草炭、侧柏炭、白茅根等加强清热止血的效果。

（2）里实、湿热日久，瘀血尤甚。

《医林改错》曰："泄肚日久，百方不效，是瘀血过多。"湿热长期郁塞肠道，灼伤肠道脉络而见出血，离经之血依附于溃处，坏血难去而成瘀，瘀血停留于肠络，气滞更甚，可见便中脓血增多，其色暗红，甚者下利血块，腹痛剧烈，舌脉表现为舌暗紫，有瘀斑。瘀血胶结之处，新血难以速生，正气进一步耗损，此类患者的血小板及纤维蛋白原含量偏高，导致微循环障碍，肠黏膜修复受限，因此见瘀血较甚者，除了清利湿热，还须应用活血化瘀之法，肠络气血通畅，溃处瘀血得除，新血能生，正气得复。湿热邪气积于肠中，气血凝滞较甚，治当以通因通用为法，祛除肠中积滞，结合络病理论，以泄热、行气、活血为法，葛根芩连汤为基础进行加减，创立通络汤，方药组成为：葛根、黄芩、黄连、当归、元胡、水蛭、地龙、络石藤、鸡血藤。葛根有辛凉之性，可解肌清热，又能升提脾胃之清阳而止泻；黄芩、黄连能走大肠，能清热燥湿解毒，解肠中之湿热。本方加入多种活血化瘀的药物，元胡、水蛭、地龙、络石藤活血行气、通经活络；当归、鸡血藤活血又可补血，祛肠中瘀血，又可防失血过多致血虚；方中地龙、水蛭为虫类中药，络石藤、鸡血藤为藤类中药，又符合"虫类药物搜剔络脉""藤类药品畅通络滞"的络病理论。笔者还根据"红见黑止"的观点创立灌肠药方——七炭方，方药组成为地榆炭、槐花炭、茜草炭、侧柏炭、藕节炭、荆芥炭、棕榈炭等，地榆、槐花、茜草、侧柏叶、藕节配伍可清热化瘀凉血，制炭后止血作用增强，与荆芥炭、棕榈炭相配可收涩敛疮，使用此方灌肠可达清热解毒、止血止泻之效。对于出血严重，大便次数较多者，以此方灌肠急治其标，联合通络汤可达到清热化瘀、止血止泻的效果，在临床上此法收效甚佳。

3.营分时期

（1）虚实夹杂，脾虚兼以湿热。

湿热与正气抗争日久，湿热渐轻，正气亦有所损耗，而水谷下流日久，中焦脾之清阳最易受损，导致卫气不能充于体表，营气不能滋养脏腑，故人体抵抗力有所减弱，四肢不温，脏腑功能相对虚弱，此时症状的轻重与脾虚及湿热的程度有关，脾气盛，湿热轻则能进入缓解期，可见脓血便及腹痛的减少。若脾虚较甚，或湿热仍有复来之势，溃疡性结肠炎的症状依然存在，但此时热邪之势已不如气分时期亢盛，下利脓血症状一般并不严重，而以脾喜燥恶湿之性，脾虚湿蕴，湿邪仍在，脾胃运化功能失调，多以腹泻次数较多为主。脾气虚而留有湿热，为虚实夹杂，脾虚为本，脾气盛则能运化水谷，正气能复；水液代谢恢复，则湿邪能祛，故在用方时以健脾为主。山前汤为张磊国医大师治疗脾虚湿热型溃疡性结肠炎的经验方，由生山药、炒山药、生车前子、炒车前子、生山楂、炒山楂组成。山药作为君药，主以健脾益气，山药药力平和，生、炒合用，健脾生津以治其本，固涩止泻以治其标。山药中多种功能性成分如山药蛋白肽、糖蛋白、水溶性多糖对特异性及非特异性免疫功能都有提高；生车前子清热利湿，可清肠道之湿热，炒车前子寒性得缓，可渗湿止泻而不伤脾气；山楂健胃消食，有行气散瘀之用，兼能止泻止痢，能祛胃肠之湿热瘀滞而不过于伤正，经研究发现，山楂中的有机酸及多糖具有调节血脂代谢、增强免疫力、抗氧化等多种作用。全方药味虽少，但能补泻兼施，以补脾为本，清热利湿，消积止泻，体现中医"治病必求于本"的思想。

（2）湿热伤及阴液。

湿热久郁于肠，反复难愈，日久灼伤体内阴液，加之下利脓血日久，阴血必虚，可出现咽干、口渴、乏力、便秘等表现，方用连梅汤加减，组成为黄连、乌梅、麦冬、生地、人参。方中黄连能清肠及中焦湿热；麦冬、生地滋养阴液，兼能清虚热；人参补气生津，气阴并补；乌梅酸涩，与黄连配伍，酸苦泄热，与人参、生地、麦冬相配，滋阴生津，有酸甘化阴之功。全方合用，清热不伤正，滋阴不生湿。若湿邪甚者，加茯苓、猪苓、泽泻以淡渗利湿。

（3）湿邪伤及脾阳。

湿邪最易伤脾，湿又属阴邪，因此病情进展中脾气耗损，湿邪日久则先伤脾阳，脾阳不足，虚寒内生，则更不能运化水谷，腹痛、腹泻次数较多，甚则完谷不化；脾主四肢，气血生化乏源，阳气推动不足则出现四肢不温，倦怠乏力。因此在临证时若发现患者有较为严重的腹泻症状，且有虚寒之象，则应兼顾温运脾阳，以浆水散加减。方中温燥之半夏燥湿去痰，与茯苓相配，以断痰湿；高良姜、丁香、干姜、肉桂均为辛温之药，归于脾经，四药相合，温运中焦，合甘草以辛甘化阳之法温补脾阳；益智仁、山药、芡实平补脾胃，涩肠止泻，标本兼治。

4. 血分时期

血分时期邪气亢盛，是 5 个时期中最危重的阶段，患者症状极为严重，腹泻 6 次以上，甚至血性腹泻，出血量可达 300 ～ 500mL，伴有发热、心率增快、血沉升高、低蛋白血症等生命指标改变，甚至可出现谵妄、全身出血等危急症状，因此一旦进入该阶段则必须高度重视，为防止病情进一步恶化，应先使用激素治疗稳定病情，必要时采取手术治疗，病情稳定后可参照气分时期的汤剂四黄四白汤、断下渗湿汤及七炭方灌肠治疗。

5. 正衰时期

（1）里虚为主，脾肾阳虚。

尽管正衰时期邪气偏弱，湿热、血瘀症状不明显，但泄泻日久，正气亏损极大，脾阳必衰，水谷不能化为精微，清阳下陷。肾为精气贮藏之所，能司二便，阳气长期亏耗，久之肾中阳气损伤，此即为脾阳累及肾阳，火不暖土，肾气失于固摄，泄泻症状更为严重，出现泻痢无度，甚者可见五更作泄。《类证治裁》云："肾中真阳虚而泄泻者，每于五更时，或将天明，即洞泄数次，此由丹田不暖……二便开闭，皆肾脏所主，今肾阳衰，则阴寒盛。"肾为先天之本，肾中精气随年龄增加而逐渐减少，在进入老年阶段后，肾阳温煦的功能本已减弱，加之病情缠绵，病情复杂，因此老年患者多见于此类型。此类患者多属脾肾阳虚，当以健脾温肾固涩为治法之要，而传统的四神丸药味过于滋腻，有碍脾气，患者常出现虚不受补的情况，故创立类四神丸，以煨肉豆蔻、丁香、木香、木瓜为基础组成，其中煨肉豆蔻为君，肉豆蔻性温，温中涩肠之力强，能补脾肾，《本草正义》记载："肉豆蔻，除寒燥湿，解结行气，专理脾胃……惟涩味较甚，并能固及大肠之滑脱，四神丸中之。温脾即以温肾。"丁香、木香温中散寒，行气和中，三药合用，既能补养脾肾阳气，又能助脾行气。木瓜味酸，性温，能和胃祛湿，其酸收之性可治吐泻。本方合四君子汤加减组方为健脾补肾汤。方药组成为肉豆蔻、丁香、木香、党参、炒白术、茯苓、甘草、炒山药、木瓜、炒薏苡仁、马齿苋、鱼腥草。四君子汤为健脾益气之基础方，再合炒山药，健脾之效增；配伍木瓜、薏苡仁、马齿苋、鱼腥草等利湿之药，使全方温补脾肾、涩肠止泻而气机不滞。脾肾积寒，见腹泻、腹中冷痛者，可加椒朴丸。方中川椒、小茴香、干姜温中祛寒，主治脘腹冷痛，呕吐泄泻；茯苓渗湿止泻，兼能补脾；益智仁温脾固肾止泻。若患者腹胀明显，则加用巴戟菟丝方，本方由巴戟天、菟丝子、芡实、五味子、补骨脂组成，巴戟天、补骨脂、菟丝子、五味子补肝肾阳气，菟丝子、五味子兼以固精，芡实补脾止泻。本方脾肾同补，重在温补肾阳，肾阳充沛，温煦肝脾，肝气推动气机畅达，脾阳得复，中焦运化正常，肝脾一通一运，则胀满能消。

　　脾阳虚与肾阳虚亦有偏向，脾阳虚一般较肾阳虚表现轻，主要以腹泻次数增多、水样便为主，伴有四肢不温、纳少乏力等症状，阳虚程度较后者轻；而肾阳虚腹泻常完谷不化为多，且有滑泻不禁、五更泻等表现，可伴腰膝冷痛、小便清长，脾阳虚见水泻者可使用前文之浆水散治疗，冷痛则加椒朴丸。而肾阳虚者除温补脾阳，还应重点固肾涩肠，方以八柱散为主。本方由煨木香、茯苓、人参、炮附子、肉豆蔻、诃子、罂粟、白术组成，方中附子辛热，大补命门之火，去脏内阴寒；人参大补虚损元气，回复五脏六腑之气；木香、白术、茯苓合用可健脾燥湿行气；肉豆蔻大补脾肾阳气，固涩止泻；诃子、罂粟主以涩肠止泻。

　　（2）肝、脾、肾阴亏耗，燥热内生。

　　热痢的进展可导致阴液的极度亏虚。热痢者，热夹水湿，下迫大肠而成暴注下迫之势，大量阴液随泻而出，若没有及时止泻，日久可能导致阴伤之证。阴伤又可分为脾阴、肝阴、肾阴。脾藏营，水谷精微所化生的营血及津液藏于脾，脾阴充足，脾得以进行运化水谷、转输津液、灌养脏腑，脾阴也是脾行使生理功能的物质基础。《丹溪心法》曰："脾土之阴受伤，转输之官失职。"若久泻阴液大量丢失，加之热邪煎灼津液，脾阴不足，则运化、转输失职，以致水谷尽从大肠而出，津液不能转于膀胱，见泄泻加重而小便不利。《外台秘要》提出："痢则津液空竭，脏腑虚燥，故痢而兼渴也。"脾阴亏虚，脾土燥盛，津液不能上承，故见口渴。

《黄帝内经》提出补益脾阴"宜甘宜淡"，这为后世确立了甘淡平补的扶脾之法，可以"滋阴清燥汤"为主方，方由山药、滑石、白芍、甘草为基础组成，山药平甘，平补脾阴而不滋腻，兼能止泻；滑石清利湿热，能引水液由小便出，为"利小便实大便"之法；芍药、甘草酸甘化阴，补脾阴之亏损。在此基础上，可再加茯苓、白扁豆、莲子心等甘淡之药，既补脾之气阴，又可清体中余热。

肝者，主疏泄，体阴而用阳，溃疡性结肠炎患者由于疾病难愈常出现焦虑情绪，情志不遂，肝郁化火，久之耗损肝阴；肝木克犯脾胃，不能濡养肝阴，肝阴虚常兼有脾胃虚弱，故在治疗上应滋肝阴，兼以扶养脾胃，方用加味椒梅汤，方药组成为乌梅、白芍、黄芩、黄连、川椒、炮姜、法半夏、枳实、党参、山药。乌梅、白芍都为酸药，能柔肝而敛肝阴；配黄芩、黄连清肝火；川椒、炮姜温暖中焦；法半夏、枳实理气降逆和胃；党参、山药滋养脾胃气阴。全方合用，肝得以柔，阴得以补，火得以清，脾胃升降得复。

老年患者肾中真阴已虚，若久泻不得治，将导致肾中阴精耗竭，阳无所附，虚阳外越，上部出现面赤颧红、咽干咽痛，下部则有腰膝酸软，全身则有发热、消瘦等表现，此时应急补肾阴，方用加味连梅汤，在连梅汤基础上加山药、阿胶、鸡子黄，山药补脾肾气阴，阿胶、鸡子黄为血肉有情之品，大补肝肾阴血，阴虚者少佐黄连，意在苦寒坚阴，防虚热内扰。

无论溃疡性结肠炎处于哪个时期，湿热是关键的病理因素，贯穿疾病始终，《黄帝内经》中曰："正气存内，邪不可干，邪之所凑，其气必虚。"疾病发展变化的根本在于正气，纵行辨证规律便是从正气与邪气相持状态的角度出发，根据疾病是否处于发作期以及疾病外在表现的轻重推测病情进展，从宏观上给予治疗指导，横行辨证规律则在确定时期后从表里、虚实、寒热、燥湿等多方面考虑病机的变化，从而给出具体用药指导。纵横辨证规律两者绝不是孤立存在的，只有先利用纵行规律判断疾病发展进程，为诊疗提供一个大方向，才能进一步根据横行规律指导具体用药，有的放矢。无论在哪个时期，清热祛湿之法都是应该运用的，卫分时期正盛邪轻，以补肺健脾，固表益卫为主；气分时期正邪皆盛，湿热明显，甚者伴有较重的气滞血瘀，则主以清利湿热、化瘀止血，速去体内实邪；营分时期正邪皆有亏损，证属虚实夹杂，宜扶正祛邪，气虚者补气，伤阴者兼以滋阴，伤阳者温阳；血分时期为邪盛正衰的危重时期，应首先采取激素等应急手段，待病情稳定后视情况选方；正衰时期湿热不甚，则以补养阴阳为主。

第九节 中医证"临界状态"

一、中医证"临界状态"的概念

中医证"临界状态"包含证的"前沿状态"和临界证候（符合最低诊断标准的证候状态）两方面。

（一）中医证"临界状态"的生理病理

举外感疾病为例。当病邪入侵后，机体内部脏腑经络的功能活动和气血阴阳的平衡状态受到干扰，其防御系统会产生一系列复杂的反应，邪正交争，对内脏产生影响。这是一个由表及里、由此及彼的连续过程。为了映射体内的病变，机体会表现出相应的病理演化信息，可能包括各种脉象、舌象、症状等的变化。这些病理演化信息会经历一个由少到多、由量变到质变的过程，当这些病理演化达到一定程度时，便会出现所谓的"临界状态"。但病理演化又受多种因素影响，包括个体差异、环境因素、生活习惯等。因此，即使对于同一疾病，其临床表现（出现信息）也可能会有所不同。在实践中，我们不能期待每个病症都会出现完全相同的临床表现。其中有少数病症始终信息短少，处于"前沿状态"，称之为临床上不典型的证。

（二）中医证"临界状态"的临床特点

在之前已经提到，证的"临界状态"涵盖了证的"前沿状态"和临界证候两个主要方面。现在，我们将详细分析这两个方面的特点。

1. 前沿状态

（1）信息量：它具备一定信息量，但尚不足以确诊为某种具体证，它处于一种不确定的边缘状态，需要更多的信息来支持诊断。

（2）动态变化：它具有动态变化性，随着新的佐证信息的出现，这种状态会转化为明确的证。这种转化可能随着病情的发展而发生，也可能由于治疗干预而逆转。

（3）交叉关系：它与其他边缘的证相交叉，在某些情况下，不同的证可能会表现出相似的症状，增加了诊断的复杂性。

2. 临界证候

（1）诊断标准：它是某个证的最低诊断标准，当出现这些症状时，我们可以考虑诊断为该证。

（2）鉴别诊断：它是与其他证的鉴别要点，通过观察这些症状，我们可以完成对相似证的区分。

（3）信息不完整性：它并不具备证的全部信息，因此在使用时需要谨慎评估和鉴别。

（4）自身规律演化：它按照自身的规律发展变化，这种规律可能受到多种因素的影响，包括个体差异、环境因素等。

每种病症都会存在其临界的"前沿状态"，临界前沿的表现形式可以通过数学方法进行统计。表现形式之多少与其所传递的信息量成正比，前沿的信息量越多，表现的形式也会更丰富多样；反之，信息量越少，表现的形式也就越有限。同理，临界证候状态的表现形式亦与其所包含信息量呈现正比关系。证的临界前沿动态是非常活跃的，它可能会随着病情的加剧或逐渐恢复而向两个方向发展。例如，当病情加剧时，可能会出现新的症状，从而使患者进入某个证的范围；而当病情逐渐恢复时，相关的症状则可能逐渐消退，使得患者在没有确诊的情况下就已经痊愈了。

二、中医"临界辨证"的理论基础

中医证"临界状态"理论将复杂的临床实际情况清晰、简明的呈现了出来，以此帮助临床医生进行鉴别诊断和辩证论治，对临床的指导意义很高。所以在"临界状态"理论的基础上，我们不断致力于将"临界状态"理论转化为一种辨治方法，真正地运用于临床，让广大中医临床工作者能够更加精确地辨证。

（一）"临界状态"理论的临床价值

证"临界状态"理论对临床实践意义重大，其在临床上的实用价值体现在以下几个方面：首先，该理论能够帮助医生更好地把握疾病的发展趋势和传变规律，从而预判并提前采取相应的治疗措施。其次，通过"临界状态"理论，医生可以掌握到诊断疾病的最低标准，以便及时发现并处理处于萌芽状态的疾病，防止其进一步恶化，提高治疗效果，改善患者预后。此外，该理论还能为医生在面对某些临床症状有限、非典型表现的疑难病症时提供诊断思路，提高对复杂疾病诊断和治疗的正确率。同时，"临界状态"理论还能帮助医生处理复杂疾病，提供鉴别诊断的依据和方法。在临床上应用该理论，有利于提升中医临床诊疗水平，推进中医现代化进程。

（二）理论是方法转化的基础

将"临界状态"理论转化为辨证方法的基础有以下几个方面。首先，这一理论关注的是从疾病的最初阶段到诊断确立之间的动态过程，其判断概念源于客观，但属于主观范畴。这一过程对于中医来说，能够更好地识别和把握证的动态变化，确定证的最低诊断标准。其次，"临界状态"理论有助于统一中医的疾病诊断标准，通过研究此理论，中医能够逐步建立起更为规范和统一的疾病诊断标准，从而提高临床诊疗的准确性和可重复性。此外，"临界状态"理论强调对病症信息的全面掌握，尤其是那些具有重要价值的核心信息。然而，需要注意的是，虽然在每个病证的"临界状态"前沿都可能有一组信息，这些信息可以随机组合，但在与边缘的证进行鉴别时仍可能存在困难。因此，这些信息的组合只能被认为是证的前沿状态，无法实现精确辨证。当然证的前沿状态在某种情况下亦可能是病证不典型的临床表现，但是一般只能假定诊断。因此，深入研究中医证"临界状态"理论并将其转化成临床辨证方法对于临床实践至关重要。

（三）中医"临界辨证"方法的形成

精准的辨证是进行有效论治的前提。只有准确地把握疾病的证候特点，才能针对性地用药并取得良好的疗效。在古代和近现代的中医文献中，我们可以看到许多医家都体现了"临界辨证"的思想。例如，张仲景在《伤寒论》中提出的"少阳病"的辨证方法，就是一种典型的"临界辨证"。他指出，少阳病具有四大症状："往来寒热，胸胁苦满，嘿嘿不欲饮食，心烦喜呕"，同时又明确了，伤寒中风的患者，出现柴胡证时，"但见一证便是，不必悉具"，对此有两种解释，一是诊断为少阳病只需具备四症中的一症；二是寒热往来是主症，其余三症为副症，有寒热往来之主症，并伴随任何一种副症，即可诊断为少阳病。此外，张锡纯在《医学衷中参西录》中提出的"白虎汤证"的辨证思路，也是对"临界证"的一种探讨。他认为，白虎汤证的确立并不完全取决于是否有汗出，而只要有其他三症（大热、大渴、脉洪大）就可以诊断为阳明病并使用白虎汤进行治疗。潘澄廉在《伤寒六经指要》中也赞同这一说法，他认为后人所说的白虎汤之四大证候，全具并不常见。

综上所述，临床上并非所有病证都能表现为某个典型证，事实上，在整个疾病演变过程中，"临界证"占据了较大的比重。在临床中，掌握好证的动态变化可以使中医随证施治的水平得到提升。鉴于当下众多辨证方法都未能充分重视证的精确性，我们以"临界状态"理论为基础，运用其动态的思维方式指导中医辨证，建立了可供临床诊疗使用的"临界辨证"方法，从而拓宽中医认识疾病的视野，提高辨证论治水平。

（四）中医"临界辨证"的具体内容

中医"临界辨证"方法，旨在精确分辨出基础证、临界证（型）、典型证（型）以及跨界证（型）。基础证是指医生通过传统的四诊方法，尽可能全面细致地收集患者的临床信息，组合成为确定证候的关键症状集。然而，要确诊为具体的证（型），仅依赖基础证信息是远远不够的，还需要一些特征信息来佐证，只有当一定量的特征信息出现在基础证之上时，才会形成临界证（型）或典型证（型）。而基础证是向临界证（型）还是典型证（型）发展则是由特征信息出现的数量多寡决定的。某证（或是临界证/型或是典型证/型）已经确定后，又出现了另一个证的特征信息被称为跨界证（型），它说明了原证开始向新证传变，提示中医师要尽快阻断疾病发展，防止病情恶化。

为了深化理解，我们将对基础证、临界证（型）、典型证（型）以及跨界证（型）的概念和辨识要点进行详细阐述。通过明确这些概念，我们希望能为中医临床提供更多的理论支持和实践指导。

1. 基础证

基础证所获得的临床信息，相对于其他证而言，更加集中，这部分信息可以看作是几类证型的重叠部分，作为共性在诸多个性中都有表现。它具有稳定性，是最难以改变的，并作为关键性症状构成不同的证型，这些症状是形成该证候的必要条件。然而，此时证候仍是动态的、变化的，构成一个可以识别具体证（型）的条件仍未满足，但它是构成临界证（型）和典型证（型）的最基础症状。基础证会经历不断变化的活跃状态，只要再出现某些特征性的佐证信息，临界证（型）或典型证（型）就会形成，基础证多向两个方向发展——更加激烈或逐渐平息。

以感冒为例，外感的基础信息通常包括"恶寒发热，鼻塞流涕，喷嚏，头痛，脉浮或数"，可以判断为邪犯肺卫证，即它的基础证，此时，它的寒热分型无法确定。在后续的病情发展中，如果出现佐证信息，如"身热著，微恶风，头胀痛"等，就表明疾病已经进入了邪犯肺卫证风热犯表证（型）的范围；若后续未出现新的佐证信息出现来支撑某一证型的诊断，且原有的基础信息正逐渐消退，表明疾病即走向痊愈。

2. 临界证（型）

临界证（型）是指出现在基础证信息之上，拥有任何一项特征信息的证型。虽然它只包含了构成证型的部分而非全部的信息量，但其中含有的某些特征性信息可帮助医师对证型进行识别，并根据这些信息进行初步诊断和治疗。特征信息，是指数量多，且具有独特性、病理特征明显的临床信息。特征信息拥有独立的识别度，可以用来辨别不同证型。我们可以使用一个公式来表示这个概念，即"基础证信息 +1 项特征信息 = 临界证（型）"。

仍以感冒为例，如果患者在具有"恶寒发热，鼻塞流涕，喷嚏，头痛，脉浮或数"基础信息上，若再出现"发热重恶寒轻，汗出不畅，头胀痛，舌红苔黄"等任一信息佐证，即可初步诊断为"风热犯表证（型）"。一般而言，在疾病的发展过程中，临界证（型）通常会占据较大的比重。

3. 典型证（型）

典型证（型）是指在复杂疾病的发展过程中，具有基础证信息的同时，出现两项或两项以上特征信息。由于典型证包含了《中医诊断学》及国家行业标准上的多数甚至全部重要信息，所以它确定的证型非常明确，医者在治疗中可以用选择使用前人的代表方或自己的经验方，必要时可根据病情加大药量。公式表示为"基础证信息 +2 项及 2 项以上特征信息 = 典型证（型）"。

典型证（型）和临界证（型）的关系可以理解为典型与不典型、个性和共性的关系。典型证（型）是某一证候的"极"态表现，具有明显的核心症状和特征信息，因而其诊断和治疗均相对明确。而临界证（型）则是某类证候的"兼"态表现，它所表现出的症状信息代表了该类证候的边界，具有模糊性和不确定性。两者可以互相转化，临界证能够演化为典型证，同时典型证也可以转变成临界证。以感冒为例，风热犯表证的临界证，再出现一个及以上的佐证信息，即转化为典型证，这通常提示疾病有进一步的发展；同理，典型证也可以发展为临界证，这种由典型转变为不典型的过程，多反应疾病正在好转。需要注意的是，临界证发展为典型证是需要条件的，并非所有的临界证都能发展为典型证。这种转化不仅取决于疾病本身的发展规律，也与患者的个体差异、环境因素、治疗措施等因素密切相关。

典型证（型）代表了证的理想状态，但在实际的临床实践中，其出现的概率相对较少。在临床上，由于患者的个体性和病情的复杂性，很多时候难以达到完全符合典型证（型）的条件。因此，在临床实践中，医者需要灵活把握证的辨识和治疗方法，根据具体患者的病情进行个体化的诊断和治疗。

4. 跨界证（型）

跨界证（型）是指在临界证（型）的基础上，出现任一他证的特征信息；即在具有基础证信息的同时，出现另外两证（型）的各一项特征信息。跨界证（型）反映了证与证过渡，两证交叠的时期，此时，原发证的病机尚未完全转变，而继发证的病机已经开始萌芽。这种转变并非简单的由一证（型）变为另一证（型），而是存在着一个复杂的病理变化过程。以心火亢盛为例，若疾病发展中出现舌苔黄腻的表现，提示可能有热邪煎熬，灼津成痰之象，即心火亢盛正在过渡为痰火扰神。用公式表示为"基础证 + 各型的 1 项以上特征信息 = 跨界证"。

在临床实践中，跨界证（型）的出现往往预示着疾病即将发生转变，需要医生及时调整治疗方案和思路，以应对新的病理状态。仍以感冒的风热犯表临界证为例，若风热犯表未得到及时治疗，进一步入里化热，出现"鼻流黄涕，喘咳，苔薄黄，脉滑数"等里热证表现，说明风热犯表证逐渐向邪热壅肺证转变。因此，医者需要针对这一转变过程制订相应的治疗方案，以阻断病情的进一步发展。

跨界证（型）的出现也提示我们需要在临床实践中树立动态的观念。疾病的全程都在不断变化，其中邪正斗争、阴阳消长，证型从不明显到明显，从一阶段到另一阶段，从单一证走向多证跨界，这种贯穿于疾病始终的变化特性要求我们临床工作者以动态观念来建立病证的证候学和诊断标准，只有这样，才能更好地应对疾病的复杂变化，提高临床疗效。

三、中医"临界辨证"的对溃疡性结肠炎的临床意义

"临界辨证"这一理念，融汇了中医学特殊的思想体系和临床实践经验，为医师提供了一种辨识疾病内在变化规律的方法。此法以"证"为核心，通过细致入微的观察，广泛搜集患者的症状、体征等信息，再以中医独特的辨证思维，对这些信息进行深度剖析。"临界辨证"是"临界状态"理论在临床实践中的具体应用，实现了从理论到应用的升华。

证候概括了疾病发展、传变过程中某一时期的整体反应，它包括了病因、病位、病性、病势等要素，以及邪正交争、阴阳失调等病机变化。通过"临界辨证"，我们可以精准地把握证候的动态变化过程。它的核心思想在于，证型主要由基础信息、特征信息兼可现信息构成。基础信息包括基础证候的关键症状和体征，但不能准确判断证型。例如，临床上食少、腹胀、便溏等结合则可构成溃疡性结肠炎脾虚之基础证候，虽然无法确定是脾气虚还是脾阳虚，但是已经为临床医师的初步诊断和治疗提供了依据。特征信息是辨别证候性质的必要条件，可以作为确定证型的必要指标，也可以作为证型之间的区分要点。如"舌赤，苔黄糙，口渴，脉数实"等是里热证的特征信息，可现信息不是必须的，它展示了可能出现的证候表现，同时也提示了可能的证候转化方向，有助于临床全面治疗或截断治疗。对可现信息进行预判和处理体现了中医"治未病"的思想，中医倡导在疾病未发之前，通过调理饮食、调畅情志、加强锻炼等方式，来增强体质、预防疾病，或是在疾病已经发生后，要及时采取治疗措施，防止 UC 的发展和传变。

综上所述，"临界辨证"是中医理论和实践的桥梁，学习和应用"临界诊断"方法，使医生在 UC 临床实践中能扎实地把握疾病的本质，辨明疾病的分型，掌握疾病的传变，进而使处方和用药更准确，治疗方案更具

针对性，疗效更显著，同时，还可以提高一些复杂疾病的诊断正确率，并及时进行截断治疗。

第十节 相火气机学说

一、君相二火理论的提出

相火通常与君火一同出现，两者被视为一个统一体，各司其职，关系紧密，缺一不可。君相二火，最早见于《黄帝内经》中的《素问·天元纪大论》，书中提到岐伯发现五行及五气皆数五，与三阴三阳不相匹配，便将火一分为二，凑为六数，以此来与之相配合。因此，在六气之中，独火有二气，分为君火和相火。以此为基，也使五运承制关系的解释更加合理，说明了"亢则害，承乃制"，对中医基础理论体系的构建起到了重要的作用。

《黄帝内经》对君相二火的概念及其关系进行了深入的阐述，提出"君火以明，相火以位"。后世医家对此的见解不大相同，被大多数人所认同的是唐代王冰的认识，他在注解《黄帝内经》时认为，君火之职，乃为奉天之命，以行火令。以明奉天，才能被称为君。相火安于其位，禀君之令，佐使为相。明，指光明，可以理解为正确的领导和指挥；位，本意为位置，相火处于其应处的位置上，为安于本位，发挥臣使作用，落实君主的命令，以君臣来类比二者的关系。人体的生长变化，生命活动的正常进行，都需要君火相火默契的配合，只有君火的领导作用正常发挥，下达给相火的任务才能被具体完成。

《黄帝内经》中所论述的君火为生命活动的主宰者，统领全身脏腑经络，推动气血运行，促进生长发育，在它的指挥下，生命活动得以正常的进行。而相火在人体生理活动中的作用同样不容忽视，它作为君火的辅助者，为君火所驱使，承担促进人体生长发育的具体任务，帮助君火推动气血运行，促进脏腑功能活动。朱丹溪在《格致余论·相火论》中将相火称为"天火"，认为其含义有二，一为生理之相火，在天为阳之始，与四季气候变化相关，可激发脏腑功能和气血运行，对人体生命活动意义非凡；二为贼邪之火，也可称为病理性相火，与人体疾病的发生发展密切相关。

综上所述，君火与相火作为中医学独特理论体系的重要组成部分，对中医临床实践的指导价值不容小觑。医者通过对君相二火的深入研究，可以更好地理解中医的基础理论，为中医诊疗疾病提供了重要的理论支持和方法指导。

二、反常相火（病理性相火）的认识

相火的正常运行对于维持机体生命活动至关重要，当相火偏离其正常位置时，就会引发疾病。这种因未处于应处位置而导致的疾病之相火，我们称为"反常相火"或"病理性相火"。在中国古代医学的漫长发展过程中，对反常相火的认识呈现出多样性，其命名和解释也因医家而异。下文将对一些常见的反常相火进行详细论述。

（一）壮火

《素问·阴阳应象大论》首次提出了壮火与少火的概念，历代医家都对此发表了自己的见解。以唐代马莳为首的医家认为壮火、少火代表不同药性的药物，壮火代表性质辛热、温燥之类药物，如乌头、附子等，这些药物具有温阳散寒、回阳救逆的作用，但使用不当会伤津耗气，产生不良反应。少火则代表性质辛甘温和之类药物，如当归、人参等，这些药物有益于补养气血、调理脏腑功能，补养人身正气的作用。王冰则将壮少之火与人体阳气联系起来，虽然他没有明确说明二火具体是指什么，但他的观点为后世将二火类比为人身阳气的学说奠定了基础。杨上善进一步论述了壮火、少火的关系，认为两者可以相互转化。壮火在充盛至极点后逐渐衰弱，转而形成少火；少火在不断充盛至极点后又会转而形成壮火。这种循环往复的过程体现了也壮火与少火之间的动态平衡关系。

"少火生气"即是把少火看作生理之火，少火可以激发脏腑功能、促进气血运行、维持人体阴阳平衡，对于人体的生长发育有促进作用。对于

"壮火食气"的理解,《重广补注黄帝内经素问》谈及:"以壮火食气,故气得壮火则耗散。"这里的"壮火食气"指的是过于亢盛的阳气之热会消耗人体真阴,有损于人体正气,属于病理之火。《质难录》中也提到:"壮火食人之元气,是气即为火。此气是邪气。邪气有余即为火。"这些论述都强调了壮火作为一种反常性相火对人体的损害。

(二)龙火

唐代王冰在注解《素问·至真要大论》中的正治反治法时首先提出了"龙火"一词。他以"人火"喻指微小之病,遇到草木燃烧则火势更旺,可借水湿之法使其熄灭,顺应其自然规律;以"龙火"喻指重病大病,遇水湿反而更炽,唯有引火逐之才能使其消解,其性质与常理不合,故治法也要反常之理。但在此时,"龙火"仍是指一种自然现象,王冰仅认识到了人体之中有一种反常之火,但并未将其命名,也并未明确其具体为何处之火,只是用自然界中的龙火来比喻。

进入宋金元时期,张元素在《医学起源》中对于龙火有了更深层次的解释。他明确提出龙火即膀胱火,对龙火的机理进行了深入的探讨。他解释到,膀胱作为水府,其功能在于代谢水液、贮藏水液,而龙火则是藏于膀胱中的火,即所谓"水中之火"。至此,龙火才得以转化为人体之火。到了明清时期,石寿棠在《医源》中进一步丰富了龙火的理论。他将龙火与肾火联系起来,认为龙火是肾中的相火。他强调,肾为水脏,若肾阴亏虚,则水不藏龙,导致虚火上炎、煎熬阴液,从而形成阴虚火炽之象。同时,他也指出,龙火作为病理之火,宜潜不宜发,这就需要对这种反常相火进行有效的调控。

(三)雷火

《黄帝内经》中并未直接提出"雷火"一词,仅有"雷气通于心"的描述。王肯堂在其著作《证治准绳·杂病》中,首次将肝与雷火相联系。其中写道:"动于肝者,犹雷火之发于地,疾风暴发,故水如波涌。"这一论述揭示了肝阴不足导致阳气亢盛于上与雷火的相似性。其中所论述的雷火，实际上可以被视为一种具有独特性质的病理之火，这种火的发作暴烈、迅猛，宛如霹雳雷霆，这与肝的生理特性有着密切的关联。在中医理论中，肝主疏泄，其性刚，易动易升。当肝阴不足时，阳气失去制约，上升过度，形成亢盛之势。此时，肝的疏泄功能受到阻碍，气机郁滞，从而引发各种病理变化，这种病理状态可以被形象地比喻为雷火。

（四）阴火

李东垣创新性地提出了"阴火"的概念，在后人对其著作进行整理和归纳的过程中，发现他所描述的"阴火"并非指某一特定脏腑的邪火，而是特指由脾胃功能不足所引发的内伤发热。其在《脾胃论·饮食劳倦所伤始为热中论》云："若饮食失节、寒温不适，则脾胃乃伤；喜、怒、忧、恐，损耗元气。既脾胃气衰，元气不足，而心火独盛，心火者，阴火也，起于下焦，其系系于心，心不主令，相火代之；相火，下焦胞络之火，元气之贼也。火与元气不两立，一胜则一负。脾胃气虚，则下流于肾，阴火得以乘其土位。"当脾胃之气虚衰时，气机的升降功能失常，导致气郁于内，郁久则化热。这种热邪不同于外邪入侵引起的实火，而是由体内气机失调所导致的内生之火，因此称之为"阴火"。阴火产生之后，会上乘土位，进一步损害脾胃功能。而阴火也会资助心火，导致心火亢盛，影响心的功能。

（五）邪火

邪火，与君相之真火相对，乃一切非正常的病理之火。它有内外之分，外火多为感受六淫之邪，在一定条件下郁而化火；内火多为感受内伤七情所引发。内外之火联系紧密，外火可引动内火，内火亦可招致外火。

（六）贼火

清代医家程钟龄在《医学心悟》中明确提出了"贼火"的概念。贼火，即外火，是由风、寒、暑、湿、燥、火以及伤热饮食等外部因素引发的，有贼害正气之意，贼火可驱而不可留。

（七）虚火

朱丹溪最早提出"虚火"的概念，他强调了肾中水火相互协调、相互制约的平衡状态对于维持人体正常生命活动的重要性。虚火乃因肾水亏损，相火失制而产生，使体内呈现一派阴虚内热之象。朱丹溪不仅对"虚火"的生成机制进行了深入的论述，还对如何治疗"虚火"提出了宝贵的建议。他认为，"虚火可补，实火可泻"，对于虚火的治疗，应当采取滋阴降火的方法，以恢复肾脏的阴阳平衡为宗旨。

（八）伏火

汪绮石先生在《理虚元鉴·虚火伏火论》中提出伏火之名，其谈及："以其火在肺叶之下，故名伏。"这里的伏火，与张元素认为的潜伏与体内的火邪不同，它特指肺脏深处的火邪。这种火邪先动于气，久而渐着于形，即阳亢，多由阴虚火动所致。郑钦安在《医理真传》中对伏火也提出了两个解释，一是指伏藏所补之阳气：脾土虚弱，即"将火煽红……覆之以灰，火得伏即可久存。"他生动形象地将补土伏火的原理用火与灰的比喻解释了出来，强调在治疗阳虚证时，若一味地给予辛热类药物，而不注重调养脾胃，所补之阳气也会因为得不到土之伏藏而很快消散。二是指伏元阳外越之虚火："脾土太弱，不能伏火，火不潜藏，真阳之气外越。"郑钦安明确指出："明知其元阳外越，而土薄不能伏之，即大补其土以伏火。"这里的火乃不为土制之虚火，为病理之火。

三、相火在人体内的运动

（一）相火的运行道路

在中医理论中，相火被视为一种在人体内以"气态"形式运行的精微物质，被称为真元之气或精微物质。它包含了气、血、津、液等精微，并通过人体的血脉、经络、管道、三焦、脏腑、肌腠、毛窍等途径进行传输。

在人体内，相火的运行应当畅通无阻，这被称为气机通畅。如果相火的运行受到阻碍，就会导致相火偏离其正常的位置，从而产生妄动和变化。

或发展为龙雷之火，或发展为贼邪阴火，侵袭脏腑，变证频出，以致人体正气受损，阳和之少火则变为贼邪之壮火。

（二）相火与命门的关系

在金元时期，相火学说取得了迅速的发展，并开始将相火与命门联系起来。张元素在《脏腑虚实标本用药式》中谈到了命门作为相火之原的重要性，提出："命门为相火之原……主三焦元气。"然而，在金元时期医学家对命门的重视程度尚显不足，相关的论述也并未将命门放在主导地位。直至明代李时珍强调命门为生命的本源，是相火之主，精气之府。他认为命门是精气之所藏，人的生长发育皆依赖于此，是相火之本源。张景岳认为相火由命门而出，并把命门当作一个独立的脏器，强调命门在人体生命活动中的核心地位。这些都说明了命门与相火关系十分密切。

（三）命门在人体的分布

1. 上部为脑命门

《黄帝内经》中首先提出"命门者，目也"的观点；《素问》中谈及"头者精明之府"；《灵枢》中认为"人始生，先成精，精成而脑髓生，"指出脑中储存有先天之精，脑髓是由先天之精凝聚而成。因此，脑被认为是主司人体生长发育的命门。这一观点得到了现代研究的支持，如神经科学和胚胎学的研究表明，脑在胚胎发育过程中发挥关键作用，是生命活动的主宰。《难经》中提到命门为总开关，主宰着生命的根本。它不仅是元气元神的发源地，还是胚胎发育及五脏构成的依赖对象。

2. 中部为膻中（包络）命门

李梴《医学入门·脏腑论》称："命门下寄肾右，而丝系曲透膀胱之间，上为心包"，提出心包络为命门的观点。清代医家程知在著作中进一步解释了心包络与命门的关系，认为："经谓之心包络者，以其络属于心也，后人谓之命门者，以其窍通乎肾也"。而膻中位于人体前正中线上，是两乳头连线的中点。在中医经络学说中，它隶属于任脉，乃为气之会穴，且是心包之募穴。作为心包经气血聚集之处，其络属心，与肾相通，故有膻中命门一说。

3. 下部为肾命门

肾作为命门一说，得到了多数医家的认同，而不同医家对肾命门理论有不同的见解和阐述，形成了诸多学说和理论。《难经》认为左肾为肾，右肾为命门，男子之命门为藏精之处，女子之命门系胞之所在；虞抟则持有两肾均为命门的观点，对命门的的水火属性进行了深入剖析，认为命门之水为常，火为变；孙一奎在他的理论中提出了"肾间动气说"，认为肾间动气者即是命门，同时也是三焦之原；赵献在孙一奎的理论基础上做了进一步的完善和提升，明确指出了命门、三焦、肾的位置关系，并清晰地论述了命门、三焦、肾、相火之间的相互作用。

四、火神派之阴阳辨证在溃疡性结肠炎治疗中的运用

火神派治病，重点在于分清阴阳，辨明真假。它的主要精神可以归纳为四大纲领：阴阳为纲，判分万病；注重阳气，善用附子；详辨阴证，尤精阴火（假热之象，或称假火）；阴盛阳衰，阳常不足。

在临床实践中，医者可能会遇到一些表面上呈现热象的症状，如目赤涩痛、口燥鼻干、咽喉肿痛等。这些症状可能提示着体内存在热证，但也有可能是阴火作祟，呈现假热之象。郑钦安提出的"阴阳辨证"可以很好地帮助我们准确辨别疾病的本质。以下以舌、脉、神、色、口气、二便为纲为大家详细介绍火神派在 UC 的运用。

（一）UC 阳虚

舌象：舌为青黑或青白色，润滑不燥，即使舌色稍红，只要其舌面润滑，也可判定为阴证，即阳虚。

脉象：呈现出浮空或细微无力的特征。

神态：表现为目瞑无神，喜静不喜动，语声低微，气息短促等神态萎靡的症状。

颜色：面色唇口呈现青白之色，爪甲亦青。

口气：吐清涎，自觉食物寡淡无味，津液较多，不渴，喜热饮。

二便：小便清长，大便稀溏。

（二）UC 阴虚

舌象：舌苔呈现干黄或黑黄之象，口干咽燥，津液全无，芒刺满口。

脉象：有神，寸关尺皆长大而有力。

神态：表现为烦躁不安，精神不倦，喜动而不喜静，声音洪亮等神态亢奋的症状。

颜色：面目唇口皆呈现红色。

口气：口气臭秽，气息高粗，自觉口渴，喜冷饮，饮水不缓解。

二便：小便黄，大便秘。

在一般情况下，医者不必等到所有的症状都出现后再判断疾病的阴阳属性，只要出现了一两个典型的症状，就可以进行初步的判断。在阴阳辨证中，郑钦安非常重视舌象的观察，将其放在首要位置。他认为与脉象相比，舌象能够更准确地反映人体内部的病理变化，而脉象有时会呈现出假象。

通过对阴阳辨证方法的学习，医者可以更好地辨别疾病的真假虚实，深入理解疾病的本质，从而制订更为精准的诊疗方案，提高治疗效果，推动中医药学的发展。

第二章 治疗特色

按本书鱼骨图所示，治疗特色为下篇治疗篇第二章，在鱼骨图上位，是下篇的重要内容。其鱼刺分别列有经方图骥、常用方维度分析、全息汤、经方病证、国医大师学术经验、炎症性肠病临证汇言，共 6 个小节内容，其中炎症性肠病临证汇言为本书第一作者治疗炎症性肠病的总结之言，作为本书的收尾之语。

一、葛根芩连汤

此方剂见于《伤寒论·辨太阳病脉证并治》第 34 条："太阳病，桂枝证，医反下之，利遂不止，脉促者，表未解也；喘而汗出者，葛根芩连汤主之。"

尤怡在《伤寒贯珠集》中云："太阳中风发热，本当桂枝解表，而反下之，里虚邪入，利遂不止，其脉则促，其证则喘而汗出。夫促为阳盛，脉促者，知表未解也。无汗而喘，为寒在表；喘而汗出，为热在里也。是其邪陷于里者十之七，而留于表者十之三，其病为表里并受之病，故其法亦宜表里双解之法。"本方方证要点如下。

（1）太阳病。

（2）热利不止，大便黏秽，暴注下迫，多伴腹痛，里急重，口干口渴。

（3）恶寒发热，喘而汗出。

（4）舌质红，苔黄腻，脉数。

此方《伤寒论》中的"协热利"指的是外邪尚未除尽，里热下利并存。其中，葛根味甘辛凉，有解肌退热，升阳止泻之功，为君药；黄芩、黄连清热燥湿、固阴止利，为臣；甘草和中为佐;4 味药物相伍，具有清热解表、坚阴止利的作用。

如《金镜内台方议》云："太阳病桂枝证，宜发肌表之汗，医反下之，内虚协热，遂利不止，脉促者，为表邪未解。不当下而下之所致也。喘而汗出者，即里热气逆所致。故用葛根为君，以通阳明之津而散表邪，以黄连为臣，黄芩为佐，以通里气之热，降火清金，而下逆气，甘草为使，以缓其中而和调诸药者也。且此方亦能治阳明大热下利者，又能治嗜酒之人热喘者，取用不穷也。"本证与葛根汤所治下利，当须鉴别。本证以里热为主，辨证关键在于汗出；而后者的二阳合病以表实证为主，辨证关键在于无汗。

根据最新的研究成果，葛根芩连汤这一古老的中药方剂，其显著的疗效得益于其主要成分葛根素、小檗碱和黄芩苷。这些活性成分的作用机理广泛，包括抗氧化、调节血糖、血脂和血压、抗炎、抗肿瘤等多方面的生理功能。在临床应用中，该方剂已经成为治疗和预防多种疾病的重要选择，涵盖了急性肠炎、放射性肠炎、慢性结肠炎等一系列肠道疾病，以及口腔溃疡、高热、糖尿病、高血压、高脂血症等内科病症。此外，它在治疗非酒精性脂肪性肝炎、动脉粥样硬化、血管性痴呆、早期病毒性心肌炎、小儿毛细支气管炎、过敏性紫癜等疾病上也显示出了显著效果。

许多学者也对葛根芩连汤进行了深入研究，例如，李黎在实践中发现，通过葛根芩连汤的加减法治疗，可以有效缓解急性肠炎的症状，在他的34例病例中，取得了91.18%的高治愈率。李树斌则报告说，在58例溃疡性结肠炎患者中，应用了加味葛根芩连汤治疗后，89.66%的患者症状得到了显著改善。在治疗婴幼儿轮状病毒性肠炎的实践中，张文春等人采用葛根芩连汤灌肠的方法，对80例患者进行了治疗，取得了95%的总有效率。金莉则通过葛根芩连汤治疗糖尿病，在120例病例中，获得了91.67%的治疗有效率。这些临床案例表明，葛根芩连汤不仅在古老的传统医学中占有重要地位，而且在现代医疗实践中也显示出其独特的价值和潜力。通过科学研究和技术进步，医者对于这一中药方剂的理解和应用正不断深化，为世界各地的患者带来了更多的康复希望。

二、小陷胸汤

此方剂出自《伤寒论·辨太阳病脉证并治》第 138 条："小结胸病，正在心下，按之则痛，脉浮滑者，小陷胸汤主之。"柯琴《伤寒来苏集·伤寒附翼》解释道："热入有浅深，结胸分大小。心腹硬痛，或连小腹不可按者，为大结胸，此土燥水坚，故脉亦应其象而沉紧。按之知痛不甚硬者，为小结胸，是水与热结，凝滞成痰，留于膈上，故脉亦应其象而浮滑也。秽物据清阳之位，法当泻心而涤痰。"道出了大小结胸的不同，同时也可以分析得出小结胸汤证的病机所在。本方方证要点如下。

（1）太阳病。

（2）心下满，按之痛。

（3）咳嗽，痰黄质稠，或心烦，或便秘。

（4）舌质红，苔黄腻，脉浮滑。

在中医的经典方剂中，小陷胸汤以其独特的药物组合和精妙配伍著称。栝楼，以其甘中带微苦、性寒的特点，归入肺、胃、大肠三经，擅长清热化痰、宽胸解结，被誉为方中的君药。黄连，苦寒之性，擅长清热燥湿、泻火解毒；半夏，辛温之性，善于燥湿化痰、消痞散结。三药润燥相得，配伍精当，《古今名医方论》所述："以半夏之辛散之，黄连之苦泻之，栝楼之苦润涤之，所以除热散结于胸中也。"在应用小陷胸汤时，医者需注意与其他方证的鉴别。例如，大陷胸汤证的心下硬痛，按之石硬，痛不可近，与小陷胸汤证的心下按之孺软、轻叩即痛的症状有明显区别。小陷胸汤证还应与泻心汤证区分，后者的心下痞，按之不痛。小陷胸汤证实际上是介于泻心汤证和大陷胸汤证之间的一种独特方证。此外，此证还需与大柴胡汤证鉴别，尽管两者都可能出现心下痛、呕吐、便秘等症状，但大柴胡汤证有寒热往来，胸胁苦满的症状更为明显。因此，在临床实践中，若遇到患者表现为心下痞闷，按之疼痛，伴随心烦、失眠、咳嗽，痰黄黏稠、便秘等症状，观察其舌红苔黄、脉滑数，便可考虑使用小陷胸汤进行治疗。

现代科学研究揭示了小陷胸汤的广泛疗效，它在改善动脉粥样硬化、调节血脂、降低血糖、控制血压、消炎以及预防肿瘤方面显示出惊人的潜力。在临床应用中，此方不仅能治疗消化系统的问题，如慢性胃炎、急性或慢性胆囊炎、肝炎、反流性食管炎、胃溃疡和功能性消化不良，还能为心脏健康保驾护航，对抗冠心病、动脉粥样硬化、心绞痛和高血压。在呼吸系统方面，它有效治疗了急慢性支气管炎和支气管哮喘。此外，对于那些以痰热互结为病机的多系统疾病，小陷胸汤也显示出了其独特的治疗优势。在具体病例中，孙劲松及其团队采用小陷胸汤加减方治疗了 34 例慢性糜烂性胃炎患者，取得了 91.18% 的总有效率；熊伟将小陷胸汤与左金丸结合，用于治疗 84 例反流性食管炎患者，总有效率达到了 92.9%；罗娜等人则用加味小陷胸汤治疗了 30 例高血压病患者，总有效率高达 93.33%。在临床中，只要证属痰热互结心下者，皆可使用本方。

三、半夏泻心汤

此方剂出自《伤寒论·辨太阳病脉证并治》第 149 条："但满而不痛者，此为痞，柴胡不中与之，宜半夏泻心汤。"方中以辛温之半夏为君，既能散结除痞，又可降逆止呕；以辛热之干姜为臣，用以温中散寒；黄芩、黄连皆苦寒之药，用以泄热开痞。以上 4 味相伍，具有寒热平调，辛开苦降之用。然寒热错杂，又缘于中虚失运，故方中又以人参、大枣甘温益气，又补脾虚，为佐药，使以甘草补脾和中而调和诸药。如成无己《注解伤寒论》曰："辛入肺而散气，半夏、干姜之辛，以散结气；苦人心而泄热，黄芩、黄连之苦，以泻痞热；脾欲缓，急食甘以缓之，人参、大枣、甘草以缓之。"诸药相协，使脾胃升降有序，功能复常。因其配伍精当，效专力宏，故后世广泛应用于多系统疾病的治疗。本方方证要点如下。

（1）太阳病。

（2）呕：指胃气不降所致的恶心、呕吐等症。

（3）痞：指心下痞，但按之濡，满而不痛。

（4）利：指肠鸣、下利等脾气不升之症。

（5）多伴有失眠或情志不畅等症，舌淡或红，苔腻，脉细濡。

在现代临床实践中，半夏泻心汤加减方已经成为一种多功能的治疗工具，它以其独特的配方和灵活的加减法，广泛应用于消化道疾病的治疗。它不仅能够应对慢性胃炎的慢性病程，还能够缓解糜烂性胃炎、萎缩性胃炎、胃窦炎等疾病的痛苦，同时，对于胃脘痛、贲门痉挛、幽门梗阻、消化性溃疡、胃食管反流病、溃疡性结肠炎、慢性肠炎、慢性肝炎、慢性胆囊炎等也有显著的疗效。半夏泻心汤加减方的疗效不仅如此，它对妇科疾病，如妊娠恶阻，以及其他系统的多种疾病，如泌尿、生殖、呼吸、循环、血液等系统的疾病，它也展现出了其广泛的疗效。

刘玉萍运用半夏泻心汤加减方治疗反流性食管炎 40 例患者有 92.5% 得到了有效治疗；张敬苹团队在治疗慢性萎缩性胃炎的 80 例患者中，取得了 91.25% 的总有效率；祝倩用半夏泻心汤加减方治疗慢性胃炎 62 例患者，96.77% 得到了改善；李洪渊治疗脾胃湿热型的消化性溃疡 50 例患者中有 96% 取得了疗效；张学平运用半夏泻心汤加减方治疗慢性泄泻，63 例患者中有 92.06% 得到了缓解；李新一治疗复发性轻型口疮的 33 例患者，其中 62.97% 疗效显著。

四、小建中汤

此方剂见于《伤寒论·辨太阳病脉证并治》第 102 条："伤寒二三日，心中悸而烦者，小建中汤主之。"《伤寒论·辨太阳病脉证并治》第 100 条："伤寒，阳脉涩，阴脉弦，法当腹中急痛，先与小建中汤，不差者，小柴胡汤主之。"

《金匮要略·血痹虚劳病脉证并治第六》第 13 条："虚劳里急，悸，衄，腹中痛，梦失精，四肢酸疼，手足烦热，咽干口燥，小建中汤主之。"本方方证要点如下。

（1）太阳病。

（2）腹中拘急疼痛，连绵不绝，喜温喜按。

（3）虚劳里急诸证，或面色无华，心中悸而烦，或四肢酸楚，手足烦热，咽干口燥，甚或女子月经量少或量大色淡，男子遗精、早泄。

（4）舌质柔嫩，舌苔淡白，脉细弦沉弱。

小建中汤，一付由桂枝加芍药汤演化而来，以饴糖为核心成分的方剂，主治里虚伤寒，心中悸动，烦乱不宁的病症。它的理法与桂枝汤虽有相似之处，却更注重于温中补虚，缓解急痛，尤其擅长治疗中焦的虚寒症状。如王子接《绛雪园古方选注》卷上："建中者，建中气也。名之曰小者，酸甘缓中，仅能建中焦营气也。前桂枝汤是芍药佐桂枝，今建中汤是桂枝佐芍药，义偏重于酸甘，专和血脉之阴。芍药、甘草有戊己相须之妙，胶饴为稼穑之甘，桂枝为阳木，有甲己化土之意。使以姜、枣助脾与胃行津液者，血脉中之柔阳，皆出于胃也。"《医宗金鉴》说："伤寒二三日未经汗下，即心悸而烦，必其人中气素虚，虽有表证，亦不可汗之。盖心悸阳已微，心烦阴已弱，故以小建中汤先建其中，兼调荣卫也。"

现代临床研究更是揭示了小建中汤的多重功效，它不仅具有抗炎作用，还能增强机体的免疫力。在治疗慢性胃肠疾病方面，它展现出了显著的疗效，同时，它也被广泛用于焦虑症、心悸等疾病的治疗。周桂玲用小建中汤治疗消化性溃疡，取得了 96.55% 的总有效率；果春雨运用小建中汤治疗慢性胃炎，总有效率达到了 90%；张玉莲用小建中汤治疗焦虑症，总有效率高达 97%。

五、柴胡加龙骨牡蛎汤

此方剂见于《伤寒论·辨太阳病脉证并治》第 107 条："伤寒八九日，下之，胸满烦惊，小便不利，谵语，一身尽重，不可转侧者，柴胡加龙骨牡蛎汤主之"。本方方证要点如下。

（1）少阳病。

（2）失眠多梦，易惊醒，烦躁，甚则谵语。

（3）胸胁满闷不适，一身尽重，伴见口苦、咽干、小便不利等。

（4）舌质红，苔黄腻，脉弦，兼有细数等脉象。

本方是从小柴胡汤化裁而来，为小柴胡汤去甘草加龙骨、牡蛎、桂枝、茯苓、大黄、铅丹而成，有和解少阳，调畅气机，重镇安神之功效，正如

《绛雪园古方选注》解说其方义："邪来错杂不一，药亦错杂不一以治之。柴胡引升阳药以升阳；大黄引阴药以就阴；参、草助阳明之神明，即所以益心虚也；茯苓、半夏、生姜启少阳三焦之枢机，即所以通心机也；龙骨、牡蛎入阴安神，镇东方甲乙之魂，即所以镇心惊也；龙牡顽纯之质，佐桂枝即灵；邪入烦惊，痰气固结于阴分，用铅丹即坠。至于心经浮越之邪，借少阳枢转出于太阳，即从兹收安内攘外之功矣。"

后世医家多有研究此方者，并对此方的应用做出过许多新的尝试，尤其在治疗精神疾病方面论述颇多，《类聚方广义》曰："柴胡加龙骨牡蛎汤治狂证胸腹动甚，惊惧避人，兀坐独语，昼夜不眠，或多猜疑，或欲自死，不安于床者。"《餐英馆疗治杂话》云："此方用于痫症及癫狂，屡屡得效。当今之患者，气郁与肝郁者十有七八。肝郁者，为痫症之渐，妇人肝郁与痫症尤多。"《医宗金鉴》言："是证也，为阴阳错杂之邪；是方也，亦攻补错杂之药。"徐灵胎《伤寒论类方》记载道："此方能下肝胆之惊痰，以之治癫痫必效。"最新的研究成果表明，柴胡加龙骨牡蛎汤这一古方，能够显著减少焦虑大鼠的饮水次数和大脑活动指数，同时提升血液中单胺氧化酶的活性，并降低大脑组织中的五羟色胺水平，其药效与剂量之间呈现出反比关系。正是这些独特的药理作用，使得该方剂在临床中被广泛应用，用于治疗包括失眠、癫痫、抑郁、化疗和放疗后的不适、脑部萎缩、老年痴呆、梅尼埃综合征、脱发、精神分裂症、性功能障碍以及胃肠道功能紊乱等多种疾病。

在众多医学专家的实践中，胡希恕、刘渡舟、岳美中等人均曾使用柴胡加龙骨牡蛎汤来治疗失眠症状，并取得了显著的疗效。彭小艳更是对30例胆心综合征患者采用了这一方剂进行治疗，治疗后的总有效率高达90%。患者在心悸、胸闷、胸痛、气短等主要临床症状上也有了显著的改善。这一古方的现代应用，无疑是对传统医学的一种肯定，也展示了中医药在现代医疗领域的巨大潜力。

六、桃花汤

此方剂出自《伤寒论·辨少阴病脉证并治》第306条："少阴病，下利便脓血者，桃花汤主之。"第307条："少阴病，二三日至四五日腹痛，小便不利，下利不止，便脓血者，桃花汤主之。"桃花汤主治虚寒下利，滑脱不禁之证，其证候特点是虽脓血杂下，必无里急后重，亦无臭秽之气，而有脾肾虚之象。

正如《黄帝内经》云："脾病虚则腹满肠鸣，飧泄，食不化。"又如《景岳全书》云："久泻无火，多由脾肾虚寒也……泄泻不愈，必自太阴传于少阴。"本方赤石脂，主泻痢，肠澼脓血，下血赤白，为君药；干姜，主胸满咳逆上气，温中，止血；粳米，温胃和中。诸药合用，共奏温中涩肠止痢之功。本方方证要点如下。

（1）少阴病。

（2）下利不止，或便脓血，色暗不鲜，无热无臭。

（3）腹痛绵绵，喜温喜按，口淡不渴，纳差食少，小便不利。

（4）舌淡，苔白，脉沉迟。

在临床实践中，桃花汤针对那些长期不愈，且证属脾肾虚寒的慢性肠道疾病，本方显示出了独特的治疗优势。邱复亮运用桃花汤合参苓白术散加减的方法，治疗了60例溃疡性结肠炎患者，取得了91.67%的总有效率。他的患者中，许多人的症状得到了显著缓解，生活质量得到了极大的提升。麻日明采用桃花汤加减治疗慢性腹泻，他的43例患者中，有15例痊愈，16例显效，8例有效，总有效率达到了90.7%。这一结果表明，桃花汤在治疗慢性腹泻方面，同样具有显著的疗效。陈锋以桃花汤为主治疗抗生素相关性腹泻，他的32例患者中，治疗组的表现优于对照组。这表明，桃花汤在治疗抗生素相关性腹泻方面疗效显著。张欣欣用桃花汤治疗了51例小儿慢性迁延性腹泻，总有效率达到了96.0%。

七、黄连阿胶汤

此方剂出自《伤寒论·辨少阴病脉证并治》第303条："少阴病，得之二三日以上，心中烦，不得卧，黄连阿胶汤主之。"清代温病学家吴鞠通在《温病条辨）中指出："少阴温病，真阴欲竭，壮火复炽，心中烦，不得卧者，黄连阿胶汤主之。"本方方证要点如下。

（1）少阴病。

（2）失眠多梦。

（3）心烦易怒、口燥咽干、手足烦热等阴虚火旺证。

（4）舌质红，苔少，脉细数或弦细。

黄连阿胶汤是中医经典中的一个滋阴降火的典范方剂，其主要功能是育阴清热、交通心肾。黄连、黄芩泻心火，阿胶、鸡子黄滋心肾之阴；芍药配黄芩、黄连，酸苦泄热，配阿胶、鸡子黄，酸甘化阴。成无己在其著作《注解伤寒论》中云："阳有余，以苦除之，黄连、黄芩之苦以除热；阴不足，以甘补之，鸡子黄、阿胶之甘以补血；酸，收也，泄也，芍药之酸，收阴气而泄邪热也。"鸡子黄的应用尤为讲究，它能够有效地补心养肾，最适合在药液稍微冷却后加入。诸药配伍，共奏清心火，滋肾阴，交通心肾，敛阴和阳之功效。此外，此方在中医临床上也被用于治疗以泻痢、便中带血、出血为主症的少阴病。根据《温病条辩》的记载，春季温病导致的下痢可以通过加减黄连阿胶汤进行治疗。

在现代临床实践中，黄连阿胶汤被证明对那些表现为"心中烦，不得卧"并伴有阴虚内热症状的患者具有良好疗效。在具体应用时，根据患者阴虚的轻重，医者可以适当加入生地黄、百合，以增强滋养阴液的效果；若患者肝血不足，则可以添加酸枣仁和当归以养肝补血、安神；对于肝阳上亢明显的患者，则可以考虑加入生龙骨和生牡蛎以重镇安神。现代研究发现，黄连阿胶汤不仅具有镇静、抗焦虑、抗抑郁和活血止血的作用，而且在糖尿病周围神经病变、脑炎、痢疾、产后发热、肺结核出血等疾病的治疗中得到了广泛应用。例如，麦秀军通过随机对照研究证实黄连阿胶汤在治疗更年期失眠症方面的总有效率为96%；黄坚红等人运用黄连阿胶汤治疗脑卒中后焦虑症，总有效率达到 88.89%；杨普生使用黄连阿胶汤治疗阴虚型痢疾，痊愈率高达 95.83%；张兰运用黄连阿胶汤治疗更年期女性口干症，有效率达到 90%；刘得华加减运用黄连阿胶汤治疗阴虚热盛型糖尿病，总有效率为 89.4%；司继春等人使用黄连阿胶汤合导赤散治疗重型口疮，痊愈病例占 84%，显效病例占 16%。这些临床案例和数据都证明了黄连阿胶汤在现代医学治疗中的实用价值和广泛的疗效。

八、乌梅丸

此方剂见于《伤寒论·辨厥阴病脉证并治》第 338 条："伤寒脉微而厥，至七八日，肤冷，其人躁无暂安时者，此为脏厥，非蛔厥也。蛔厥者，其人当吐蛔，今病者静，而复时烦者，此为脏寒，蛔上入膈，故烦，须臾复止，得食而呕，又烦者，蛔闻食臭出，其人当自吐蛔，蛔厥者，乌梅丸主之，又主久利。"本方方证要点如下。

（1）厥阴病。

（2）蛔厥，多有吐蛔史。

（3）呕吐、久利。

（4）舌红，苔薄或黄，脉微或弦细。

乌梅丸适用于治疗蛔厥、久痢等症状，具有滋阴清热、温阳通降、安蛔止痛的功效。乌梅丸重用酸敛之乌梅，以补肝之体、泻肝之用，酸与甘合则滋阴，酸与苦合则清热。同时，方中还配以附子、干姜、川椒、细辛和桂枝等大辛大热的药材，以温经散寒，通阳破阴，宣通阴浊阻结。黄连和黄柏的苦寒特性有助于清热燥湿，而人参则可健脾益气，当归用于补血养肝，白蜜则具有甘缓和中作用，与桂枝合用可养血通脉，调和阴阳，从而缓解四肢厥冷的症状。乌梅丸的配方特点是酸苦辛甘并用，寒温攻补兼施，酸以安蛔，苦以下蛔，辛以伏蛔，使其成为治疗清上温下、安蛔止痛的良方。由于乌梅本身具有益阴柔肝、涩肠止泻的功效，乌梅丸还可以治疗寒热错杂、虚实互见之久利，因此被认为是治疗厥阴病寒热错杂证的主方。

现代临床研究显示，乌梅丸适用于多种疾病，包括溃疡性结肠炎、肠易激综合征、糖尿病、支气管哮喘、痛经、崩漏、变应性鼻炎、小儿抽动症、胃食管病、宫颈癌术后、蛔虫性肠梗阻、消化道恶性肿瘤等。例如，杨春华使用乌梅丸化裁治疗慢性溃疡性结肠炎 47 例，总有效率达到 91.5%；刘建军用乌梅丸加减治疗腹泻型肠易激综合征 112 例，总有效率为 96.4%。这些临床案例证明了乌梅丸在现代医学治疗中的实用价值和广泛的疗效。

九、白头翁汤

此方剂为治疗厥阴热痢、湿热痢、热毒痢及脓血痢的主方，见于《伤寒论·辨厥阴病脉证并治》第 371 条："热利下重者，白头翁汤主之。"第373 条："下利，欲饮水者，以有热故也，白头翁汤主之。"其病机为肝经湿热，下迫大肠，气滞壅塞，损伤肠络，治宜清肝泄热，解毒止利。本方方证要点如下。

（1）厥阴病。

（2）腹痛，热利下重，甚则脓血便。

（3）发热，口渴。

（4）舌质红，苔黄，脉弦数或弦滑。

白头翁汤方由白头翁、黄连、秦皮、黄柏 4 味药物组成。曹颖甫曰："白头翁秦皮以凉血破血分之热，黄连黄柏以苦燥除下焦之湿，然后热湿并去而热利当止。"

最新的药理学研究揭示了白头翁汤的多样性和广泛的药理活性。该方不仅展现出抗炎、抗肿瘤、抗寄生虫、抗氧化、保肝和增强机体免疫力的多种作用，而且其在消化系统疾病的治疗中具有重要地位，如细菌性痢疾、阿米巴痢疾、溃疡性结肠炎和胃炎等。此外，白头翁汤对呼吸系统疾病，如慢性支气管炎；泌尿生殖系统疾病，如泌尿系感染、癃闭、肾积水和遗精；妇科疾病，如盆腔炎、乳痈、崩漏和赤白带下；眼科疾病，如急性结膜炎和病毒性角膜炎；儿科疾病，如小儿菌痢、手足口病和小儿瘰疬；循环系统疾病，如室性心动过速和频发多源性或多形性期前收缩；神经系统疾病，如神经官能症、头痛、痿证和面肌痉挛，以及肿瘤疾病，如宫颈癌和大肠癌等疾病的治疗也得到了证实。

在临床实践中，白头翁汤的灵活运用取得了显著成效。例如，蔡榕使用保留灌肠的方式治疗阿米巴肠病，取得了 98% 的总有效率；戴高中等人通过加减变化后的白头翁汤灌肠治疗左半结肠型急性期溃疡性结肠炎，总有效率达到 94.11%；王新昌运用白头翁汤加减治疗天行赤眼 87 例，所有患者均达到痊愈；臧雪红等用白头翁汤治疗小儿手足口病，总有效率为 89.58%；刘金芝等人运用加味白头翁汤治疗急性肾盂肾炎，总有效率为 96.88%。这些临床案例表明，在正确辨证的基础上，白头翁汤可以广泛应用于治疗与肝经湿热相关的疾病，并且取得了显著的疗效。

第二节 常用方维度分析

中医治疗的最高境界是方证相应，证有表里、寒热、虚实、升降、出入、润燥十二维度，相应的，方也有表里、寒热、虚实、升降、出入、润燥十二维度。

在中医诊断治疗过程中，医者首先要辨别出证的十二维度，然后辨别出病机证或方证，最后处方用药，力求方的十二维度与证的十二维度相匹配，最终追求"方证相应"的最高境界。"识证为先"，正确辨别证的十二维度，是中医治疗成功的先决条件；追求方的十二维度与证的十二维度相匹配，是中医治疗成功的必备因素。

一、证之十二维度

证之十二维度，即证的表里、寒热、虚实、升降、出入、润燥，6 对 12 个维度。用这 12 个维度来辨析考量中医的"证"，就能起到提纲挈领、执简驭繁的作用。

1. 表里是考量病位深浅的一对维度

一般来说，疾病在肌肤、经络，病位表浅，即为表证，例如，外感风寒表证、诸多皮肤疾病、痹证等。有时，外感表证由于误治、失治，可稽留于表而迁延不愈，这种表证由于病程长、不典型，很容易被忽略误诊。病在脏腑，病位较深，即为里证。外感病中后期阶段、诸多内伤杂病，即为里证。半表半里证，一般来说是特指伤寒少阳病，可参阅《伤寒论》的专篇论述。

疾病可以表里同病，一般采用先表后里或表里双解的治法。如新加香薷饮证，即为风寒外束、暑湿内蕴之证；藿香正气散证，即为风寒外束、湿困脾胃之证。三拗汤合黄鱼夏蒌汤，可用来治疗风寒入里化热之咳嗽。表里同病时，衡量其比例关系非常重要，对确定治疗策略有指导意义，如表里比为 3:6，意味着处方中解表药与里证用药的比例为 3:6。

2. 寒热是考量病性的一对维度

寒证患者通常有恶寒、畏寒，对寒冷敏感，喜暖，肢凉，面色白或晦暗，有小便清长，大便稀溏，舌淡白苔白润等征象。热证患者通常有发热、易上火、口苦、口渴、面红目赤、小便黄、人便干结难解、心烦易怒、舌红苔黄等征象。

我们的临床体会，舌质对寒热的诊断权值在 90% 以上，而舌苔可达 50% ～ 70%。对于寒热错杂证，必须分辨寒热的比例，以指导处方用药。如寒热比为 6:4，则温阳散寒药与清热药的配比为 6:4。

3. 虚实是考量邪正盛衰的一对维度

虚证是指正气虚，即人体基本物质气、血、阴、阳、精、津液的亏虚或不足。实证是指邪气盛，如外感病中风、寒、君、湿、燥、火（热、温），内伤杂病中的气滞、血瘀、痰饮、食积等。根据临床观察，外感病初中期多见实证，后期多见虚证或虚实夹杂证；内伤杂病，多见虚实夹杂证和虚证。

虚实夹杂证的治疗策略如下。

（1）先扶正再驱邪：用于以正虚为主要矛盾的病证，舌苔偏薄或少苔、无苔者。如肿瘤患者，元气大伤，虽有瘀血、痰凝等实证，但医者宜扶正为先，以"留人治病"，不宜行驱邪法以更戕元气。

（2）先驱邪再扶正：用于以邪盛为主要矛盾的病证，或虚不受补者，尤其是舌苔较厚者。如一患者虽正气较虚，但舌苔厚腻，胃脘痞胀，食欲不佳，宜先驱邪气，待舌苔转薄，食欲转佳，再议扶正事宜。

（3）扶正驱邪兼顾：用于正虚邪盛两者可兼顾治疗者。在决定治疗策略时，判断虚实比非常重要。如虚实比为 7:3，则处方中补益药与驱邪药的比例要控制在 7:3 左右。

4. 升降是考量气机上下运行状态的一对维度

升是指气机向上、升浮的趋势，如肝气上逆、肺气上逆、胃气上逆等。降是指气机向下、沉降的趋势，如中气下陷、大气下陷等。脉象对升降的诊断非常重要。如肝气上逆，通常可见左寸关脉浮弦有力，而中气下陷则通常见脉沉细无力。

升降夹杂时，如肝气上逆兼见脾气下陷时，根据升降比确定治疗策略，如升降比为 5:5，则处方中平肝药与升补脾气的药比例为 5:5。

5. 出入是考量气机内外运行状态的一对维度

出是指气机向外、宣散的趋势，如肾气不固、脾不统血。入是指气机向内、收敛的趋势，如肝气郁结、风寒束表。

6. 润燥是考量机体水液盈亏的一对维度

润是指机体水液代谢障碍而致停止聚积的状态，具体表现为水、湿、痰、饮的病证。临床上常见的"口干不欲饮"多为痰饮、瘀血、湿热等邪气阻滞、气不布津所致，为津液的相对不足，我们称为"类燥证"，其本质属"润"。燥是指机体水液的亏虚或不足，具体表现为阴虚、津亏、液脱等病证。润燥夹杂时，根据润燥比确定治疗策略，如润燥比为 6:4，则处方中祛湿药与养阴药的配比为 6:4。

分析证的十二维度时，不仅要定性，还要定量，以便更好地制定治疗策略，指导处方用药。例如，证之"热"的维度定量是 2、5、8，则对应的方剂中"寒"的维度定量分别为 2、5、8，这样才能达到"方证相应"

的效果。换句话说，患者有 2 分的热，就要用 2 分清热的药；有 5 分的热，就要用 5 分清热的药；有 8 分的热，就要用 8 分清热的药。

二、方之十二维度

方之十二维度，即方之表里、寒热、虚实、升降、出入、润燥，6 对 12 个维度。用这 12 个维度来分析方剂，就能全面把握方剂的性质和基本作用。

（1）表，指方剂作用部位在表，如麻黄汤、桑菊饮、银翘散。里，指方剂作用部位在里，如四逆汤、大承气汤、归脾汤。方剂的表里维度不是绝对的，只是为我们提供一个大概的方向，如用麻黄汤催生，用葛根汤治疗遗尿症，把温清饮（黄连解毒汤合四物汤）广泛用于皮肤科疾病的治疗。有的方剂，可以表里同治，如防风通圣散、麻黄附子细辛汤、五积散。小柴胡汤的作用部位在少阳，达原饮的作用部位在膜原，在中医里，无论是"少阳"还是"膜原"，都被约定俗成地认为是"半表半里"，可以看作特例。

（2）寒，指方剂的寒凉之性，如泻心汤、白虎汤、黄连解毒汤。热，指方剂的温热之性，如四逆汤、金匮肾气丸、乌头桂枝汤。有的方是寒温并用的，主要用于寒热错杂之证，如乌梅丸、半夏泻心汤、柴胡桂枝干姜汤。寒温并用的方剂有一种"去性取用"的情况，如温下的代表方大黄附子汤，根据中医传统的用方经验，方中大黄的寒性被附子和细辛抑制或抵消，而存其泻下功效，所以全方显现温热之性，这似乎宜从系统整体的角度去理解。本书对方剂的维度分析，主要采用还原分析的研究方法，因此对于大黄附子汤，附子和细辛显现的热性与大黄显现的寒性，予以同时估值评分，只是热的维度评分大于寒的维度评分罢了。

（3）虚，指方剂的补虚作用，如四君子汤、四物汤、左归丸、右归丸。实，指方剂的祛邪、泻实作用，如人承气汤、己椒苈黄丸、抵挡汤、保和丸。然而大多数方剂都是虚实并用的，主要用于虚实错杂之证，如独活寄生汤、小柴胡汤、丹栀逍遥散、温经汤。有些方剂，会佐使少量与方剂总体补泻维度相反的药物，如归脾汤中的木香，补中益气汤中的陈皮、升麻和柴胡，十枣汤中的大枣，八正散中的炙甘草，由于这部分佐使药所显现的虚实维度分量轻微，本书通常予以忽略不计，维度评分通常标记为<1。

（4）升，指方剂的升浮之性，如补中益气汤、升陷汤、清震汤。降，指方剂的沉降之性，如天麻钩藤饮、镇肝熄风汤、旋覆代赭汤、三甲复脉汤。

（5）出，指方剂的宣散、宣透、疏散、解郁等作用，如麻黄汤、荆防败毒散、升降散、柴胡疏肝散。入，指方剂的收敛、固涩作用，如缩泉丸、桑螵蛸散、牡蛎散、九仙散。

（6）润，指方剂的养阴、补血、生津、润燥等作用，如增液汤、四物汤、沙参麦冬汤、益胃汤。燥，指方剂的燥湿、化痰、蠲饮、利水等作用，如温胆汤、平胃散、甘露消毒丹、苓桂术甘汤、五苓散、真武汤。

医者临床应用方剂时，不仅要把握方剂的十二维度，而且还要把握每个维度的定量，这样才能更精确地把握方剂的性质和基本作用，以便更好地与证之十二维度相匹配，达到"丝丝入扣"的完美境界。例如，柴胡加龙骨牡蛎汤，"虚"的维度定量为3，"实"的维度定量为7，那么对应的柴胡龙骨牡蛎汤证，"虚"的维度定量也应为3，"实"的维度定量也应为7。本书所做的方剂维度分析，是基于方剂原著中的药物及剂量。然面，方剂药味加减和（或）方剂中药物剂量发生改变，都会改变方剂的维度定量。临床实践中，医者正是通过对方剂药味的加减和（或）方剂中药物剂量的改变来改变方剂的维度定量，以适应复杂多变的证的维度定量变化。

三、与 UC 有关的方剂之十二维度

（一）柴胡加龙骨牡蛎场

方剂来源：《伤寒论》。

方剂组成：柴胡四两，半夏（洗）二合（一合 =20mL），龙骨、黄芩、人参、茯苓、铅丹、生姜（切）、桂枝（去皮）、牡蛎各一两半，大黄二两，大枣（擘）六枚。

维度定量分析如下。

表：2。柴胡四两、生姜一两半。

里：10。柴胡四两，半夏二合，龙骨、人参、茯苓、铅丹、桂枝、牡蛎各一两半，大黄二两，大束六枚。

寒：4。大黄二两、黄芩一两半、柴胡四两。

热：3。桂枝、生姜各一两半，半夏二合。

虚：2。人参、茯苓各一两半，大枣六枚。

实：10。柴胡四两，半夏二合，龙骨、黄芩、铅丹、生姜、桂枝、牡蛎各一两半，大黄二两。

升：0。

降：10。龙骨、牡蛎、铅丹、桂枝各一两半，大黄二两，半夏二合。

出：3。柴胡四两、生姜一两半。

入：0。

润：<1。人参一两半

燥：7。半夏二合。桂枝、茯苓、黄芩、生姜各一两半，大黄二两，柴胡四两。

用量用法：柴胡 10～15g，黄芩 10g，姜半夏 10～15g，生姜 3～5 片，大枣 15g，桂枝 10g，生大黄 3～5g，党参 15～30g，茯苓 15～30g，生龙骨 30g（先煎），生牡蛎 30g（先煎），磁石 20g（先煎）。水煎服，每日 1 剂，分 2～3 次服用，失眠患者于午饭后和睡前各服用一次。

功效：疏肝解郁，清泻胆火，重镇安神，健脾温胃，化痰祛湿。

方证：肝胆郁火，气火上逆，脾胃虚寒，痰湿内阻。症见胸闷，或胁肋胀满或胀痛，心烦，急躁易怒，失眠多梦，惊惧，身体沉重，活动不利，起床时加重，活动后缓解，舌红苔黄或黄腻，脉浮弦有力。

按：本方是治疗精神神经疾病常用之方，方中铅丹当今药房通常不备，笔者以磁石替代。肝胆气火上逆，情绪急躁、心烦、惊惧，本方一是以龙骨、牡蛎、铅丹重镇以潜降安神，二是以大黄通腑以降肝火、畅肝气、宁肝魂。关于本方中使用重镇潜阳药与通腑泄热的大黄，可参阅黄煌对风引汤的论述："观汉唐方，凡是治精神神经系统的疾病，如见惊狂、烦躁、谵语、目不识人等症状时，大多需要用矿物药或泻下药，或用龙骨、牡蛎、石膏等重镇安神、定惊清热，或用大黄、芒硝等攻下积热，或两者皆用，如风引汤就是这种配伍只要火气一清，大便一通，神志自然清爽。"

（二）乌梅丸

方剂来源：《伤寒论》。

方剂组成：乌梅三百枚、细辛六两、干姜十两、黄连十六两、当归四两、子（炮。去皮）六两、蜀椒（出汗）四两、桂枝（去皮）六两、人参六两、黄六两。

维度定量分析如下。

表：0。

里：10。全部药物。

寒：3。黄连十六两、黄柏六两。

热：10。附子六两、桂枝六两、细辛六两、干姜十两、蜀椒四两、乌梅三百、当归四两、人参六两。

虚：2。当归四两、人参六两。

实：10。附子六两、桂枝六两、细辛六两、干姜十两、蜀椒四两、黄连十六两。

用量用法：乌梅15～30g，细辛3～5g，干姜10g，黄连5～10g，当归20g，制附子10～15g（先煎），川椒10g，桂枝10g，党参15～30g，黄柏5～10g。水煎服，每日1剂，分2～3次服用。

功效：温阳散寒，兼以清热燥湿、益气养血。

方证：《伤寒论》中用本方治疗蛔厥，症见脘腹阵痛、烦闷呕吐，时发时止，得食则吐，甚至吐蛔，手足厥冷，或久痢不止，反胃呕吐，脉沉细或弦紧。

按：本方为《伤寒论》厥阴病的主方，现代主要用于治疗久泻久痢、寒热错杂者。但本方温燥之性远远大于寒润之性，祛邪远远大于扶正，临证应用时须留意。中日友好医院的黄金昶教授善用本方治疗胰腺癌，值得关注。

（三）旋覆代赭汤

方剂来源：《伤寒论》。

方剂组成：旋覆花三两、人参二两、生姜五两、赭石一两、甘草（炙）三两、精石一两、半夏（洗）半升、大枣（擘）十二枚。

维度定量分析如下。

表：0。

里：6。全部药物。

寒：<1。赭石一两。

热：3。生姜五两、半夏半升、旋覆花三两。

虚：3。人参二两、甘草（炙）三两、大枣十二枚。

实：5。旋覆花三两、赭石一两、半夏半升、生姜五两。

升：0。

降：10。旋覆花三两、精石一两、半夏半升。

出：2。生姜五两、半夏半升。

入：0。

润：0。

燥：4。半夏半升、生姜五两、旋覆花三两。

用量用法：旋覆花 30g（包煎），党参 15～30g，生姜 10～18 片，赭石 10g，炙甘草 15g，姜半夏 15g，大枣 20g。水煎服，每日 1 剂，分 2～3 次服用。

功效：和胃降逆，下气消痰。

方证：脾胃虚寒，痰气上逆。症见噫气不除，心下痞硬，或有舌淡白或淡嫩，或边有齿痕，苔薄白润或白腻。

按：本方是治疗噫气不除（即暖气不断）的常用方。对本方药物的用量，尤须留心以下情况。①旋覆花与赭石的用量。根据中药用量常规一花类、叶类药用量要轻些，介壳矿物药用量要重些，我们以前总是把本方中旋覆花的量用得少，而赭石的量用得多，应注意，本方中旋覆花：赭石 = 3:1，用量千万不要错了。②生姜的用量。我们在临床用生姜，大多数用3～5片，但本方中生姜用量为"五两"，因此本方中生姜用量一定要够。

第三节 全息汤

一、背景

痰湿瘀血、肝郁肾虚，寒热虚实错杂，阴阳气血失衡。

造成上述共同病理结果的主要原因在于生活环境的改变，就其主要内容以下做一简短介绍。

1. 起居

古代没有电灯，大部分人都是与日共起居，日出而作，日落而息，天人合一的时代，阴阳相对平衡。现代拥有了电灯、电脑等，晚睡成了现代绝大多数人的习惯，甚至是时尚，夜晚是阳入于阴而补阴造血的时间，此时不眠便是在暗耗气血，血伤及阴，阴损及阳，导致阴阳失衡，体内气血阴阳俱紊乱，亚健康随之产生，各种生活方式病也接踵而来。

2. 劳作（瘀血）

古代人必须每天劳作，养家过日子。在现代有些人简单地坐着工作就能挣钱，有的虽然比较辛苦，但也是时累时闲。不规律的劳作，也会使人产生劳损性疾病，久卧伤气，久劳耗气。

3. 寒热（错综复杂）

古代没有风扇、空调、暖器，该热则热，该寒则寒，该出汗就出汗，该受寒就受寒，人体也能顺自然之气转换：夏日树下乘凉，采的自然风，冬月生个木炭火盆就最为高级了。现代有了电风扇、暖器，甚至空调，炎炎夏季，基本很少出汗，不但体内无法排泄湿邪，还增加了寒湿邪气的入侵，使人体产生湿邪和内寒，寒湿久郁化热，产生湿热炎症，寒热错杂之证，夏季无法宣泄，秋冬无法补藏，使得虚者虚而实者实，再有"血得温则行，得寒则止"。空调的低温环境和寒冷风不但使人体气血流动变慢产生瘀血，"寒主痛"还加重了各种疼痛证，造成风寒湿痹的发生，甚至加重。

4. 肾虚

古代在养生上讲究保精节欲。现代不注意节欲，肾气外泄，败精阻络，内蕴湿毒，造成盆腔、生殖、泌尿系统各种炎症性疾病和其他相关诸病。肾水不充，无以涵木，无以制火，导致心肝火旺，虚火上炎；肾气不足，又导致五脏阳气虚弱，内寒滋生。阴阳两虚是各种慢性病的基础体质。肾之阴阳是五脏六腑阴阳之根，又为人之先天之本，再则久病及肾，上述脾已伤，后天之本不足，先天、后天之本皆伤，五脏治安危矣！百病层出不穷，疾病年轻化、怪异化，现在看来便亦不足为奇。

5. 饮食（痰湿）

古代大部分人都是过着苦于温饱的日子，每天都要劳作，换来钱财也就刚刚解决温饱而已，随着规律起居、劳作、饮食等，身体安康而少恙；现代人生活水平提高，经济小康，饮食充足，难免会饮食过剩，给脾胃增加很多负担，脾气劳伤，痰湿内生，痹阻经络而百症丛生。二是饮食物之不同，古代没有农药化肥，肥料均由动物粪便或发酵的柴草制成，捉虫采收均为人工，种子也为天然纯种；现代拥有了农药化肥，播种前刷上防虫农药，土地上要喷洒除草剂，苗出后继续使用各种各样的杀虫剂，催熟剂，结果后有可能还要使用着色剂、保鲜防腐剂，植物种子也多掺其他植物而混淆难辨；促生长饲料，自然生长一年能出售的动物，3个月左右就能出炉上市，这些不同，无疑时刻影响着现代人类的身体健康。在这种生存环境下，纯健康者少之又少。每个人都会或多或少的罹患疾病，这是现代人的体质，谁也难以逃避，慢慢地旧疾加新疾，新疾未平，又添一痛，慢漫地，各种症型同时存在于体内，交织错杂，这就是古方不治今病的原因。

经方用于古代人群，多是一个单纯的症型，或简单的复合症型，现在不同了，症型多变，不易孤立分别，老的中医理论已不能完全满足现代人的诊疗需求，所以中医慢慢不自主地没落，全息汤正是在这种条件下产生出来的，博采众家之长，中西之鉴，以现代人共同体质为出发点，再通过合理的加减变化，以实践疗效为师，其疗效优良，妙不可言。

6. 肝郁

在古代，大部分人仅需要解决温饱问题就心满意足了。现代生活的快节奏，超负荷的精神负担，使人们的心理处于混乱与不安的状态，造成肝气郁结，情绪暴躁易怒，或抑郁自闭，现代社会患有心理疾病的人越来越多，症状更重，危害更大，消除也困难得多。总的来说，人患病，心情就不好，这就是肝郁！

综上所述，上述已证明现代人的体质相似性，其罹患疾病也多同气相感，疾病易于趋化，所以这些症状大部分人都存在的相似或相同症状，治疗便可异病同治，以一方主之，随症加减变化，用于临床治疗，具有见效快、痊愈快等特点，然此并不失祖国医学传统辨证论治的特色。现代医学或祖国的专病专方等医药特点，虽有与全息汤相似的特点，都是一方治多病，或一方治多证，但专病专方，药物成分固定，失于灵活之性，李氏全息汤以客观为标准，以疗效为依据，既有药证专一的可靠疗效，又不失辨证论治、随症加减的灵活性，此两点，能有效避免经方之不宜操控性及实践疗效不稳定性，又能避免专病专方、千人同方的疗效局限性。

二、方药组成

1. 全息汤基础方组成

柴胡 12g，香附、桂枝、橘皮、牡丹皮、芍药、甘草、白术、地黄、茯苓、杏仁、何首乌、半夏各 10g。

2. 方解

李氏全息汤基础方内含桂枝汤，能疏风散寒，通阳化气，调和营卫，为解表之通剂，实是立乾坤之位，三阴与三阳，宣通阳气于上，使君火以明，相火以位，离阳当空，阴霾乃散，主明则下安。桂枝汤为中医群方之祖，尤为伤寒诸方之魁，历代医家称誉此方为仲景"群方之冠"，再则桂枝温通经脉效果佳，"经络者，决生死，处百病，不可不通"，经脉通畅，气血调和无阻，津液输布正常，痰不生，瘀不成，脏腑机能日趋正常，正气足，邪气除，病何从生焉？！纵观针灸、刮痧、拔罐、推拿、中药，何不以经络学说为根基？"经络不通，百病生焉""经络一通，百病可除"，从此可知，"经脉者，唯求一通"，让桂枝汤立于胜算之妙，内安外攘，有者去之，无者安之，桂枝汤者，调和阴阳气血营卫者，乃我身之阴液与阳津是也。内经曰："阴阳者，水火之征兆也，左右者，阴阳之道路也，上下者，阴阳之天地也。数之千，推之万，万之大不可胜数者，三阴与三阳是也。"此符合阳生阴长、阳主阴从之象，药虽轻源虚灵，但其中病机，神当畅，气当顺，血当行，且上焦若羽，非轻不举，因于上者越之，定其血气，各守其乡，最重要的是更符合内经之理，有者求之，无者求之，舒其血脉，令其调达。先立阳后通阳再用阳，吾辈者，世世代代都赖以生存之阳，《内经》云，阳气者，若天与日，阳气者，柔则养筋，静则养神。此阳被轻轻地拨动而无声息，犹如润物细无声，在上则主明则下安，在下则君火以明，相火以位。

二陈汤健脾化痰，改善当代人的体质，人体体重70%的物质是水分，其中，脑组织大约含85%的水，血液大约含有90%的水。人患疾病，气血脏腑失衡，就会导致水液的代谢紊乱，产生痰湿，既是病理产物，又可作为第二病因造成诸多疾病，古有"百病皆由痰作祟"之说，也正是此理。可知李氏全息汤立法组方严谨合理，满足疾病发生发展的普遍规律性，能起到有病治病，无病防病的效果。二陈运化于中枢之气，以复升降与出入斡旋之气机，全息者，全凭之息而不息是也，且柴芍草者，四逆散之义，三阴极而一阳始发，三阳弱有赖一阳初生，中间起手者更重要的是加强了乾坤卦的根基，这是最重要的，乾坤是归卦，本是先天卦，后天卦让给了坎离卦。在中医理论中，中气被认为是调节水火、金木之间平衡的关键，是中焦生理功能的核心。中气的盛衰直接影响着枢轴的旋转，从而控制着水木的上升和火金的下降，以及寒热的转换，精力的相互依存。当中气健旺时，身体的生理功能得以恢复，邪气自然消散，这是中医强化内部以抵御外部病邪的基本原则。二陈汤，作为一种经典的方剂，不仅被视为治疗痰湿症状的主要药物，也是调整中焦功能的卓越疗法。

中医学认为，痰是由湿聚而成，湿滞留则形成水，若湿不能被气化，则转化为饮，饮与痰相似但较为稀薄，可能会因气化障碍而停滞不前。湿受到气火的作用而变得浓稠，形成痰。因此，中医学有"稀者为饮，稠者为痰，水湿为其本源"的观点。痰不仅是病理产物的表现，也可能成为引发其他疾病的第二病因，它可以直接或间接影响机体各个脏腑组织，导致多种病症，因此有"百病皆由痰作祟"的说法。例如，痰在肺部可能导致咳嗽和喘息，在胃部可能导致呕吐，在头部可能导致头晕，在心脏可能导致心悸，在背部可能导致寒冷感，在胁部可能导致胀满，在四肢可能导致关节沉重，类似于痛风症状。在临床上，痰还可能与高血脂、肥胖、脑栓塞、动静脉血栓、心律不齐、胸闷胸痛、冠心病心梗、带下病、梅核气、痰核、瘰病、骨质增生、息肉、肿瘤、癌症等症状相关。清代医家沈芊绿曾指出："人自出生以至于死皆有痰，而其为物，则流动不测，故其为害，上至藏峰，下至涌泉，随气升降，周身内外皆到，五脏六腑俱有，变怪百端。"这表明，尽管痰病的症状多种多样，但其根本原因是一致的，因此，二陈汤可以根据具体情况进行调整并治疗这些症状。《医方集解》中指出："治痰通用二陈"，强调了二陈汤在治疗痰病中的广泛适用性和卓越疗效。

在现代药理学研究中，茯苓被证实具有健脾渗湿的功效，其主要作用机制是通过调节脾脏功能，促进其对水湿的运化能力。半夏则以其和胃降逆的特性，直接作用于胃部，增强其排空和消化的功能。甘草的中性和调和作用，能够平衡脾胃之间的关系，促进气血的生成和维持。这3种药材的联合使用，有效地调理后天脾胃，强化了机体气血生化之源，从而有助于扶正固本，抑制病邪。白芍、丹皮和何首乌等药材，其主要作用在于入血分，能够疏肝升陷，同时具有平胆的功效。陈皮和杏仁则入气分，通过清肺理气，化痰降逆的作用，调节呼吸系统的功能。这些药材的相互作用，共同实现了健脾疏肝、清降肺胃、调和上下的疗效。

方证使其胃降而善纳，脾升而善磨，肝升而血不郁，肺降而气不滞，心肾因之交泰，诸脏腑紊乱之气机，因而复其升降之常，病可向愈也。总之，这些药材的配伍展示了中药在调和脾胃、疏肝理气、清热化痰方面的独特优势，对于多种疾病的预防和治疗具有重要的实际意义。

处处无方，处处法，从上到中至下，从气到血，从阴到阳，从里到外等不是在示人以规矩。人有病无非是升降入出，正邪斗争，阴阳盛衰，全方君臣佐使，剂量的变化，主药的应运，正符合医圣心法中的，脏腑相连，其痛必下之至理。叶天士用药无不是处处在恪守胃气的通顺，脾气的升发，且中焦若衡，非平不治。此处方正是平中见奇，妙笔生花，临床更是左右逢源，也符合轻可去实之理论。药虽平淡无奇，然握中央而驭四旁，复升降而交水火，所以用治内伤杂病，切病机且效可观。这种配伍对于治疗内伤杂病具有显著的效果。内伤杂病的产生，往往与多个脏腑的功能失调有关，尤其是脾胃的功能失调最为明显。病机通常表现为中气不足，肝胆气滞，肺胃气逆，脾肾气陷，这些因素会导致脾胃不和，肝胆不调，表现为上部的虚热和下部的湿寒症状。

三、全息汤在 UC 治疗中的运用

全息汤具有调和和中、渗湿而不伤阴、滋阴而不助湿、降逆而不壅塞、升清而不下陷的功效。它能够使脾胃之气上升，肝肾随之上升；胃气下降，心肺随之下降。全息汤通过调和紊乱的脏腑气机，恢复其正常的升降规律，使得胃纳脾磨功能正常，肝肺气机流畅，气血逐渐旺盛，各种症状自然得到缓解。全息汤的健脾和胃、升清降浊的功能，能够调和阴阳，扶正祛邪，是治疗 UC 的基础。全息汤通过调节人体的气血和阴阳平衡，与其他针对特定病症的药物相结合，共同发挥作用，达到治疗 UC 的目的。UC 发病多脏腑功能失调，升降紊乱者，是其大率也，即病机相同相近也。升降紊乱，均当复其升降之常，而复其升降之常的关键，重在调理脾胃。全息汤用药轻灵，符合久病胃气虚弱的这一的配伍特点，同时也符合中焦若衡，非平不治的原则。

本方以健脾和胃为本，兼调肝肾心肺，切中 UC 之主要病机，可以升阳理气，疏散风寒，调和营卫，开胸化痰，化湿运脾，清热解毒，疏肝解郁，升肝降肺，滋补肝肾，调和五脏等，具有整体带动局部，病理转化生理的作用。适当加减，可治疗各种疾病，使身体恢复到一种最利于疾病康复的最佳内环境，使病程缩短，疗效提高，所以临床用治各种疾病，具有见效快、痊愈快的特点。

第四节 经方病证

（一）黄芩汤方证

1. 条文原旨

《伤寒论》第172条："太阳与少阳合病，自下利者，与黄芩汤；若呕者，黄芩加半夏生姜汤主之。"

黄芩汤方：黄芩三两、芍药二两、甘草二两（炙）、大枣十二枚（擘）。

上四味，以水一斗，煮取三升，去滓，温服一升，日再，夜一服。

黄芩加半夏生姜汤方：黄芩三两、芍药二两、甘草二两（炙）、大枣十二枚（擘）、半夏半升（洗）、生姜一两半（一方三两，切）。

上六味，以水一斗，煮取三升，去滓，温服一升，日再，夜一服。

2. 释文阐义

"太阳与少阳合病"，其治疗当表里双解，或和解少阳，一般不先解表。本条以"下利"为主要表现，"太阳"之病证似未见之，实乃少阳邪热内迫、下趋大肠所致，故主以黄芩清泻少阳郁火。黄芩，味苦能燥湿，性寒能泻火，其色黄带绿，色绿入肝胆经，故最善清泻肝胆的湿热与实火。由于少阳邪热完全内陷于大肠，变为大肠的湿热下利，不复外透之机，故不宜再用柴胡透邪出表。或然证若见呕吐，乃胃气上逆，故当加半夏、生姜以散逆气也。

3. 析方解药

少阳风火内郁，最易灼伤肝阴，下利不止，也最损失阴液，故此证的下利，常伴有剧烈的腹痛和腹肌拘急的特点，因此，方中加入白芍，养肝阴，缓腹痛之拘急。

此种急性肠炎，腹泻甚剧，极易脱水休克，故加入甘草、大枣。一则甘缓腹泻和腹痛之急迫，减轻腹泻的次数；二则因为黄芩苦寒，清热燥湿，有利于消炎止泻，但苦寒太过，又不利于脾胃，故加甘草、大枣，顾护脾胃的元气；三则是剧烈的下利易伤津气，用大枣、甘草可以补益脾胃，滋助津气又不助邪。甘草、大枣，富含钾离子等，有保钾、防脱水、防休克的作用。

如果既有少阳腑热下迫大肠而下利，又有少阳胆热犯胃而呕吐，表现为急性胃肠炎吐泻并作者，就须用黄芩汤再加半夏、生姜，以散逆气。生姜，呕家圣药，《金匮要略》曰："呕家用半夏以去其水，水去则呕止，是下其痰饮也。此即黄芩加半夏生姜汤证。"

总之，黄芩汤治下利，其性属里，为实证，热证。全方以清泻少阳郁火为主，兼燥湿止泻、缓急止痛的功效。

（二）黄连汤证

1. 条文原旨

《伤寒论》第 173 条："伤寒，胸中有热，胃中有邪气，腹中痛，欲呕吐者，黄连汤主之。"

黄连汤方：黄连三两、甘草三两（炙）、干姜三两、桂枝三两（去皮）、人参二两、半夏半升（洗）、大枣十二枚（擘）。

上七味，以水一斗，煮取六升；去滓，温服。昼三夜二。

2. 释文阐义

"伤寒"点明邪气之来源乃太阳表证，"胸中有热"，指明病位，是指邪热偏于上，包括胃脘，上至胸膈。有的表现为"胃热"证，如烧心、口臭、纳旺、口腔溃疡、牙疼上火等；有的是"心火"证，如心律失常、失眠、心烦等。邪热之气郁于上焦胸腹部，故统称"胸中有热"。"胃中"非局限于"胃"，实指整个胃肠系统，部位偏于下，包括脾、下至于肠。"胃中有邪气"没有明言邪气性质是寒还是热，我们根据本方的药物组成来看，应当是水饮，寒饮之邪气。为什么呢？因为这类患者，既有脾胃虚寒的证候特点，又有胃肠湿热的病症特点，很难做简单的定义，所以用"胃中有邪气"表述更合适。

伤寒、胸中有热、胃有邪气说的是病机，后面腹中痛、欲呕吐则是病邪所导致的病症了。"腹中痛"者，乃上焦之邪热与下焦之寒饮相交，相互激荡，患者每于伤寒之后容易出现"腹中痛"，腹中痛提示了上热下饮的病机。一方面，说明患者的腹痛，既有脾脏虚寒的内因、又有外寒的诱因；另一方面，也提示有寒邪入里，肝经为外寒所郁，木郁而不疏，克犯脾胃，肝郁乘脾克土，故见腹中痛；气机上逆，故见欲呕吐。"欲呕吐"者，结合小柴胡汤证"邪高痛下，故使呕也"，在上之邪热激动在里之饮邪，水气向上撞，因而欲呕。所以，黄连汤证的病机要点是：热在上焦而寒饮居下，其病每由外寒诱发，二者受外界扰动而相互激荡，表现为心胸烦热、腹痛等，另因其有饮邪在里，也可伴随下利的表现，而在上有热，又可夹杂"痞"的症状。

3. 析方解药

针对病机的阐释，在上有郁热，在下有寒饮，属于"寒热错杂"的范畴，因此本方黄连汤其义也属于"泻心汤"的范畴。不用黄芩，因为热邪在上，心胸之热，黄连就比黄芩合适，黄连苦寒上清胸中之热，干姜辛温下去胃中之寒，二者合用，辛开苦降，平调寒热，上下并治，以复中焦升降之职而为君。欲呕吐，提示胃有停饮，故用半夏辛温，化痰降逆止呕，同时加人参、大枣、甘草甘温养胃补虚。最后，妙在加桂枝一味，沟通上下，入太阳经、厥阴经，既解肌发表，又平冲降逆，安水饮之激荡。诸药合用，针对病机清上温下。

（三）乌梅丸方证

1. 条文原旨

《伤寒论》第338条："伤寒脉微而厥，至七八日肤冷，其人躁无暂安时者，此为脏厥，非蛔厥也。蛔厥者，其人当吐蛔。今病者静，而复时烦者，此为脏寒，蛔上入其膈，故烦，须臾复止，得食而呕，又烦者，蛔闻食臭出，其人当常自吐蛔。蛔厥者，乌梅丸主之。又主久利。"

乌梅丸方：乌梅三百枚、当归四两、黄连十六两、黄柏六两、细辛六两、桂枝六两（去皮）、人参六两、附子六两（炮，去皮）、干姜十两、蜀椒四两（出汗）。

上十味，异捣筛，合治之，以苦酒渍乌梅一宿，去核，蒸之五升米下，饭熟捣成泥，和药令相得，内白中，与蜜杵二干下，丸如梧桐子大。先食饮，服十丸，日三服，稍加至二十丸。禁生冷、黏滑、臭恶等食物。

2. 释文阐义

1）脏厥病的病证特点。

患者外感寒邪，病证弗起就出现了脉微、手足厥冷，时过七八日，不仅手脚厥冷，甚至发展为全身肤冷、胸腹发凉，此乃周身真阳大虚的表现。还出现了焦躁不安、言喋无休、失眠等躁动之象，这是阳虚欲脱的危象。

平时也可见很多患者躁动不安，精神亢奋，说起话来难以停下来，这也是虚阳不潜的表现。但阳虚不重，远远没有到阳气要亡脱的程度，只是易于躁动而已，还是能安定下来，并非"躁无暂安时"。"其人躁无暂安时"，是真阳亏耗，阴寒独盛，虚阳浮越欲脱的危险征兆，此乃五脏的阳气已经耗尽了的表现，此为脏厥。此"厥"字，是"尽"的意思。张仲景认为这种情况已经无药可救了，所以并未出方治疗。那我们今天遇到这种脏厥病怎么治疗呢？以我们的经验，必须用回阳救逆之法，"四逆辈"加龙骨、牡蛎、山萸肉急煎内服，或有可救。

2）蛔厥证的病症特点。

"蛔厥者，其人当吐蛔""其人常自吐蛔"：强调病人有吐蛔史，而蛔虫之习性喜暖而恶寒，也提示患者为厥阴病上热下寒的体质。蛔虫本性喜暖避寒，因为有脾肾阳气不足的体质，所以平时懒动喜静。如遇"上热"诱扰，蛔虫上逆，动而"时烦"。这种"烦"的特点是"静而时烦，须臾复止""得食呕又烦"。蛔虫之动伏与本性相关，在进食的时候，蛔虫嗅食物香气而动，故而"得食而呕又烦，蛔闻食臭出"；体内下寒（肠道虚寒）

而上热（胆热胃热），复加肝经风火犯胃，火逆于上，则肠道更加虚寒。而蛔虫热扰入胃，可吐蛔；钻入胆道，则胆道痉挛剧痛，手足厥冷，冷汗淋漓，蛔厥发作。所以蛔厥病，同样是寒热错杂之病机。

3）乌梅丸证的病机要点。

（1）有中下焦的虚寒证（脾肾阳虚证）。病者平素喜静，可有不欲饮食、腹部怕冷甚至四肢冷、进食生冷则易腹泻腹胀或腹痛等脾肾阳虚的下寒表现。

（2）有肝经风火上攻犯胃的病症（上热证）。肝经风火上扰，故病人时烦，可见急躁易怒、心烦不安、目赤肿痛、头痛眩晕、口干口苦等表现；肝经风火横逆，蛔虫受热扰动可见吐蛔。

（3）有肝阴亏虚，风火易动的体质。在这些特点之中，以肝阴虚而风火妄动为基本特点。如果肝风犯胃，则易见呕吐、反酸烧心、胃胀胃痛，甚至不欲饮食；如果肝风乘脾，则易见腹痛、腹泻；如果风火上炎，则多见头面部疾患，如头痛、目赤、口腔溃疡、耳鸣、失眠等症。因为有肝阴不足的病机，所以可伴见月经量少、面色黄、眼睛干涩、抽筋、易有左侧肢体的病变等症。

从病机而言，厥阴经有肝阴内虚之证，是其内因；外感寒邪，郁遏厥阴的阳气，是导致肝气内郁、风火妄动的外因。正是在脾肾阳虚的体质下，肝经风火才可能犯胃乘脾。

所以只要符合上热下寒的病机特点，不管是否有蛔虫，都可以用乌梅丸治疗。由于厥阴病包括心包和肝经，临床中有的人以心包经的病症为主，有的人是以肝经的病症为主。只要准确把握厥阴病的本质，判断出寒热错杂的病机，乌梅丸不仅局限于蛔虫的治疗。

3.析方解药

方名乌梅丸，乌梅为君药，性平，味酸，入肝经，用苦酒（醋）浸泡，取醋味之酸，加强乌梅养肝息风、敛降风火的作用，以养为泄。乌梅丸中干姜、蜀椒、附子等辛燥之药容易伤脾胃，性燥伤阴，受米之食气蒸熟，可用以养胃。蜂蜜为丸，以其甘缓之性，缓肝和脾。

本方组方直至上热下寒的病机，以黄连以泻上焦之火，肝经的风火为外邪诱激，常挟下焦的相火上冲，故加黄柏以泻上冲之相火，引火而归原，使其安于下焦。

黄芩专泻肝胆之实火，且太过苦寒，一不利于脾肾虚寒者，二也不适于肝经的虚火之证。所以对于厥阴病的虚火证，不宜用黄芩。黄连和黄柏虽然也苦寒，清热燥湿止泻，却不像黄芩那样大苦大寒，故可与附子干姜等配合，用于脾肾阳虚兼肝经风火之证者。外感厥阴病，因为还有脾肾虚寒之证，故用人参配干姜、蜀椒大健中焦之阳气，蜀椒还可兼具杀虫，如此合而温补脾肾之阳。

厥阴经风火内郁，一是因肝阴亏虚，虚风虚火易于妄动，故重用乌梅、醋、当归，滋阴养血，敛降风火；二是因有风寒之邪郁遏肝气所致，故用桂枝、细辛，辛温透散风寒之邪，"火郁发之"，故亦有疏解肝经气郁的作用。

第五节 国医大师学术经验

（一）徐景藩教授从脾论治溃疡性结肠炎

徐老认为溃疡性结肠炎的病位在肠，与脾密切相关，基本病机为脾虚湿蕴，运化失职；在此基础上酿湿生热、瘀血阻滞，肠腑壅滞为发病的重要环节；在疾病发展过程中脾胃虚弱，土虚木乘、久病及肾就会产生一些列变症或并发症。徐老提出在临证时要充分把握"脾为枢机"的思想，以健脾祛湿为法，重视肝、脾、肾三藏同调，同时参用凉血行瘀，从"运""清""疏""补"四方面整体调节，以恢复脾胃功能常态。

1. 健脾祛湿乃治本之策，从"运"调之

首先，徐老在选择健脾药物时，多用"四君子汤"、黄芪、神曲等，以健旺的脾胃为基础；这是根据叶天士在《临证指南医案》中提出的"香参丸"的意思所制，由黄芪、木香、苦参、三七、白及、甘草七味药材组成，

寒热并用，补中有益气养血的功效。其次，徐老注重健脾法中"风药"的应用，风药具有祛风散寒、健脾祛湿的功效。《赤水玄珠》中有云："用风药者，谓风能胜湿也"，风药多为辛温之品，可助脾胃之药升清降浊，中焦健运，去而不留，以助湿。其三，痰饮水湿为一脉而异，徐老在治疗本病时多用化痰药物，杜痰湿之源。"痰饮者，肺肾之病也，而根原于土湿"，所以，健脾祛痰符合"肺与大肠相表里"的主旨。在临床上，医者可应用陈皮、半夏、桔梗、远志等药物，用于治疗肠道内痰饮留滞，湿邪滞留，大便中有黏液、胶状物等症状。

2. 凉血行瘀，气血并治，从"清"调之

古代有"痢先当头下""痢无止法"等治法，徐老根据这一理论，认为 UC 的治疗不能简单地从补益入手，而应该在健脾益气的基础上加减积导滞的治法。针对湿热血瘀的病机，在治疗上采取了清热凉血活血的方法，此即叶天士"入血就恐耗血动血，直须凉血散血"之意。在 UC 活跃期，如患者出现大便次数增多，带脓血，徐老以秦皮、苍术、马齿苋、黄连、黄芩、木香等为主要治疗方法。如果下痢有赤白血多的情况，可以服用地榆、槐花、侧柏叶、仙鹤草、紫草等。"行血则便脓自愈"，基于"久病入络"的理论，以活血化瘀为主要治法，以红花、三棱、莪术为代表的中药复方制剂，在 UC 的长期复发中发挥了重要作用。

3. 扶脾抑肝，虚实兼顾，从"疏"调之

有些 UC 患者只有腹痛和下痢的症状，并没有明显的红白黏冻、里急后重等症状，这是因为肝木太盛，所以导致了土的不足。《医方集解》言："胃受风气，木邪克土，故完谷不化。"据徐老经验，此类病证痛泻，从疏肝理脾调之，常加用僵蚕、乌梅、蝉蜕等，以增效力。徐老强调，在 UC 中，肝郁脾虚证较为普遍，常具有结肠高敏感、易激惹等特征，这 4 种中药都具有增效增效的功效，但其抑肝药之不足，共成条达木郁，补益中土，辛散甘缓，润燥兼施，疗效显著，疗效显著。

4. 益脾温肾，通涩共施，从"补"调之

《金匮翼》有云："肾中有元阳，为脾土之母。肾阳既虚，既不能温养于脾，又不能禁固于下……则腹鸣奔响作胀，泻去一二行乃安，积月不愈，或至累年……宜治下而不宜治中者也。"由于肾阳虚，丹田不温，徐老经常用补骨脂、肉豆蔻、诃子、益智仁等入下焦，也用这些药来治疗便秘。连脂清肠汤的主要成分是黄连、补骨脂、白术、茯苓、白芍、甘草6种中药，白术伍茯苓，健脾益气，燥湿利湿；白芍与甘草，以柔肝止痛，止泻下痢。补骨脂温心火，火旺土自固，善治"肾泄"；黄连苦寒，清肠燥湿，制温补骨脂之性而又有反相之意。徐老就是用这两种药物，一种是泻，一种是补，来调和脾肾的。另外，素体阴虚，长期迁延不愈；或长期痢气阳和阳虚证和阴虚证；或者是脾虚证及肾，命门不足，阳损阴者，往往容易造成脾阴虚，治当养阴补脾。徐老常选《慎柔五书》养真汤，此方除参、术、芪、草、茯苓、山药补益脾气外，尚有白芍、五味子、莲子肉、麦冬养阴敛液，二者相辅相成，相得益彰。

（二）李振华教授健脾温肾法治疗溃疡性结肠炎经验

李振华教授提出UC的发病机制为脾胃亏虚、脾虚、肝郁犯脾、脾虚、脾虚、肝郁气滞等三大环节，是中医辨证施治的病理学基础。李老认为，该病的主要病机在脾肾二脏，由于其病程迁延，以虚为主，故温肾健脾法为其基本法则，并针对其不同兼证施以相应的治则。李老治疗溃疡性结肠炎的基本思路是健脾利湿，温肾止泻法。常用五苓散和平胃散（胃苓汤）、理中汤、四神丸、香连丸等合方，与病机环环相扣，根据病情发展的阶段各有所侧重。

1. 渗燥相合

因其病机为脾、肾、阳两虚，寒湿阻滞，结肠不畅，为脾虚证，湿热为其主要病机。"无湿不成泄""湿盛则濡泄"。本症的治疗要以燥湿为要，湿热去湿，病方可除。所以李老在方中选用五苓散（猪苓、茯苓、白术、泽泻、桂枝）的淡渗清热利湿，让水湿之邪自小便排出，亦即利尿而固，或用香莲片：清热燥湿，止泻剂，亦可选用平胃散，《古今名医方论》认为平胃散治湿淫于内，脾胃不能克制，有积饮痞膈中满者。

2. 温补同用

此病后期的关键一为脾虚，一为肾火衰。故《景岳全书·泄泻》："泄泻之本，无不由于脾胃，脾胃受伤则水反为湿，谷反为滞，精华之气不能输布，致合污下降而泻痢作矣。"针对此病机，李老用《证治准绳》的名方四神丸（补骨脂、吴茱萸、五味子、肉豆蔻、生姜、红枣）以温肾、暖脾、止泻。几味药相伍，辛散温阳，苦温燥湿健脾，相辅相成，补而不腻。

3. 升降并举

湿困脾土，重在尽早祛湿。李东垣认为："寒湿之胜，助风药以平之""下者举之，得阳气升而去也"。李老很清楚这一点，他用的是淡湿祛湿、苦热燥湿的药，再加上苍术、干姜、桂枝、木香等辛散之药，起到升阳除湿、升阳升阳的作用，让"下者举之"，让阳气上提，从而扭转中气的下降。

4. 通敛兼施

湿困脾土，湿阻脾，非大剂量的渗湿利水之药物通利小便，不能取得效果；脾失健运，气机阻滞，不能重用通利肠，消痞散结的药物，而不能发挥其功效。李老在临证时伍以五苓散为主，川厚朴、木香等为佐使，以利膀胱，通脾。但泻痢日久，精不存，当温肾涩精、固脱，以收涩止泄之品为宜，尤以五味子、肉豆蔻二味为宜。二者相伍，通者利水湿而治泄泻之本，敛者固精而治泄泻之标，标本同用，久泻即止。

（三）朱良春教授论治溃疡性结肠炎经验

国医大师朱良春针对 UC 长期泄泻，屡治不愈，迁延难愈的特点，提出"脾虚湿盛、虚实夹杂"是本病的病机，治则因人而异，查证病因。体虚者多有气虚湿阻，重在气化畅顺；形瘦的，往往伴随着阴液的损耗，要注重气阴化生，也有可能是情绪不顺，肝木为土，也要注意。朱良春治则以"通枢机""平肝木""健脾胃""祛瘀""祛湿"为治则，以"健脾化痰，活血祛瘀，益气和营，祛湿祛湿"为治疗大法，对"气化枢机"作用的前后进行调节，用药随证而加减。

朱良春设仙桔汤用于脾虚湿热型 UC。该方组成：仙鹤草30g，桔梗

6g，乌梅 6g，白槿花 10g，炒白术 10g，广木香 5g，白芍 10g，白头翁 10g，炒槟榔 2g，甘草 5g。方中仙鹤草善止血，又能治痢疾，又能壮筋骨；桔梗排脓止痢；白术、木香健脾；白芍、乌梅、甘草具有收敛阴毒的作用；白槿花清热祛湿凉血；槟榔可祛瘀生津；白头翁则可祛湿。本方以补泻为主，健脾敛阴，清热祛湿，治疗虚、实、虚、实相兼用。

（四）何任教授治疗溃疡性结肠炎的经验

1. 辨标本虚实

何任教授指出泻的基础是脾胃不足，而泻则常为虚、实并存，本虚以脾虚、气虚为主。常见的症状有便溏泄、食欲不振、纳呆、四肢倦怠、面色蜡黄、舌淡、边缘有牙印等。药常用党参、炒白术、茯苓、炒扁豆、山药等，益气健脾止泻；泻痢不止，完谷不化，阴津亏虚，口燥咽干，舌红少苔，甚或低热等阴虚症状，药常用芦根、石斛、天花粉、丹皮、元参等药养阴清热；腹泻时间长了，阳气受损，脾胃虚弱，会出现五更泄、腰膝酸软、四肢冷无力、小腹畏寒、喜温等症状，药常用补骨脂、肉豆蔻、炮姜、附片、肉桂、小茴香等以温阳散寒。

标实病主要是由于湿热、寒湿、食积、气滞、血瘀等因素所致，从而对脾胃的升清降浊和大肠的传导功能产生了一定的影响。

湿热腹泻，选药常用葛根、黄芩、黄连、黄柏、白头翁等；寒湿腹泻常用苍术、厚朴、白术、附子等药；食滞内停腹泻，常用鸡内金、焦三仙、莱菔子等药；气滞腹泻，常用乌药、小茴香、青陈皮、柴胡、郁金、木香、香附等药；血瘀腹泻，常用五灵脂、蒲黄、川芎、乳香、没药等。在治疗腹泻的过程中，要注意标本，扶正固本，辨证施治。

2. 气血共调

何任教授在治疗中注注重调理气血。气血盛衰影响疾病的深浅，"初病在气，久病人血"，泄泻多在气分处，病变部位多为浅表性，治疗以气虚、气陷、气滞为主。调气的方法，就是要以热为先，以寒为温，以虚为本，以养为本。痰瘀则活血化瘀，用蒲黄、五灵脂、乳香、没药等。久病易发气滞气虚血瘀，可予健脾益气化瘀法。

3. 清温并用

何任教授认为本病多表现为本虚标实、寒热错杂，又多为上热下寒，"寒者温之，热者清之"。下寒指的是泄泻便溏、肠鸣胀痛，大多是腹畏寒喜温，遇到风寒、饮寒时更是如此，得温则舒，严重时可出现腰膝酸软等症状；上热是指中、上焦的热邪比较重，会有一些症状，比如口干、苦、渴欲冷饮、嘈杂泛酸、烦躁不安、舌红苔黄等。本病早期多有内热，外感，食伤等实证，治疗宜以清利为主，但不宜长期使用。如果只注重"清"，太过"寒"，就会导致大便不畅，手脚冰凉。腹泻迁延不愈，耗损了阳气营阴，太阴之象十分显著，治以温煦为主，专以温阳为主，则火行上行，可致齿龈肿痛，目赤耳鸣，嘴唇糜烂，溃疡等症状。所以，在治疗泄泻的时候，医者要根据寒热的严重程度，适当选用一些"清"和"温"的药，不能太急，也不能太过火，病情会逐渐好转。对于热邪偏于上焦者，常用山栀、黄芩、银花、连翘等药；对热邪偏于中焦者，常选用黄连、生石膏、知母等药；而寒邪偏于下焦者，则常选用肉桂、附子、炮姜、补骨脂等温补脾肾，同时还常用乌药、小茴香等散寒行气以助之。特别要指出的是"清"是祛邪的治法，对于阴虚火旺的患者要用养阴降火的药物，如黄柏、白芍、麦冬、沙参等。

4. 燥润相济

"无湿不成泻"，腹泻之因由均与湿邪有关，治宜用燥湿、化湿、利湿之法。其中尤以燥湿法应用最多，可苦寒燥湿，用黄连、黄芩、黄柏、苦参、秦皮等；苦温燥湿，用苍术、草果厚朴等；淡渗利湿，用车前子草、通草、木通；芳香化湿，用藿香、佩兰等药。但是，患者长期服用燥湿的药物，会损伤阴，所以时间长了，可能会使身体阴亏。如沙参友冬古根石斛、天花粉等药，然甘凉溢润之品，性多寒而腻，用太多会伤脾，导致湿气内发，所以治疗腹泻伤阴的患者，要以燥、润、燥为宜，通涩结合，气通则无疾，通则为泄泻之法。在腹泻初期，患者本气不足，邪气壅塞于肠胃，当以疏通为宜。正如喻家言所云："新感而实者，可以通因通用。"通过通腑泄浊，消除瘀血，恢复胃肠的正常疏泄机能。常用木香、槟榔等药，并配以枳壳、大腹皮、砂仁等理气通降以助之，必要时对积滞难下者，可用少量大黄，以推陈出新。对于年老体弱者或虚羸的患者，通法仍然要谨慎使用或不使用，一旦发病就立即停止，以免元气亏虚。在久泻久痢晚期，患者单纯正气不足，气机不固，滑脱不能收，当以固涩收敛，以使水谷精微不能再流失，即"久病而虚者，可以塞因塞用"。常用固涩药分为：温中固涩的肉豆蔻、炮姜炭；清肠固涩的秦皮、地榆；酸收固涩的诃子肉、乌梅；酸温固涩的五味子、石榴皮；酸寒固涩的五倍子、金樱子；健脾固涩的莲子肉、芡实；涩肠固脱的罂粟壳、椿根皮等，医者可根据不同病情需要而分别选用。腹泻的大部分病例，多为实中夹虚，虚中夹滞，虚实混杂，故而应该通涩结合，应用有法度。

（五）张琪治疗溃疡性结肠炎经验

张老认为，本病多由先天禀赋不足、素体虚、病后体虚、饮食不当等因素所致，导致湿热内蕴，经络阻滞，血行阻滞，血败而成。本病发病于脉络，形成了肝郁脾虚证、气滞血瘀的症状，再加上湿热之气，阻塞了肠脏，进而损伤了气血，形成了虚实夹杂、正虚邪恋的局面。张老以乌梅丸加活血化瘀药治疗，屡用屡验。此外，由于"久病入络""活血化瘀"也是本病的另一个重要组成部分。张老还擅长在乌梅丸的基础上加入三七参、桃仁、牡丹皮、赤芍等化瘀之品，乌梅丸适当加入活血化瘀药，中西合璧，标本同治，故效果理想，另外，对于湿热偏重者，可去附子、干姜、川椒，加白头翁、秦皮；以脾虚为主者，黄连、黄柏减量，加山药、薏苡仁、砂仁等，临床效果甚佳。

（六）杨春波教授论治溃疡性结肠炎经验

国医大师杨春波擅长于脾胃湿热证的治疗，他的理论依据是脾胃虚损，从整体上调整气血运行。总分该病为湿热蕴肠、脾虚湿热、脾气虚弱三证；在湿热蕴肠证中，详细论述了湿和热的偏重，然后将其分为湿重于热、热重于湿、湿热并重三种类型。杨教授由湿热分三证治疗，湿热蕴肠证治以清热祛湿，调气舒络；对于脾气虚的治疗，治疗上以健脾益气、理气开络为主。脾虚湿热证治疗方法为健脾清化，理气舒络。其拟定清化肠饮治疗湿热型 UC。方药组成：仙鹤草、黄连、地榆、赤芍、白豆蔻、厚朴、茵陈、佩兰、薏苡仁、白扁豆、茯苓。其中仙鹤草、地榆收敛止血；黄连清热燥湿、止泻止利；赤芍活血凉血；白豆蔻、厚朴化湿行气；茵陈清热化湿；佩兰芳香化湿；薏苡仁、白扁豆、茯苓健脾化湿，起清热化湿，健脾益气之效。

（七）李佃贵教授从浊毒论治溃疡性结肠炎的经验

李佃贵教授在治疗 UC 的过程中，提出了"浊毒内陷"为病机的核心，"脾胃虚"为病机的根本，痈疡内生为局部病理变化。治法上讲究辨证施治、标本兼顾、病证相合、宏微相参、多措并举、内外并举、治法调和、愈后防复。

李先生提出本病的发病部位是肠道，与肝脾肾关系密切，尤其是脾胃关系最为密切。饮食不节，情绪失调，劳累内伤，起居不节，是本病的始因，其中浊毒内蕴是病机的关键，脾胃虚弱为病机的根本。在发病初期，浊毒是主要的致病因素，再加上饮食、情绪、外感等因素的刺激，损伤了脾胃，导致了水分的流失，从而导致了水湿的发生。湿停时间长了，就会形成了一种叫作"浊"的物质，这些物质会互相结合，从而导致了疾病的发生。在恢复期，浊毒减弱，滞留在体内，虽然病情得到了短暂的缓解，但却是元气大伤。如果有诱因，导致体内浊毒上浮，导致肠络被浊毒侵袭，形成脓肿，瘀血外渗，从而导致病情时起时停。浊毒即为病因，又为其病的产物，一经形成，便与肠、腑相粘连，经脉不通，阳气不通，时间长了，会伤津耗水，气血不畅，多脏器受累，病情迁延，经久不愈。其病机演变及局部病理变化与内痈有相似之处，恰如张锡纯所言："热毒侵入肠中肌肤，久至溃烂，亦犹汤火伤人肌肤至溃烂，是以纯下血水杂以脂膜，即所谓肠溃疡也。"

1. 发作期：化浊解毒，消托并行，祛邪为宜

李教授认为浊毒内蕴是致病关键，发作期多以实证、浊毒证为主，在治疗上，以化浊解毒为主线，以清浊、清、毒为本，以祛瘀为本，以祛痈疽，使肠和脏腑得以安宁。常用药物有白头翁、黄连、地锦草，清热解毒。《本

草汇言》言："地锦，专消解毒疮，解毒止痢之药也。"藿香、佩兰芳香辟浊，浊化气机畅，毒邪易解。李教授强调当详辨浊与毒孰轻孰重，以资为化浊与解毒类中药用量佐以参考。若里急后重明显者加佛手、当归、白芍行气和血，以除后重；若见脓血便多，乃浊毒入血入络，肠络受损，选用地榆、牡丹皮、墨旱莲凉血止血敛疮；三七粉、蒲黄活血化瘀止血。该期虽以浊毒内蕴为主证，亦当佐以健脾、宣肺、调肝之品，以求正气顾护，邪不可干之意。茯苓、白术健脾之类，一可化湿浊之邪，二能健脾扶正以托邪外出；桔梗、防风宣肺通调水道，使浊无所藏，毒无所倚。其中防风一药，李教授运用颇有心得，一能抵外来诸风，祛邪以止泻；二者风能胜湿，有祛湿固泻的作用；三能振奋脾阳，使脾复运而升清；再者防风辛可散肝，轻可开闭，理脾助运而止泻，临床用量常为 6～9g，量小质轻效专。该期重在化浊解毒，消托并行，以补为佐，升降脾胃以顺特性。

2. 缓解期：健脾益肾，佐清余邪，以补为重

李教授认为 UC 缓解期乃浊毒与正气相持阶段，这个阶段的浊毒滞留，实虚互结，多以正气虚为主，治疗上以健脾固肾、祛除余邪为宜。常用药物有黄芪、茯苓以健脾益气血之源，其中黄芪一物，常生炙品共用，既能益气健脾，又能敛疮生肌。久泻滑脱者加补骨脂、肉豆蔻温肾培元；金樱子、五倍子敛涩固肠，攻专涩肠止泻兼有固肾秘气之力，二者常用量为 9～15g。葛根、升麻辛散透邪，胜湿止泻，佐以黄连、败酱草化浊解毒，苦寒降泄，以清余邪。若浊毒久蕴，伤及肾阴肾阳者，常佐以女贞子、墨旱莲滋养肾阴，以补骨脂、吴茱萸温补肾阳。这一阶段益肾为期，佐脾为固。

3. 病症相合，宏微相参

李教授治疗 UC 强调辨病，明诊候，防漏诊，审微察合符，视肠镜病理，合而精之。若镜下黏膜糜烂、溃疡，其上覆苔色黄者，乃浊毒久稽，酿脓化疡，常重用半枝莲、半边莲等清热解毒之品；若出血点多，疮面较大者，常用白及、血余炭收涩敛疮，促进局部疮疡愈合。黏膜水肿明显，结肠囊袋变浅，或有假性息肉形成，多为脾虚所致，常选用茯苓、白术、芡实等轻灵平淡之属。若黏膜紫暗，有颗粒状增生，肠腔狭窄或纤维化，乃浊毒

蕴结肠腑，阻滞气血运行所致，多用赤芍、三七粉理气和络；若黏膜质脆，触之易出血，多为浊毒之邪耗损阴液所致，常选用乌梅、女贞子、墨旱莲养阴护膜之类。

4. 多措并施，内外共举

外治法是治疗 UC 不可或缺的方法，与内治共施，可获倍效。在临床上，李教授将中药硬膏、隔物灸等方法用于 UC 的治疗。中药硬膏贴敷可以将药物的药效渗入肌肤，起到温经养血、疏通经络的功效。临床上常辨证用药，发作期以化浊解毒，和胃通络为主方，常用组方为苦参、茵陈、地锦草、儿茶、当归、丹参、藿香、陈皮、白豆蔻、白芍；缓解期以温中健脾、化湿止泻为主方，常用组方为茯苓、白术、陈皮、小茴香、肉桂、红景天、当归、白芍、防风。将以上药共研粗末，陈醋及姜汁调膏，贴敷于腹部，并用红外线微波照射，促进皮肤对药物的吸收。艾灸选穴主要有天枢、气海、神阙、关元等腹部穴位。《本草从新》言："艾叶纯阳之性，通十二经，走三阴，理气血，逐寒湿，止诸血，温中开郁。"艾火的温热刺激能直达机体内部，从而加强温煦散寒、宣通气血、疏和经络的功效，隔姜灸适于UC 缓解期患者，温补阳气，扶正祛邪。

5. 治调相合，愈后防复

《医旨绪余》言："痢者，利也，通利之义，乃时证也。"李教授认为，UC 的发生与季节性有关，特别是在春季的惊蛰，夏季的大暑，秋季的寒露，该病多发或加重。所以要了解病情的发展变化，才能及早进行干预。除了药物治疗之外，还应注意饮食规律，多吃易消化、低脂肪、高热量、含优质蛋白食物，忌食生冷、辛辣、有刺激性的食物。要注意情绪的调和，要注意病人的心理健康。起居之节，劳逸有序，避凉累累，将治寓一，防患未然，降杀必速。

（八）王庆国教授调枢机辨治溃疡性结肠炎经验

王庆国教授提出，该病主要发病机制为枢机不畅，继而出现脾虚证、湿热证、肝郁脾虚证等诸证。王教授提出了"和阴阳"的治法，强调了"和"的关键是"通""平"，目的在于使人体的"枢机性"得以恢复。调节脾胃、少阳、厥阴、少阴枢机，可达到全身阴阳调和的目的。在临床上，医者应注重调护脾胃，注重药物攻补、药性寒热、升降均衡。

1. 健运脾胃复升降

UC 是由脾胃枢机不畅所致脾虚湿热证较为多见，王教授提出其发病机制为：进食过度，损伤脾胃，使脾胃枢机不畅，元气亏虚，清阳下沉，引起下焦阴火上升。他主张用东垣之升阳益胃汤来治疗。本方由六君子汤加黄芪、柴胡、防风、羌活、独活、白芍、黄连、泽泻组成。其配伍特点有四：一是，方中益气加升举剂配合，使脾虚之本得以修复，使脾胃枢机通利，复扬清阳；二是健脾利湿和祛风祛湿，内外调和，使水液循环，使枢机畅利；三是辛温疏散与酸寒收敛相结合，可以达到温散不燥动、酸收不敛邪的效果；四是益气升阳，渗湿除火，升中有降，降中有升，补中有泻，补中有补，扶正兼治，以达到升降调和、枢机调达的目的。

2. 调和少阳散郁气

王教授临床上若见 UC 由于少阳枢机不利导致肝胆气郁，进而影响脾胃运化功能而兼有脾寒的患者，王教授主张用柴胡桂枝干姜汤来治疗。柴胡桂枝干姜汤出自《伤寒论》第 147 条："伤寒五六日，已发汗而复下之，胸胁满微结，小便不利，渴而不呕，但头汗出，往来寒热，心烦者，此为未解也，柴胡桂枝干姜汤主之。"本方既和解少阳之邪，又能温寒通阳而恢复少阳气机通利。王教授强调，临床应用本方时应依据主症灵活加减，若口苦症重，则加重黄芩用量，减干姜以加强清热之力；若便溏症重，则重用干姜，黄芩用量宜少，以防寒凉遏脾。若患者出现肠鸣腹泻，泻后痛缓，病情每因情绪波动而变化，可合用痛泻要方以抑肝扶脾。

3. 通达少阴温脏腑

对于 UC 王教授常用四逆散治疗 UC，因为少阴不畅，阳气不足，升清降浊不能正常发挥作用，患者出现腹泻、手脚冰凉等症状。方由炙甘草、枳椇子、柴胡、芍药等 4 味中药组成，具有较好的临床疗效。柴胡、枳实配伍，一升一降，从而带动了枢机的运行，达到了阳气的外达。芍药平肝和阴，土泻木；甘草具有补中益气的作用，和芍药一起，也可以和肝脾，治疗腹痛。4味药物配合，可令气机通畅，阳气舒展，达到开窍、开窍、开窍、开窍的作用。所以，当肝脾和和，脾阳得温，则腹痛、泻利等症状就会消失。

4. 清疏厥阴解寒热

王教授见到因厥阴肝郁化火导致脾胃枢机不利的寒热错杂证，多以乌梅丸为主方进行加减治疗。乌梅丸出自《伤寒论》第338条："伤寒，脉微而厥……蛔厥者，乌梅丸主之。"乌梅丸本为蛔厥而设，但"又主久利"，用于病机属肝热脾寒者。方中黄柏、黄连苦寒清其阳郁，附子、蜀椒及干姜温脾散寒，通达枢机。而君药乌梅蒸米，并和蜜为丸，意在甘味入脾，培养谷气，配甘草则培土温中，益气养血，配白芍酸甘补肝调木，木达则土运，开阖有度，补本经之虚以转枢郁滞。

第六节 炎症性肠病临证汇言

炎症性肠病根据临床病变类型，可分为溃疡性结肠炎、克罗恩病和未定型结肠炎3类，韩捷教授通过多年临床观察和总结，提出了中医药治疗炎症性肠病的宝贵经验。在临床中，韩捷教授对待不同类型的患者，提出了"重脾肾、顾全局、多变通、早预防"的策略，为复杂的临床诊疗探索出一条可行之路。

（一）溃疡性结肠炎

目前，溃疡性结肠炎的诊断仍缺乏金标准，需结合临床症状、实验室检查、影像学检查、内镜和组织病理学表现进行综合判断。韩捷教授在临床中提出了分阶段序贯治疗的理念，认为本病在治疗时要分级、分期、分阶段施治，同时结合必要的生活方式、健康宣教以及情绪管理。另外，韩捷教授特别强调临床中特殊类型的溃疡性结肠炎，如老年性、儿童性，因其病因病机与常见类型有所区别，需要引起重视。在溃疡性结肠炎的合并症及肠外表现方面，韩捷教授也有独到经验。

1. 激素依赖性溃疡性结肠炎

韩捷教授认为，全结肠型溃疡性结肠炎和两端型溃疡性结肠炎都属于难治性溃疡性结肠炎，往往要使用激素治疗，并且在临床多为激素依赖性溃疡性结肠炎。

（1）激素依赖性溃疡性结肠炎的另类之处。

同普通溃疡性结肠炎相比，其一，激素依赖性溃疡性结肠炎临床表现较重，且合并全身及局部肠外表现的机率较大，病程也更加迁延难愈，且极易复发。其二，激素依赖性溃疡性结肠炎的治疗更为复杂，因其对激素使用具有依赖性，治疗应结合多种临床措施。在激素诱导缓解的阶段，其诱导期更长，这也意味着疾病活动期延长，临床症状持续时间长。即使经激素诱导进入缓解期后，激素的维持、减量、撤除需非常谨慎，激素剂量的变化极易致病情复发，使诱导过程重启，给临床治疗带来很大困难，患者也备受煎熬。其三，激素治疗的副作用明显，常见副作用有向心性肥胖、满月脸、皮肤紫纹、肌无力、低血钾、高血压、糖尿病、痤疮、毛发分布异常、易感染、伤口愈合不良、骨质疏松等。溃疡性结肠炎患者的激素依赖发生机制尚未完全明确，目前研究结果表明主要与巨细胞毒（CMV）感染、基因异常及糖皮质激素受体功能紊乱、各种调节因子紊乱有关。

（2）激素依赖性溃疡性结肠炎的中医病机与脾肾亏虚相关。

溃疡性结肠炎在中医中归属"肠澼、下血、久痢"等范畴，其发病是以脾胃虚弱为基础的。《内经》云："脾病者，虚则腹满肠鸣飧泄食不化。"素体脾胃虚弱，不任外邪侵袭，或受饮食、情志等因素的刺激，均可导致脾胃受损，进而湿热、痰浊、血瘀等壅停涩滞，致使脏腑气机不利，湿、热、毒、瘀下渗肠间，肠道脂膜血络受损，故而破溃成疡。同时，该病患者多有先天禀赋不足的特质，先天不足、肾阳虚损是决定与影响体质形成的内在因素，是本病发生的基础。"肾者，胃之关也"，脾胃水液、水谷精微的代谢均需肾来关阖。若肾中阳气不足，则关门不利，二便失司，可见下利、泄泻等症。先天不足，后天脾胃虚弱，久病损伤肾阳，久病缠绵，均是该病的病因关键。所谓治病求本，当抓住本病脾肾亏虚的根本病因，才能事半功倍。

（3）激素的使用可导致脾肾亏虚。

韩捷教授认为激素为纯阳燥烈之品，长期大剂量使用糖皮质激素易出现津液耗伤，阴虚火旺之征象，进而阴损及阳，可直接导致肾中元阳受损，机体失于阳气温煦，气化无权，出现气虚、阳虚、血液运行迟缓，阴阳气血失衡，甚至瘀血形成。气滞、血瘀加上肠道有湿热邪气滞留，常致使病情反复，在激素剂量稍有变化时即复发。因此，在激素减量和维持阶段，患者常出现脾虚和阳虚症状。

（4）紧扣病机，健脾补肾，增强机体免疫力。

在激素依赖性溃疡性结肠炎是脾肾亏虚的认识下，韩捷教授着重脾肾双补、先后天相滋的治疗策略。中医认为脾"主统血"，清代沈明宗在《金匮要略编注》中也说："五脏六腑之血，全赖脾气统摄。"脾发挥统摄血液的功能实际上是气"固摄"作用的体现，脾气是一身之气在脾的别称，脾气健运，则一身之气充足，气足故能摄血。脾气健则运化有力，湿邪得去，水谷化为精微布达四旁，气血充足，正气来复。由于激素依赖性溃疡性结肠炎症见黏液脓血便，又可归于广义"血证"的范畴。脾胃之气虚弱，气血固摄失常，故而肠道黏膜血液失摄，不循常道。因此，运用健脾温中之法不仅使脾气来复，运化有权，助小肠泌别清浊而止泄止血。现代药理研究表明健脾类中药具有抗乙酰胆碱和抗组胺的生物学作用，能加速细胞新陈代谢，改善人体循环状态，故中医补气健脾是通过调节人体免疫功能，增强机体抵病抗邪能力达到对疾病的控制和体质的调养。

《景岳全书》："今肾中阳气不足，则命门火衰……阴气盛极之时，则令人洞泄不止也。"肾中阳气不足，火不暖土，则脾胃运化失职，粪便糟粕不固，可见下泄之症。故而补肾助阳可滋先天阳气之虚，亦可温暖脾土，补运助化，使其清浊可分，下利渐止。现代研究证明遗传因素可能是溃疡性结肠炎患者激素依赖的一个重要因素。在中医认识方面，肾藏精，主生殖，故人体先天禀赋与肾密切相关，遗传因素与免疫失调均与肾脏相关。故补肾法通过调节神经－内分泌网络，调控激素、神经递质、细胞因子和基因的表达，进而调节机体的调节因子的释放，改善机体的免疫平衡。"正气存内，邪不可干"，机体免疫功能是人体抵抗病邪的能力，亦是机体内环境稳定的重要因素。

（5）选方使用健脾补肾汤。

激素依赖性溃疡性结肠炎以脾肾亏虚为基础，故其治法当以健脾补肾涩肠止泻为主，韩捷教授临床常选用自拟健脾补肾汤治疗。此方由四君子汤、山前汤和类四神丸，加入玄参、牡丹皮、知母、仙灵脾、巴戟天组成。四君子汤健脾益气，为健脾之基础；山前汤由生、熟山药，生、熟山楂，生、熟车前子组成，增强健脾收涩之功，同时具有利小便实大便作用。类四神丸于"四神丸"基础上去掉五味子、吴茱萸、补骨脂，更为丁香、木香、木瓜，减弱温肾助阳之滋腻，以理气药入方使补而不滞；另外加入玄参、牡丹皮、知母滋阴降火、活血凉血，可更大限度减轻激素燥烈伤阴的副作用；仙灵脾、巴戟天温补肾阳，增强体质，拮抗激素副作用，从而恢复机体正常功能。

2. 溃疡性直肠炎

（1）溃疡性直肠炎的病机特点及治疗大法。

溃疡性直肠炎作为局限于直肠部位的非特异性炎症疾病，在发病机制、临床表现、治疗方案方面与溃疡性结肠炎其他类型有一定差异。溃疡性直肠炎患者虽全身症状并不明显，但局部症状尤其是大便性状改变更加明显，这与直肠部位的解剖位置和生理作用是相关的。基于对中医传统理论的挖掘和临证探索，韩捷教授在"魄门亦为五脏使"的认识下，提出溃疡性直肠炎治疗亦当着眼于"魄门"的指导原则，在治疗时要局部与整体相结合，内服与灌肠相结合，针药并用，调于魄门而治于五脏。"魄门"解剖上应之肛门，生理上是主排便功能的集合，而"魄门亦为五脏使"则是对魄门重要作用最精炼的描述。韩捷教授以为，魄门受气于五脏，肺者宣降、心者主其神、肝者疏泄、脾者升提、肾者固摄是其发挥生理作用的基础。魄门的功能状态既可以反映五脏的生理功能，又可反之调节五脏的生理活动。研究显示与正常人相比，该病患者的直肠疼痛、排便、感觉阈值以及顺应性均有明显降低，而直肠敏感性升高。对患者肛门直肠功能的研究表明患者的便次增加、排黏液便、排便急迫等症状与直肠最大耐受阈值呈中等程度负相关；活动期溃结患者的首次便意阈值、首次感觉阈值、强烈便意阈值及最大耐受阈值均降低，这提示直肠型患者存在直肠高敏感。正是基于对"魄门"的深刻认识，韩捷教授尤其重视患者的非手术治疗，结合传统医药与现代理论，提出治疗要着眼于整体和局部，多种给药途径、手段相结合。

局部与整体相结合，多途径给药。

韩捷教授强调中医整体观对患者病机的把握是全面的，而溃疡性直肠炎局部症状是对病机的反映，在脾虚的核心病机下，湿、热、毒、瘀的不同程度是症状多变的内在因素。在具体治疗时，清热利湿法、调气和血法、解毒清肠法、活血止血法、健脾温肾法、补气升阳法等是建立在对患者整体病情的把握，而辨证施治是对不同患者的精准施药。局部辨病即是根据患者的病变部位及突出的临床症状，辨证使用中药灌肠或栓剂等外治之法，使药物能够迅速地抵达病变部位，以缓解症状，充分发挥药物的局部治疗作用。韩捷教授自制的"七炭方""健脾栓"在对于患者诱导缓解和维持缓解中均发挥重要作用。

另外，针对湿热蕴结肠道，黏滞重着所呈现的里急后重、肛门下坠，韩捷教授认为可用中药坐浴、熏洗以达到祛湿升阳的作用，例如以椿根皮、生茅术、生黄柏、地榆炭、楂肉、银花炭、赤苓、猪苓为组成的断下渗湿汤坐浴，可改善患者湿热所致的肛中气坠的症状。熏洗和坐浴的方式，使得热力与药力相得益彰，药液蒸腾的热气可松弛肛门括约肌、开放局部毛孔、扩张细支血管，加快血液和淋巴循环，促进药液中的有效成分透皮吸收，或加快疮面组织对有效成分的摄取。

《黄帝内经》载有"阳气起于足五指之表，阴脉者集于足下而聚于足心"，足部通连阴经与阳经，其分布的诸多反射区及穴位，正对应着五脏六腑，通过对不同部位的刺激可达到调治内脏的效果，或者辅助其他治疗增强疗效。在中医学经络腧穴理论指导下，足浴使药液可从局部穴位进入血液循环，经脉环输全身，发挥整体调节作用，或作用于俞穴局部、反射区发挥局部作用，扩展药物的功效；药物在血液循环中到达病所，祛邪扶正，达到防病治病的目的。现代足反射理论证实刺激足底相应反射区可促进血液循环，增强人体内分泌系统的调节功能。韩捷教授在临床中运用"椒朴丸"煎药足浴以温补脾肾，该方以川椒补火温散寒，厚朴宽中除湿，干姜散寒暖胃，茯苓健脾渗湿，小茴香温通经络，益智摄寒厚肠，改丸药之力缓，以足浴的方式达到脾胃调和而敷化有权的效果。

（2）缓解期溃疡性直肠炎。

溃疡性直肠炎从恢复期开始，基本的病机就是"脾虚气陷夹湿"，脾主运化，脾气不足，清阳不能上升，运化失调，因此会出现肛门坠胀、久泻久痢的症状，同时，水的代谢紊乱，停聚滞结，或者是痰浊水阻，就会出现黏液。在缓解期，对溃疡性直肠炎的治疗也要坚持局部治疗。韩捷教授根据脾虚湿盛的基本病机，研制了另一项国家发明专利（2012年授权）健脾栓，其组方选用黄芪、党参、白术、茯苓、白芍、马齿苋、白芨、生地榆、五倍子以健脾、涩肠、止泻。方中黄芪可补气益气，其气上升，可助脾之升健，还具有托毒生肌的功效。现代研究表明黄芪具有保护胃黏膜、抗病毒、诱导干扰素生成等作用，可调节机体免疫功能。另外，它对于免疫力低下的人群也有一定的强化效果，同时也有双向调节的效果，可以让失调的免疫功能得到修复，减少病原体对身体的损伤，可以说是一剂多用。

通过对临床实践的研究，健脾栓在缓解期溃疡性直肠炎的治疗中可通过抗炎、抗菌、镇痛、调节免疫以及舒张肠道平滑肌发挥作用，其中白术、地榆、马齿苋可以直接杀灭或抑制病菌的生长，从而发挥抗菌作用；党参、白术、茯苓等可降低血管通透性，改善炎症激活过程，同时调节免疫功能发挥抗炎、调节免疫的效果。另外，白芍、白术等可通过拮抗乙酰胆碱，从而舒张胃肠道平滑肌，抑制肠痉挛的发生。白及具有敛疮生肌的功效，现在研究也表明其可止血、促进渗血吸收，具有促进溃疡愈合的作用。健脾栓通过局部作用全身，其制方之理与缓解期溃疡性直肠炎病机相扣，临床效果显著，正合中医"标本兼治"之意。

3.老年性溃疡性结肠炎

（1）老年性溃疡性结肠炎不同于中青年溃疡性结肠炎的病变特点。

人至老年后，肠道的生理结构及功能会出现不同程度的改变，自身对疾病的防御能力及对外来刺激的适应能力会出现不同程度的减退。与中青年UC患者相比，老年患者本身伴有血液的高凝状态及免疫功能的低下等情况，与其年龄相关的潜在疾病的耐受能力下降，经常遇到多种疾病共病、多种药物共同使用的情况。因此，老年UC患者可能会引发比中青年UC患者更严重的病情，且更容易恶化。也有研究表明，老年UC患者发生异型增生的概率、癌变的概率都要高于中青年UC患者，其预后难以控制，风险较大。除此之外，由于老年人的身体素质比较差，而且有很多的基础疾病，所以在服用糖皮质激素和免疫抑制剂等药物的时候，就会让患者的机会性感染率变得更高，这就会让病情变得更加严重。并且，老年患者对药物治疗的敏感性降低，其临床治疗效果不尽人意，这些都是老年性溃疡性结肠炎患者与年轻患者的不同之处，也是临床诊疗工作的难点、重点所在。

（2）脾肾亏虚是老年性溃疡性结肠炎的关键所在。

《黄帝内经·素问·上古天真论》曰："七七任脉虚，太冲脉衰少，天癸竭，地道不通，故形坏而无子。六八，阳气衰竭于上，面焦，发鬓颁白……八八，天癸竭，精少，肾脏衰，形体竭极。则齿发去。"随着年龄的增长，肾精和体内的阳气都会慢慢地下降。肾为先天之本，如果肾虚，则无法滋养脏腑，就会出现虚寒，从而影响脾胃运化、小肠泌别清浊、大肠导浊的功能。《类证制裁》中记载："肾中真阳虚而泄泻者，每于五更时，或天将明，即洞泄数次。"脾为后天之本，脾胃的腐熟水谷及对营养物质的消化吸收，均须借助于肾阳的温煦，肾阳不足，脾胃运化食物及运化水液的功能异常，失其升清降浊，清气不升反降，浊气不降反升，从而出现食欲不振、下利清谷等症状。"脾肾虚弱之辈，但犯生冷极易作痢"，由于脾肾阴虚，体内有虚寒，时间长了，寒气就会滞留在肠内，导致肠内血液循环不畅，就会出现黏液脓血便。另外，肾开窍于二阴，主水，司开阖，主水液代谢，为水液进出之"要窍"。如果肾阳亏虚，关窍不通，水液排泄受阻，二便不通，重则滑脱。故老年患者 UC 发病的根本原因在于肾阳和脾阳的亏虚，二者常相互影响，若出现失治或误治，日久病机更为复杂。

（3）治疗以健脾益气，温肾固涩为主。

《医宗必读·泄泻》关于肾虚泄泻的记载："一曰温肾，肾主二便，封藏之本，况肾属水，真阳寓焉。"肾阳有养阳之功，有温养脏腑、蒸腾气化水谷，固摄二便之功，肾阳可以帮助脾胃分解水谷，加快身体的消化、吸收和代谢，肾虚不足，阴寒内盛，则脘腹冷痛，下利清谷，重则滑下不能。脾阳失司，则出现头晕乏力，食欲不振等症状；脾失健运，便会出现便血、痢下赤白黏冻等症状。故温肾健脾能够恢复机体的阴阳气血平衡，促进溃疡愈合。韩捷教授以为人至老年之后，随着年龄的增长，机体的阳气逐渐减弱，肾脏的温煦功能也随之减退，脏腑失其温养，肠道的形态结构及生理功能会发生改变，继而消化系统吸收营养及排泄废物的功能受到影响。因此，健脾益气，温肾固涩在老年 UC 的治疗中显得尤为重要。老年患者由于脾肾阳虚，临床多表现为"五更泻"，可予四神丸以缓解肾阳不足、脾阳不振导致的泄泻。但老年 UC 又多肠中有瘀滞且兼有湿热，使用四神丸又恐太过滋腻，不利于黏液脓血便的消除，故使用类四神丸（煨肉豆蔻、丁香、木香、木瓜）治疗，既能温补肾脏，又不会加重体内的湿热及瘀滞，起到滋阴不滋腻、补肾不留瘀的作用。同时，合用参苓白术散、葛根芩连汤以增强健脾益气、渗湿止泻之功。三方联合使用，再加以白及、仙鹤草共同组成耄耋汤，符合老年 UC 患者发病的根本病机，为治疗老年 UC 患者的有效方法。

（4）活动期治疗辅以清热利湿、活血化瘀。

韩捷教授在诊疗过程中重视标本兼治，认为老年 UC 的发病主要是以脾肾阳虚为本，湿热内蕴为标，瘀血为局部病理变化，治疗时，遵循治病求本、标本兼治的原则，运用以温补脾肾为主，清热利湿、活血化瘀为辅的治疗方法。温补脾肾以类四神丸为主，清热利湿选用葛根芩连汤，活血化瘀选用仙鹤草、白及等药物。韩捷教授认为在疾病的活动期，老年患者虽以虚为主，但大多患者兼有湿热，湿热既是病因，也是病理产物，加入清热利湿的药物，能够清利肠间湿热以止泻痢，减轻湿热对机体正气的耗伤，缓解临床症状。另外，瘀血是老年 UC 患者发病、长期不愈及反复发作的重要病理因素，长期的血液瘀滞会妨碍新血的生成及溃疡的愈合，影响疾病的恢复。治疗老年 UC，在扶助正气且去除湿热的同时，应不忘活血化瘀以瘀祛生新，活血化瘀能使血脉畅通，瘀血消散则新肉得生，溃疡才能愈合。

4.儿童溃疡性结肠炎

儿童溃疡性结肠炎临床表现以慢性腹泻、黏液或黏液血便以及反复便血为主，腹痛、呕吐等不明显，营养不良和贫血较为突出，肠外表现少见，具有诊治难、危害大等特点，因此，对于儿童溃疡性结肠炎的早期诊断和早期治疗具有重要临床价值。

（1）儿童溃疡性结肠炎与先天肾虚有关。

《奇效良方·小儿门》："古云男子七岁曰髫，生其原阳之气，女子八岁曰龀；其阴阳方成，故未满髫龀之年呼为纯阳。"儿童随着年龄的增长，其纯阳之性减弱，体内阴阳渐趋平衡，若原本先天肾阳不足，则无力温煦脾阳。导致阳虚不运，糟粕精微不分，甚者食滞湿阻，久而阻碍血行，可致先天肾阳失充，脾肾俱虚。

（2）儿童溃疡性结肠炎与后天脾虚有关。

小儿脏腑娇嫩，形气未充，脏腑易虚易实，其脾胃运化功能尚未充实完善，故而易受饮食、情志等的影响而受损。《诸病源候论》曰："小儿食不可过饱，饱则伤脾"，今之儿童饮食条件较古时要好太多，且随着我们社会生活水平的提高，"高营养"带来的就是营养过剩，小儿常过食肥甘醇厚、生冷黏滑之品而伤脾，脾胃受损，水谷精微清浊难分，混杂而下，注于大肠则为泄泻。另外，脾胃既伤，水液运化不利，则生痰湿水饮之邪，脾反受困，脾虚湿阻互为因果，即"湿盛则阳微"，发为脾虚泻。

（3）脾肾先、后天失滋，湿热作祟为发病之要。

脾阳依赖肾中命门之火以助脾胃腐熟水谷，同时，肾中所藏先天之精不断地受脾胃运化的水谷之精的充养，先天与后天相互滋生长养，机体方能健康成长。小儿脏腑娇嫩，脾常不足，脾虚则运化失职，若加之命门火衰，釜底无薪，火不暖土，水谷并行于大肠，形成脾肾阳虚泻。湿毒黏稠，滞留于肠内，长期积聚成热，形成湿热，烧灼肠络，血肉腐烂，形成脓便，说明"湿热"是本病发病的关键病机。

（4）儿童溃疡性结肠炎治以健脾补肾，辅以清利湿热。

在治疗方面，根据病机特点，韩捷教授注重健脾补肾与清利湿热并重。利小便实大便，使脾运复健，湿浊化解而病愈。《本草求真》曰："水去而脾自健之谓也。"宋代永嘉医派的创始人陈无择曾说："治湿不利小便，非治也。"《本草纲目》曰："水道利则清浊分，而谷藏自止矣。"湿热、血瘀为儿童溃疡性结肠炎常见病理因素。湿热阻滞肠道，与气血相搏，肠络受损，血败肉腐，脓血随大便下。积滞日久，其血黯瘀，因此血瘀贯穿溃疡性结肠炎发展的始终。在临床治疗时，医者应遵循"湿热者去之""积滞者消之""因于气者调之""因于血者和之"的原则。韩捷教授在组方时以"类四神丸合参苓白术散"为基础，健脾补肾以恢复先后天相滋的格局，针对活动期湿热夹杂的情况可合用葛根芩连汤、白头翁汤、黄连汤等。同时，韩捷教授强调儿童性溃疡性结肠炎尤要重视局部治疗，与前面成人局部治疗策略相似，可选用"七炭方""健脾栓"等联合针灸，通过中医药多途径、多靶点的作用方式缓解病情，可使患儿避免大剂量激素的应用。

5. 溃疡性结肠炎合并肠腔狭窄

（1）络病与溃疡性结肠炎的相关性。

人体之经络是通行气血、联系内外、传导信息的复杂系统。人体一身之气通过经络密布全身，同时，气血也赖以布散濡养周身。络脉作为经脉的分支，纵横交错，呈网状通彻周身，在类别上可笼统分为气络和血络，二者相伴相生，在功能上相互配合，在病理上相互影响。络脉的循行特点为气血行缓、面性弥散、末端交通等。由于络脉逐级细化，遍及人体各处，且结聚缠绕，因而若有邪气侵入，络脉亦是其必经之路。韩捷教授认为络病具有如下特点。①时间性："久病入络""久痛入络"，在病程方面具有"久"的特点，同时也表明络病的形成是具有一定时间规律的。溃疡性结肠炎病程迁延，极易复发的特点与络病理论具有高度相似性。②局部与整体同病：人体之络脉遍及各处，且相互交通循环，因此络病可集中与人体局部，也可以发展为全身疾患。正是由于络脉运行和分布规律，导致络病发生时难以速愈、极易复发。溃疡性结肠炎属于全身免疫失衡引起的病变，部分患者症状表现在局部，如大便性状改变、肠腔狭窄等，也有部分患者以全身系统性病变为主。韩捷教授认为，溃疡性结肠炎的自然病程呈现大肠湿热与全身脾肾亏虚的结合的特点。

（2）络病与肠腔狭窄。

UC 患者除有腹痛、腹泻、黏液脓血便等症状外，有很多患者以关节、皮肤、眼、口等肠外表现为首发症状。部分患者初起大便性状改变，大便变细、夹带黏液可能是肠道狭窄所导致。长期的免疫炎症反应会引起肠腔结构和功能的改变，当排便时，肠道受冲刷时，黏膜结构被破坏，通透性增加，使得黏液增多，同时，肠腔空间狭窄势必引起性状改变。大肠络脉是络脉的一部分，其中同行的气血津液是维持肠腑通畅、发挥泌别清浊功能的基础。在外邪、饮食、情志等因素的作用下，脾虚湿蕴，痰浊水饮邪气留滞肠间，久而入络，导致肠络气血运行不畅，精微物质的化生与糟粕的代谢受阻，各种病理因素胶结成"毒"，损伤肠道，潜伏肠络。《素问·痹论》曰："病久入深，荣卫之行涩，经络时疏"，《素问·生气通天论》曰："营气不从，逆于肉理，乃生痈肿"。UC 患者电子结肠镜下肠道充血、水肿甚至有分泌物附着，严重处可呈现糜烂、溃疡，镜下所见的假性息肉、隆起等都是结肠结构改变的特征。这与络病理论是相通的。

（3）络病理论指导溃疡性结肠炎组方遣药。

韩捷教授通过长期临床实践，结合络病理论"久、瘀（痛）、顽、杂"的特点，从中医辨证出发，紧扣湿、热、毒、瘀等病理因素，依据"辛味之药疏通瘀滞""虫类药物搜剔络脉""藤类药品畅通络滞"等络病理论，组成了"通络汤"以治疗合并肠腔狭窄。此为国内首先根据络病的辨证治疗的方法和用药原则即通络法治疗溃疡性结肠炎，这在控制 UC 急性发作和预防复发上获得了满意的结果。

通络汤组成以葛根芩连汤为基础，加入当归、元胡、水蛭、地龙、络石藤、鸡血藤等组成。葛根芩连汤甘、辛，凉，归脾、胃经，用于活动期的溃疡性结肠炎，符合"辛味之药疏通瘀滞"的络病理论。其中葛根属柔络法范畴；元胡、当归为辛散或辛润之品，同样符合"以辛味之药疏通瘀滞"的络病理论，属活络法范畴；水蛭、地龙符合"以虫类药物搜剔络脉"的络病理论，属搜络法范畴；络石藤、鸡血藤符合"以藤类药品畅通络滞"的络病理论，属通络法范畴。

6. 溃疡性结肠炎合并结节性红斑

对于溃疡性结肠炎合并结节性红斑，医者通常采用激素治疗，特别是要使用静脉给药的激素以实现降阶梯治疗。临床中，医者使用短效激素制剂氢化可的松较多，传统在使用足量氢化可的松（400mg）的情况下，常见的满月脸、水牛背、骨质疏松等副作用会比较明显，因此，韩捷教授倡导使用半量激素（200mg 氢化可的松）静脉给药，降阶梯治疗，同样可以收效，而且激素的副作用并不明显。待撤掉静脉激素后，患者要过渡到口服激素（强的松），一般为口服 40mg 强的松。在症状稳定情况下，一周减一片强的松，待减到 10mg 强的松时，韩捷教授主张要较长时间维持（1～2个月）。虽然医学界公认激素只能诱导缓解，不能维持缓解，在长期的临床观察中，韩捷教授独创地认为小剂量口服激素（1～2 片强的松）长期口服维持，是可以起到稳定病情作用的，而且小剂量激素的副作用几乎可以忽略不计。《证治准绳·疡医》提出湿毒流注，发于足和小腿之间，色泽黑紫，生疮流脓溃疡，日久不愈而成。《外科真经》提出了腓腨因湿热下注、气质血瘀而成。湿热浊毒相兼，浊毒伤津耗液，气血瘀结，经脉阻滞，浊毒之邪蕴于皮肤，肌肤失养。另一方面，肺合皮毛，与大肠相表里，肠腑浊毒，上攻肺脉，浊毒蕴结不解，可外达皮毛，出现一系列的皮肤病变。韩捷教授在治疗上常加用清热利湿，凉血化瘀解毒的药物，如新疆紫草、白茅根、茜草、黄柏、地榆、牡丹皮、赤芍、丹参等。在辨证论治的基础上，加用这些清热利湿、凉血化瘀的药物可事半功倍，联合半量激素这个独创性的见解对于大多数溃疡性结肠炎合并结节性红斑患者是个福音，对于防止复发大有帮助，也是中西医结合治疗激素依赖性溃疡性结肠炎的一个力证。

7. 溃疡性结肠炎合并消化性溃疡

（1）现代医学对溃疡性结肠炎与消化性溃疡的病因、病机探析。

目前，人们普遍认为溃疡性结肠炎与机体异常的免疫炎症反应有关。在遗传易感性的人群中，受到环境、饮食和情绪等方面的刺激后，肠道黏膜屏障的功能会受到损害，进而导致溃疡的发生。其中免疫和炎症的关系起着重要的作用。

胃和十二指肠是消化性溃疡的常见发生部位，这种溃疡的形成与黏膜屏障功能受损有关。人体胃肠道每天会产生大量氧化自由基，如果产生过多或者清除不足，这些自由基就会进攻胃肠黏膜，导致局部组织损伤。炎症也参与了这个过程，在炎症的作用下，最终会形成糜烂或溃疡。当前幽门螺杆菌（HP）感染被认为是消化性溃疡发生的独立危险因素，但不是唯一因素。像生物、化学、物理等因素的长期刺激也会导致胃肠黏膜的损伤。

在病因方面，溃疡性结肠炎与消化性溃疡均与遗传、感染、饮食、情志等密切相关，在发病机制方面，都存在炎症介导的免疫反应，同时其发生结局都是黏膜组织的破坏和功能的失衡。二者同属消化系统疾病，有共同的刺激因素，都可导致糜烂、溃疡等的发生。

（2）中医整体观念对溃疡性结肠炎与消化性溃疡的认识。

胃与大肠同属"六腑"，在经络循行方面，手阳明大肠经与足阳明胃经经气注泄，直接相通。《灵枢·本输》言："大肠、小肠皆属于胃"，胃与大肠皆属于阳明经，胃气以降为顺，主通降。胃气通降，实际上涵盖了大肠对糟粕的排泄作用，可见大肠的传导变化作用，是胃降浊功能的延伸。胃纳肠出，相互协调，人体才能维持正常的新陈代谢。若胃不降浊，则大肠不能传导，反之，大肠传导不行，也会影响到胃的降浊。

在病名方面，溃疡性结肠炎归属"肠澼、久痢、下血"等范畴，而消化性溃疡则可从"胃痛、泛酸、腹痛"等进行辨治，二者看似毫不相干，但在胃、肠生理相关，病理相互影响的基础下，同属整个中医"脾胃病"

的范畴。在病因方面，二者都与外邪侵袭、饮食不节、情志失调、禀赋劳倦相关，在病理因素的作用下，机体产生湿、热、痰、瘀、虚等变化，这就构成了发病的共同基础。

在上述复杂因素的共同作用下，脾胃受损，运化失职，导致津液、水谷代谢失常，化为痰浊、水饮之邪留停体内，久郁化热，乃生湿热，且邪气久郁，阻滞气机，气血运行失职，又会导致血瘀等情况的发生。这个过程于消化性溃疡和溃疡性结肠炎中均可见到。

在中医整体观念的认识下，"胃"作为几个集合概念，包含了人体对水液、食物代谢的全过程，通过对各部分功能的划分，有了胃、大肠、小肠等的区别。胃和肠道的溃疡具有相同的生理基础和发病机制，因此在治疗方面亦有相通之处。

（3）以通为用，"通治"胃、肠溃疡。

"六腑者，传化物而不藏，故实而不能满也"，胃与大肠均是"以通为用、以通为顺"，故在治法上亦当恢复其"通用"之性。具体而言，"通法"的内涵不仅仅是通便，还包含着对"不通"之因的思考。比如，情志不畅所致的"气机不通"，当以疏肝解郁为法；对外邪引起的湿浊留滞、酿热生痰等，则当以清热利湿、化痰逐饮为法；对于气滞血瘀、循环障碍等，则以行气活血、化瘀通络为法。此外，因素体虚弱，脾肾不足者所呈现的"虚性不通"，要注意"以补为通"。

具体而言，因于情志者，实乃相互为患，患者可因情志不畅、肝气郁结诱发疾病，又可因疾病发展变化加重思想负担，造成恶性循环，中医谓之"因郁致病、因病致郁"。临床中采用疏肝解郁法，使肝木调达，更好发挥肝主疏泄和调畅气机的作用，从而有利于疾病的治疗及机体的恢复。在选方时，柴胡疏肝散、逍遥散、四逆散等经典明方可作为基础，同时注意夹杂因素如湿热、痰浊、血瘀等病理因素的存在，临床用之可得心应手。

针对脾胃受损，运化不及所产生痰浊、水饮等阻滞气机者，医者治疗当以健脾化湿、祛痰逐饮为思考，选方时，可参考香砂六君子汤、山前汤、二陈汤等，如合并湿热邪气，则葛根芩连汤、白头翁汤、半夏泻心汤、乌梅丸等亦可大胆用之。

"血不利则为水"，若是气滞血瘀，消化性溃疡或溃疡性结肠炎表现为以"痛"为主要症状的，当以"调气和血"为法，理气即为理血也。医者选方时可用血府逐瘀汤、少腹逐瘀汤、当归芍药散、痛泻要方等基础方剂，根据气滞与血瘀的严重程度，遣方组药，如气滞明显可加用香附、元胡、川楝子、郁金等，增强疏肝理气；对血瘀明显者，可加用丹参、蒲黄、水蛭、三七等增强化瘀之力。

所谓"正气存内，邪不可干"，消化性溃疡与溃疡性结肠炎均建立在脾胃既伤的基础上，因此无论何时都不能忘记顾护脾胃。除补气健脾的基础方外，医者可选用山前汤、健脾丸、参苓白术散等，若有消化不良、食欲不振等情况，可适当加用健胃消食之品，如山楂、鸡内金、炒麦芽等助脾胃运化之功。值得注意的是，Hp感染是消化性溃疡的独立危险因素，在溃疡性结肠炎的发病过程中，患者也存在着明显的菌群失调，有害菌属的异常增值会破坏肠黏膜屏障的完整性，从而引发肠道免疫炎症反应。因此，当治疗溃疡性结肠炎合并消化性溃疡时，不能盲目进行HP根除，因为此举可能进一步导致肠道菌群的失衡，从而加重病情。

（二）克罗恩病

1. 克罗恩病（Crohn's Disease，CD）宜分期诊断

克罗恩病在症状方面早期以疼痛为主要表现，可归属中医"腹痛"的范畴，因其常伴随腹泻、腹部包块等，又可从"泄泻、积聚、肠结、肠痈"等进行论治。与溃疡性结肠炎相类似的地方在于二者均具有复发性、迁延性，病程较长，随着疾病的进展，后期脏腑功能失调，气血津液亏虚，表现为一派虚弱之象，故又可从"虚劳"论治。

2. 克罗恩病的中医病因病机认识

引发疾病的因素是复杂多样的，对于克罗恩患者，其病因多与外感六淫、饮食不节、情志失畅或劳逸失衡相关。韩捷教授在临床工作中认为早期克罗恩病以湿热为标，脾胃虚弱为本，呈现虚实夹杂的特点。在病理因

素方面，主要是机体功能失衡后产生的湿、热、毒、瘀等。《医学衷中参西录》中提到："热毒侵入肠中皮肤，久至腐烂，亦犹汤火伤人皮肤至溃烂也。"随着病程的进展，热毒侵袭，导致肠道黏膜受损，热盛肉腐，久则成脓。若肠络受到各种病理因素的影响而受损，加之脾胃运化失职，传导失司，气机阻滞，则成"肠结"，呈现以"痛、满、胀、闭"为主的临床症状。脾胃之气既伤，后天气血化生乏源，水液代谢、运化失职，泛溢肌肤，则表现为"水肿"。

3. 克罗恩病早期阶段宜"通因通用"，应以"通"字立法

克罗恩病早期阶段病情复杂，韩捷教授立足"六腑以通为用"的生理特点，采用通络法及通腑法治疗，在具体治疗方案上，注重整体与局部相结合，内服与外用相结合，通常可选用通络汤为基础进行汤药内服加减，联合中药灌肠进行局部治疗。

通络汤的制方原理来源于络病理论。络病的病理生理学基础多从毒、虚、瘀等几个角度来加以阐述，而在克罗恩病早期阶段的发病过程中，虚、毒、瘀三者常同时存在。在脾胃虚弱的基础上，受外邪、饮食、情志等因素刺激，其进入人体后可产生热毒、湿毒等不同病性之"毒"，日久湿滞热壅，留着肠间，阻碍血行的同时产生瘀毒等病理因素。大肠传导功能失司，体内毒邪留恋，正气抗邪不足，则可侵袭他脏，从而产生胃肠之外的病证。

与前面对溃疡性结肠炎合并肠腔狭窄的论述相似，克罗恩病的肠道常以狭窄为主，故在治疗方面有相通之处。韩捷教授认为二者可异病同治，除运用通络汤内服之外，可联合局部灌肠治疗，增强疗效。

首载于《伤寒杂病论》中的中药灌肠法，历经后世医家的发展和不断改良，在当前 UC 的治疗中发挥着巨大作用。灌肠给药，可有效避免经口服药导致的肝肠循环的首过消除效应以及对胃黏膜的刺激，中药保留灌肠疗法作用于肠道局部，直达病所，且至少 2 小时的药物保留延长了有效成分的作用时间，在临床辨病与辨证论治的基础上，可更加有效地发挥抗炎、抗感染、镇痛、止血以及修复黏膜的作用。此外，中药灌肠还可以通过调节肠道菌群，改善肠道微生态平衡，恢复肠道屏障功能，从而修复肠道黏

膜，减轻炎症反应。《理瀹骈文》中说："外治之理，即内治之理；外治之药，即内治之药，其异者法耳。"克罗恩病早期阶段的患者以中药灌肠泻下祛积导滞，既不伤正又可直达病所，效果显著。

在临床治疗 CD 的过程中，如为"肠结"阶段，属湿热壅滞之腹痛，独创三香排气饮（木香 6g，藿香 8g，香附 8g）治疗，治以行气导滞，通腑泄热，每获良效。在湿热滞肠与肠腑气滞互为影响、胶着难分的局面下，当通补兼施，韩捷教授在临床中选用黄芪生脉散，夏枯草汤加减。《丹溪心法》讲："如妄以峻利药逐之，则津液走，气血耗，虽暂通而即秘矣。"方中黄芪、党参、白术补肺脾之气，调水之上源，复水运化之主，使湿气于体内有所制，以生脉饮入方取其益气养阴之功，另以滋阴润肠之品滋养、润滑肠道，以复热毒所灼之伤，常选用火麻仁、郁李仁、玄参、麦冬等润燥滑肠，避免肠道进一步损伤；枳壳者可破滞气，宽肠以助便下行；加夏枯草入药，韩捷教授临床中认为其具"散结"之性亦可通用与肠结。

4. 久患克罗恩病以脾肾亏虚为主

CD 的基本病机为脾胃虚损，在此基础上是水谷代谢失常，为湿、为滞。随着病程的延长，抗邪之正气耗伤，脾病及肾，脾肾两虚，先、后天正气皆不足矣。机体抗邪能力下降，故疾病迁延难愈、反复发作。病初始为标实，但由于病证日久不愈，治疗迁延而致气血亏虚，在饮食、情志、环境等复杂因素的刺激下，耗气伤阳，脾阳不足，不能充养肾阳，反之，肾阳虚衰不能温补脾阳，则最终致脾肾阳气俱虚。《景岳全书》曰："肾虚弱之辈，但犯生冷极易作痢。"韩捷教授认为本病后期脾肾亏虚者，一般由脾虚逐渐发展而成，其根本原因乃气机升降失常所致，又人体气机之枢纽乃肝脾，故唯有复肝之疏泄、脾之运化，方能使气机流转、清浊相分、痛泻得缓。同时患者久病之后，肾阴不足，邪胜而正虚，故症状反复发作。治病必求其本，补肾固本，方可扶正而祛邪。

久病迁延当以类健脾补肾，扶正固本为要。

克罗恩病病程较长，进入后期脾肾阳虚阶段，患者常伴有腰酸膝软、喜暖畏寒、头晕乏力等症，若一味理气通络，则易伤阳气，使脾肾更虚，气滞更甚，故治疗应考虑"以补为通"。韩捷教授通过对病因病机的准确把握，不拘泥于"病"，同样选用"类四神丸"进行加减，起到健脾补肾作用，又防滋腻碍胃之弊。

（三）低级别炎症结肠炎

1. 低级别炎症结肠炎的概念

低级别炎症结肠炎是根据患者症状、肠镜表现提出的。在症状表现上，患者有腹痛、腹泻、大便黏腻等表现，有别于溃疡性结肠炎的是一般不伴黏液脓血；在肠镜表现方面，其肠道黏膜以充血、水肿、糜烂以及血管纹理改变为主，既不是功能性胃肠病的"肠易激综合征"所示"未见明显异常"，亦不是典型的炎症性肠病的溃疡等表现。在严重程度方面，介于功能性胃肠病和炎症性肠病之间，具有向器质性病变发展的趋势。韩捷教授将这一类的肠道炎症改变归属于"低级别炎症结肠炎"。

2. 低级别炎症结肠炎的病机病机演变

低级别炎症结肠炎根据其临床症状，可从中医学的"泄泻""肠风"等范畴寻找理论支持和经验指导。韩捷教授通过观察分析，认为这一类的患者病机属"脾虚湿热"。疾病的进展过程包括遵循湿热侵蕴大肠、脾虚湿热并存、脾肾亏虚3个阶段，在整个病程中，脾虚湿热可贯穿疾病始终。《景岳全书·泄泻》云："饮食不节，起居不时，以致脾胃受伤，则水反为湿，谷反为滞，精华之气不能输化，乃致合污下降而泻利矣。"疾病在初始阶段，由于饮食不规律或不正确的膳食调摄，会导致脾胃功能受损。这会导致中焦气机升降失衡，脾胃无法正常运化食物，使得清浊不分，可能出现湿气积聚和热气产生，从而阻塞肠道、损伤肠络而引发疾病。随着病情的发展，脾虚湿热并存，热邪消耗脾阴，导致脾阴不足、以泄泻为主症状，如唐容川《血证论·男女异同论》云："脾阴不足，水谷仍不化。"患者见大便稀溏、纳呆神疲、口舌干燥、形体消瘦等表现；湿邪壅滞肠道，若泛溢肌肤又可见水肿的症状，尤以下肢部位为著。若在这个阶段没有控制好症状，导致疾病进一步发展，往往会累及肾阴肾阳，造成脾肾两虚。景岳全书云：

"凡里急后重者，病在广肠最下之处，而其病本则不在广肠，而在脾肾。"到疾病后期，患者除腹泻、腹痛外，因脾肾虚损，亦多兼畏寒肢冷、完谷不化、胀满等症，此乃命门火衰、温煦失司、运化传导不及之象。

3. 以"通"为法，"通因通用"为低级别炎症结肠炎的治疗大法

韩捷教授在临床中根据低级别炎症结肠炎的病机演变规律，提出当以健脾运湿为基础，灵活运用"通因通用"的原则指导治疗。脾、胃、大肠、小肠同司运化、循环之职，韩捷教授采用辨病与辨证相结合，抓住脾虚湿热的病机采用健脾运湿、"通因通用"的治则，攻补兼施，因势利导，用药常采用通络汤（2014年获得国家发明专利授权）及小承气汤加减治疗。鉴于本病患者病变部位多在直肠及乙状结肠部位，属远端结肠，韩捷教授故采用健脾栓（2012年获得国家发明专利授权）局部治疗。健脾栓结合中医针刺疗法在改善脏腑功能及调节情志方面具有方便、快捷、有效、无副作用等优点。针刺疗法多采用俞募配穴法。"俞募配穴法"包括使用背俞穴和腹募穴来配合治疗同一脏腑。其中，"俞"一词指的是脏腑气血通过背俞穴传输，从内部向外部注入，而"募"一词指的是脏腑气血通过腹募穴汇集，从内部向外部集结。因此，俞募穴就像是脏腑在胸背部开设的窗口，可以通过它就近诊断和调节相应脏腑的平衡状态，起到调节内外关系、治疗外部疾患和调整内部功能的作用。通过调节"脑－肠轴"的功能，进而调节脏腑功能和情志，这一方法旨在从根本上解决病因，消除疾病，注重治本治标，且在临床实践中取得了显著疗效。